Am Todespunkt

Birgit Lahann

Am Todespunkt

18 berühmte Dichter und Maler, die sich das Leben nahmen

DIETZ

Bibliografische Information der Deutschen Nationalbibliothek
Die Deutsche Nationalbibliothek verzeichnet diese Publikation in der Deutschen Nationalbibliografie; detaillierte bibliografische Daten sind im Internet über http://dnb.d-nb.de abrufbar.

978-3-8012-0460-0
1. Auflage 2014

Dreizehnmorgenweg 24, 53175 Bonn
Lektorat: Alexander Behrens
Umschlag: Ralf Schnarrenberger, Hamburg
Satz: Petra Strauch, Bonn
Druck und Verarbeitung: CPI - Ebner & Spiegel GmbH, Ulm

Printed in Germany 2014

Besuchen Sie uns im Internet: *www.dietz-verlag.de*

INHALT

VORWORT

»Plötzlich ist man am toten Punkt, am Todespunkt.«

Wenn ein Mensch sich das Leben nimmt, bleiben die Angehörigen meist mit der bitteren Frage zurück: Warum? Und vor dem Warum hat sich für viele ein schrecklicher Anblick unauslöschlich in Herz und Hirn eingebrannt: Der zerschossene Kopf, der Mensch am Strick, die leeren Tablettenschachteln am Bett, der Tote auf den Schienen, das Loch im Herzen, die Leiche im Wasser, der zerschmetterte Körper nach dem Sprung.

Und der sieht nicht mehr so wunderschön aus, wie Frida Kahlo ihn im Bild »Der Freitod der Dorothy Hale« gemalt hat. Dorothy Hale war eine der schönsten Frauen Amerikas. Ihr verstorbener Mann, ein Maler, hatte die Society von New York portraitiert. Daher kannte Frida Kahlo sie. Inzwischen hatte die junge Witwe vergeblich versucht, in Hollywood Karriere zu machen. Und dann verließ ihre neue Liebe, ein Berater von Präsident Roosevelt, sie Hals über Kopf. Nun wusste sie nicht mehr, wie sie leben und die Miete ihres Appartements hoch oben im feinen Hampshire House am Central Park bezahlen sollte.

Am 20. Oktober 1938 lud sie ihre Freunde zu einer Farewell Party ein, weil sie, wie sie allen sagte, eine lange Reise machen würde. Das wunderte niemanden, denn Dorothy war immer mal wieder unterwegs. Für diesen Abend hatte sie ihr schönstes Kleid angezogen, das Femme-fatale-Gewand aus schwarzem Samt mit dem gelben Rosentuff an der Schulter. Es war ein vergnügter Abend, und niemand hatte der Gastgeberin ansehen können, dass sie kurz vor dem Sprung in den Tod war.

Es gibt ein berühmtes Fest im alten Rom, auf dem sich Petronius Arbiter von seinen Freunden verabschiedet. Der Autor von »Satyricon« hatte in einem Pamphlet die gereimten Ergüsse von Nero verspottet. Dabei wusste er genau: *Beleidige keinen Größeren als du selbst bist!* Doch bevor der Kaiser den Befehl zum Suizid gibt – die Methode hat sich bei Diktatoren bis ins Dritte Reich erhalten – kommt Petronius Arbiter ihm zuvor. Inmitten seiner Freunde, die er zum Bankett geladen hat, lässt er sich von einem Arzt in der Badewanne die Pulsadern öffnen, und während sein Leben langsam ausläuft, schreibt er die letzten satirischen Verse auf den Tyrannen.

Bei Dorothy Hale waren die letzten Gäste vor Mitternacht gegangen, hatten ahnungslos Glück und Erfolg für die Reise gewünscht, nun war sie alleine, hat sich an ihre Schreibmaschine gesetzt, Abschiedsbriefe getippt und wohl auch den Zettel geschrieben, auf dem stand, man möge bitte ihre Mutter benachrichtigen und ihr sagen, sie wolle gerne im Familiengrab beigesetzt werden.

Das ist sehr viel mehr, als die meisten Selbstmörder hinterlassen. Zehntausend Menschen bringen sich Jahr für Jahr in der Bundesrepublik um, weltweit sind es jährlich eine Million, und die Statistiker sprechen von hohen Dunkelziffern. Aber nur dreißig Prozent von ihnen schreiben einen Abschiedsbrief. Wie soll man auch die Gründe für einen so endgültigen und intimen Vorgang beschreiben? Friedrich Nietzsche lässt seinen Zarathustra den Freitod predigen. Der Selbstmörder ist für ihn *ein heiliger Nein-Sager, wenn es nicht Zeit mehr ist zum Ja.* Diesen Satz hätte Thomas Mann, der sich immer wieder von der Philosophie Nietzsches hat inspirieren lassen, sicherlich nicht akzeptiert. Zwei seiner Schwestern und zwei seiner Söhne haben sich das Leben genommen. Das hat er als absolut unsolidarisch empfunden. Sie hätten es der Familie nicht antun dürfen. Das war sein Satz. Da war er absolut unemphatisch. Und genauso kühl verarbeitet er dann in seinem Roman »Doktor Faustus« die Suizide beider Schwestern so, wie sie passiert sind. Er zitiert sogar wörtlich den Abschiedsbrief seiner jüngsten Schwester.

Dorothy Hale hat noch etwa sechs Stunden gelebt, nachdem die letzten Gäste gegangen waren. Was hat sie, nachdem die Abschiedsbriefe geschrieben waren, bis zum Sprung in die Tiefe getan? Ordnung gemacht? Viele Selbstmörder räumen ihre Wohnung ja vor der Tat sehr sorgfältig auf. Dieser Zwang, geordnet und gereinigt ins Jenseits gehen zu wollen, mutet beinahe wie eine religiöse Handlung an. Das war auch dem Kriminalautor George Simenon aufgefallen, als seine Tochter Marie-Jo, die so unglücklich in ihren Vater verliebt war, sich mit 25 Jahren in ihrer Pariser Wohnung mit einer Pistole ins Herz geschossen hatte: Alles sei in tadelloser Ordnung und so sauber gewesen, *als hättest du, bevor du fort gingst, eine gewissenhafte Reinigung vorgenommen.* Und so etwas musste Simenon natürlich auffallen, es wäre ja auch seinem Kommissar Maigret aufgefallen.

Am frühen Morgen des 21. Oktober 1938 gegen sechs Uhr, so heißt es im Polizeibericht, muss die 33jährige Dorothy Hale dann aus dem Fenster ihres Appartements im 16. Stock in den Tod gesprungen sein. Frida Kahlo malt ihren Sturz 1939 in drei Phasen. Eine kleine Figur steht oben am Fenster des Hochhauses. Dann fällt sie kopfüber in ein Wolkenmeer hinein, so dass es scheint, als werde sie von Engelsflügeln getragen. Am Ende liegt sie wunderschön und mit offenen Augen ganz unten am Bildrand im schwarzen Samtkleid mit dem gelben Rosentuff. Nur ihr Blut hat den unteren Rand des von Frida Kahlo ausgesuchten Bilderrahmens rot gefärbt.

Dreiundzwanzig Jahre später entsteht Andy Warhols Todessprung eines Mannes, den er »Suicide. Fallen body« nennt, diesen Sprung aus einem Hochhaus. Warhol, der Angst vor Suizid und Tod hatte, machte bis 1965 eine ganze Serie über das Tabuthema. Er verarbeitete darin auch das Life-Magazine-Foto einer jungen Selbstmörderin, die sich 1947 vom Empire State Building gestürzt hatte. Ihr Körper mit dem schönen, unversehrten Gesicht landete am Ende so hart auf dem Dach eines schwarzen Wagens, dass sie im eingedrückten Auto wie in einem Sarg lag. In dieser Zeit schreibt Warhol: *Mir wurde klar, dass alles, was ich machte, mit dem Tod zu tun hatte.*

Der Freitod Prominenter – auch der von Dorothy Hale – ist Schlagzeilen, Geschichten und Hypothesen wert. Aber sonst ist der Suizid noch immer ein Tabu. Über ihn wird geschwiegen. Als der einsame Großvater meiner Schulfreundin gefunden wurde, erhängt auf dem Dachboden seines Sohnes, eines Staatssekretärs in Bonn, bei dem er lebte, war Stillschweigen angesagt. Und der Tod hieß Herzversagen. Dabei ist für den Schriftsteller Jean Améry der Freitod der einzig natürliche Tod. Der Hang zum Freitod sei keine Krankheit, von der man geheilt werden müsse wie von den Masern ... *Der Freitod ist ein Privileg des Humanen,* schreibt er in seinem Diskurs über den Suizid »Hand an sich legen«. Aber Améry hatte ein schweres Schicksal hinter sich, hat Folter und Auschwitz überlebt, aber nicht verkraftet. Vielleicht war deshalb der Freitod für ihn der einzig natürliche Tod. 1978 hat er sich in einem Hotelzimmer mit Schlaftabletten umgebracht.

Für alle unbeteiligten Menschen ist ein Suizid etwas Spannendes, Spektakuläres, Mutiges, Geheimnisvolles und Rätselhaftes, auch, wenn die Motive und akuten Anlässe seit Urzeiten dieselben sind: Scheitern, Schande, Angst, Liebeskummer, Eifersucht, Melancholie, Depression, Lebensekel, Demütigung, Betrug, Potenzverlust oder Krankheit. Und oft wird nach einem Suizid gefragt, ob man den Selbstmörder nicht hätte retten können, wenn man auf bestimmte Signale geachtet hätte. August Strindberg, der Autor von »Totentanz«, der seit seiner Jugend viele Male versucht hat, freiwillig aus dem *Elend* zu gehen, schreibt, dass man all diese Reden, es sei mutiger, zu leben, als den Tod zu suchen, einstellen soll. *Bezeichne den Selbstmörder immer als einen Unglücklichen,* schreibt er, *und damit ist alles gesagt!*

Wolfgang Herrndorf ist wohl der erste Schriftsteller, der über seinen unheilbaren Tumor im Kopf und seinen beschlossenen Suizid öffentlich und bis zum Ende in seinem Blog »Arbeit und Struktur« geschrieben hat. Über Tränen und Träume, Operationen und Chemotherapien und das Verlöschen seiner Energie, über Todesangst und gewünschte Lebenszeit, schlaflose Nächte, Untersuchungen, Zusammenbrüche und immer mit der Frage im Kopf: Wie lange noch? Und wird der Absprung rechtzeitig gelingen? Übungen an der erstandenen Waffe, einer 357er Smith & Wesson. Die *gelöste Frage an der Exitstrategie hat eine so durchschlagend beruhigende Wirkung auf mich, dass unklar ist, warum das nicht die Krankenkasse zahlt.* Er schreibt, er liest, er hört, dass Gunter Sachs sich erschossen hat. Er räumt auf. Alle Bücher mit den vielen Notizen am Rand und alle Briefe in die volle Badewanne. Zum Aufweichen und wegwerfen. Da ist es wieder, dieses Bedürfnis nach Ordnung. Und sein Roman »Tschick« ist längst ein Bestseller. *Geld wie Heu auf dem Konto.* Vor Tschick hat er nie Geld gehabt. Jetzt ist es ihm egal. Während er mit der Brötchentüte an der Ampel steht, sieht er neben sich einen unter seinem Schulranzen begrabenen Erstklässler und schaut *in den Himmel, damit er mich nicht weinen sieht. Er weiß nicht, dass er sterben wird, er weiß es nicht.* Er verabschiedet sich von den Eltern. Er sitzt da und kann nichts sagen, kann ihnen nicht ins Gesicht sehen. Er schläft nur noch mit der Waffe in der Hand. Es ist für ihn ein so sicherer Halt, *als habe jemand einen Griff an die Realität geschraubt.* Alle Koordination kommt aus dem Kopf. Als er merkt, dass er sich nicht mehr auf sie verlassen kann, ist es soweit. Noch einmal in den Wald, *keine Johannesbeeren, dafür Brombeersträucher wie vor Monaten. Liegen bis in die Nacht am Ufer unter Sternen.* Wenige Tage später, am 26. August 2013, erschießt er sich, vielleicht an einem der letztmöglichen Tage, kurz vor Mitternacht in Berlin am Ufer des Hohenzollernkanals.

Ein Freitod kann aber auch impulsiv und eruptiv sein. Am 12. September 2013 springt der Schriftsteller Erich Loest mit 87 Jahren aus dem zweiten Stock des Universitätsklinikums Leipzig. Loest, der sieben Jahre in der DDR schuldlos in Bautzen saß – er nannte das seine *gemordete Zeit* – war mit seiner Autobiographie »Durch die Erde ein Riss« und dem Roman »Nikolaikirche« über alle Grenzen hinweg berühmt geworden. In seinem posthum erschienenen Tagebuch 2011 – 2013 schreibt er nach all den Ehrungen zum 85. Geburtstag: *Gelindes Grausen, nun geht es auf die neunzig zu.* Oh ja, er ahnt, was kommen kann, hat doch Phantasie, weiß doch wie hinfällig er schon jetzt ist und fühlt, wie seine Energie schwindet. *Widerstand zwecklos.* Sein Begräbniswunsch: *Keine Reden, keine Lügen, Champagner!*

Zwei Jahre später liegt Loest im Krankenhaus, täglich liebevoll umsorgt von seiner Lebensgefährtin Linde Rotta. Ihr erzählt er voller Bewunderung von seinem Vater, der sich einfach hatte sterben lassen, indem er nichts mehr aß. *So muss man es machen,* sagt er. Und Linde Rotta merkt längst, dass auch ihr Mann kaum noch isst und trinkt. Will er sich etwa auch so davon machen? Ja, es geht ihm schlecht. Und immer wieder schießt sein Blutdruck in derart dramatische Höhen, dass die Angst zur Panik wird. Doch auf die Intensivstation will er nicht noch einmal. Hat er sich verbeten.

Suizid war kein Tabu für ihn. Als er 2011 hört, dass Gunter Sachs sich mit 78 Jahren erschossen hat, weil er den Verlust der geistigen Kontrolle über sein Leben als würdelosen Zustand empfand, hatte Loest im Tagebuch notiert: *Respekt.* Nur das Wort Selbstmord wollte er nicht gelten lassen. Es sei zu religiös belastet, *angeblich fährt der Selbstmörder stracks in die Hölle.* Freitod war sein Wort. Und bei Schmerzen, Einsamkeit und auswegloser Krankheit sollte man *stärker als bisher die Möglichkeit haben, sich aus eigenem Entschluss zu verabschieden.*

Er nutzt die Möglichkeit, die sich ihm bietet. Er springt aus dem zweiten Stock seines Krankenzimmers. Ein Polizist in Zivil sagt der herbeigerufenen Lebensgefährtin, dass ihr Mann sich kurz vor 18 Uhr aus dem Fenster gestürzt habe. Linde Rotta ist fassungslos. Um 17 Uhr hat sie ihm doch noch eine Scheibe Brot in kleine Stücke geschnitten. Ein paar Bissen hatte er sogar genommen. Vielleicht nur ihr zuliebe, aber egal. Aufstehen wollte er nicht, zu schwach, nur am Bettrand wollte er sitzen. Aber sie fand, dass er wacher und aufmerksamer war als am Tag zuvor. So ist sie denn ganz froh und erleichtert mit dem Taxi nach Hause gefahren. Und nun soll er tot sein? Aus dem Fenster gesprungen? Wie kann das sein. *Erich,* schreibt Linde Rotta im Nachtrag seines Tagebuchs, *litt an schier hysterischer Höhenangst.* Und wie ist er, schwach wie er war, überhaupt auf das Fensterbrett gekommen? Dann sieht sie das druckfrische Exemplar seiner letzten Erzählung »Lieber hundertmal irren« auf dem Nachttisch. Sie ist sicher, dass es dort vorhin noch nicht gelegen hat. Und was soll der Stift daneben? Nun ahnt sie, schlägt das Buch auf und liest die Abschiedszeilen für sie mit *Dank für wunderbare Jahre, Dein Erich.* Die Uhrzeit hat er dazu geschrieben: 17.46 Uhr. Also ein paar Minuten vor dem Sprung. Und hier stimmt dann der schöne Satz von Charles Bukowski nicht mehr: *Das Wort ist der Zaubertrank, der uns davor bewahrt, uns umzubringen.* Für Loest war doch das Wort sein Zaubertrank.

Viele Schriftsteller haben sich mit dem Thema Suizid beschäftigt, haben auch daran gedacht, sich umzubringen – und den Gedanken wieder verworfen. So schreibt Max Frisch im März 1973 in sein Berliner Journal: Er denke nicht mehr an Selbstmord, was nicht heiße, dass er nicht im Affekt möglich sei; *aber nur im Affekt, ohne Vorsatz.* Und viele Schriftsteller haben sich schließlich doch umgebracht. Heinrich von Kleist, der wohl den berühmtesten Abschiedssatz geschrieben hat: *die Wahrheit ist, dass mir auf Erden nicht zu helfen war,* Georg Trakl, Cesare Pavese, Paul Celan, Walter Hasenclever, Egon Friedell, der am 16. März 1938 – in Angst und

Schrecken vor SA-Männern, die an seiner Wohnungstür nach dem »Jud Friedell« fragten – aus dem dritten Stock sprang, zuvor aber die Fußgänger noch mit einem *Treten Sie zur Seite!* gewarnt hatte. Selbstmörder auch Wladimir Majakowski, Jack London, Walter Benjamin oder Stefan Zweig. Der hatte sich vor den Nazis retten können, war aber heimatlos in Südamerika, war ohne Identität, war ein Fremdkörper in der Fremde. Kurz vor dem gemeinsamen Suizid mit seiner Frau schriebt er ein Declaração: *Ich grüße alle meine Freunde! Mögen sie die Morgenröte noch sehen nach der langen Nacht! Ich, allzu Ungeduldiger, gehe ihnen voraus.*

Viele Schriftsteller haben aber auch Todessehnsüchte in Literatur umgesetzt. Als Goethe vierundzwanzig ist, verliebt er sich in Charlotte Buff, die verlobt ist und ihn zurückweist. Da spielt er mit Suizidgedanken. Er hat ja seinen kleinen Dolch unterm Bett, macht auch ein paar Versuche, sich in die Brust zu stechen, überträgt dann aber seine Liebesqual auf die Leiden des jungen Werther, der sich am Ende erschießt. Und es heißt, dass sich hunderte unglücklich liebende Jünglinge wie ihr Roman-Idol in der Wertherkluft, dem blauen Frack zur gelben Hose, erschossen haben sollen.

Auch der junge Hermann Hesse war kurz davor, sich umzubringen. Er hatte seinem pietistischen Vater geschrieben: *Sehr geehrter Herr! … darf ich Sie vielleicht um 7 M oder gleich um einen Revolver bitten.* Er, der kleine Welthasser, bedrohte Lehrer und Schulkameraden, kam ins Irrenhaus, zum Teufelsaustreiber und in eine Schule, fern von den Eltern. Da schreibt er einen brutalen Brief an seine Mutter. Er habe sich ein paar Bücher gegriffen, sie in Stuttgart verkauft und für das Geld einen Revolver erstanden. Nun liege das Ding vor ihm auf dem Tisch, und gerade habe er sich entschieden, n o c h nicht zu schießen. Später wird Hesse seinen Schülerroman »Unterm Rad« schreiben. Sein trauriger Held Hans Griebenrath sucht sich im Wald einen Baum aus, prüft einen Ast, ob der auch hält, und sitzt oft Stunden unter seinem Rettungsbaum. Doch er geht am Ende ins Wasser und treibt *kühl und still und langsam im dunklen Flusse talabwärts.*

Wie Ophelia in Shakespeares »Hamlet«. Und da sagt dann einer der beiden Totengräber, sie sei doch eine Selbstmörderin, hätte sich ertränkt, könne also kein christliches Begräbnis bekommen. Da sagt der andere: Ja, wenn ein Mensch ins Wasser geht, ist er ein Selbstmörder und darf nicht christlich bestattet werden. *Aber wenn das Wasser zu ihm kommt, und ihn ertränkt, so ertränkt er sich nicht selbst.* Ophelia ist also, wie so viele Selbstmörder, in den Tod hineingezogen worden.

Ein Selbstmord, schreibt Albert Camus, bereite sich in der Stille des Herzens mit demselben Anspruch vor wie ein bedeutendes Werk. Der Mensch selbst wisse nur nichts davon. *Eines Abends erschießt er sich oder geht ins Wasser.* Das tat Paul Celan. Er stieg unbemerkt in die Seine und ertrank. *Wo Wasser ist, kann man noch einmal leben, / noch einmal mit dem Tod im Chor die Welt herübersingen* … Das tat Virginia Woolf, als sie fürchtete, wahnsinnig zu werden, das tat auch die Mutter von René Magritte.

Durch ihren Freitod erst werden seine frühen Bilder interessant. Die Familie lebte im Belgischen Châtelet. Gleich hinter ihrem Haus verlief die Sambre, ein düsterer Fluss, auf dem Last- und Kohlenschiffe fuhren. Régina Magritte mit dem schwermütigen Blick fühlte sich vom Tod angezogen und hatte schon viele Selbstmordversuche gemacht. Einmal war sie in den Keller gestiegen und wollte sich im Wassertank ertränken. Ihr Mann Léopold Magritte sah keinen anderen Ausweg, als sie zum Schlafengehen in ihrem Zimmer einzuschließen. Doch in einer Nacht im Februar 1912 war sie verschwunden. Man fürchtete, sie hätte sich in die Sambre gestürzt, denn es gab frische Fußspuren bis zur nächsten Brücke. Doch erst 17 Tage später wurde ihre Leiche im Wasser gefunden. Die Strömung hatte ihr Gesicht gnädig mit ihrem Nachthemd verhüllt. René ist damals 12 Jahre alt. Vielleicht hat er die Mutter sogar gesehen, deren geschundener Körper einen Tag im Haus gelegen hat. Und natürlich hat er gehört, wie das Nachthemd sich um ihren Kopf geschlungen hatte.

So gibt es denn seit 1925 Bilder des großen Surrealisten, die an das Drama erinnern: Da liegen Frauen unter Fischen im Wasser, andere bestehen nur aus einem nackten Unterkörper, es gibt Frauen mit verschleiertem Kopf und Liebende, die sich durch Tücher küssen. Das geheimnisvollste Bild, das dem Suizid der Mutter wohl am nächsten kommt, heißt »Die Träumereien eines einsamen Spaziergängers«. Da taucht Magrittes berühmter Mann im schwarzen Mantel mit Melone zum ersten Mal auf.

Er steht mit dem Rücken zum Betrachter und schaut in einen Himmel, in dem sich die Wolken wie Bleiplatten zusammengeschoben haben, düster, wie Magritte sein *schwarzes Land* nannte. Links ein Fluss, hinten die Brücke, und ganz im Vordergrund – der Spaziergänger kann sie nicht sehen – schwebt eine nackte tote Frau in der Luft.

Suizide sind oft wie Dramen auf der Bühne. Sie erinnern an Romeo und Julia, Othello, Schillers Mortimer, Hedwig in Ibsens »Wildente«, an Moritz aus Wedekinds »Frühlings Erwachen« oder Willy Loman im »Tod eines Handlungsreisenden«. Wenn Sylvia Plath in ihrem Gedicht »Lady Lazarus« schreibt: *Sterben ist eine Kunst, wie alles. / Ich kann es besonders schön*, dann klingt es, als ob die Lyrikerin – die den Vorgang ein paar Zeilen später *theatrical*, also theatralisch, nennt – als ob sie also auf der Bühne steht und vor einem Publikum in der Rolle der Tragödin, die am Ende des Dramas stirbt, all ihr Können ausbreiteten wird.

Im Roman »Die Demütigung« von Philip Roth war Simon Axler einmal ein Bühnen-Star. Ein Großschauspieler, der als Falstaff, Peer Gynt und Onkel Wanja brillierte. Als er sechzig ist, scheitert er mit Macbeth und Prospero, bricht zusammen, will sich umbringen, hängt zwischen Lebensüberdruss und Todessehnsucht, scheint dann aber den Prozess der Selbstauflösung in der Liaison mit einer lesbischen Frau zu überwinden. Doch die verlässt ihn, weil sie nicht der Ersatz dafür sein mag, dass er nicht mehr spielen kann. Und nun kommt der großartige Romanschluss: Der Gedemütigte will das einst auf der Bühne Dargestellte jetzt Wirklichkeit werden lassen. Mit der Rolle, die ihn am Broadway berühmt gemacht hat. Mit Tschechows Figur Gawrilowitsch aus der Komödie »Die Möwe«. Gawrilowitsch erschießt sich aus unglücklicher Liebe und im Glauben, gescheitert zu sein. Und so beendet auch Axler sein Leben. Wie damals, kurz vor dem Schlussapplaus auf der Bühne. Aber jetzt mit einer echten Kugel im Revolver: Als die Putzfrau wenige Tage später auf dem Speicher seinen Leichnam findet, liegt neben ihm ein Zettel, auf dem neun Worte stehen: *»Die Sache ist die: Konstantin Gawrilowitsch hat sich erschossen.«* Es sind die letzten Worte aus Tschechows Theaterstück.

Der Zwiespalt zwischen dem Menschen, auch dem Schauspieler und seinem Leben, schreibt Albert Camus, sei eigentlich das Gefühl der Absurdität. Da alle normalen Menschen irgendwann einmal an Selbstmord gedacht haben, werde ohne weiteres klar, *dass zwischen diesem Gefühl und der Sehnsucht nach dem Nichts eine direkte Beziehung besteht.* Das glaubt auch der große Tolstoi, als seine Anna Karenina sich zwischen zwei Waggons eines fahrenden Zugs in den Tod gestürzt hat. Da lässt er im letzten Teil des Romans den eigentlich sehr glücklichen Familienvater Lewin – Lew Tolstois alter Ego – sagen, dass er dem Selbstmord schon mehrmals so nahe war, *dass er einen Strick versteckte, um sich nicht daran aufzuhängen, und sich fürchtete, mit einem Gewehr umzugehen, um sich nicht zu erschießen.*

Ich habe mehrere Kollegen durch Suizid verloren. Zwei sind aus dem Fenster gesprungen, einer hat Tabletten geschluckt, einer sich vor den Zug geworfen, einer sich aufgehängt, einer sich erschossen. Als Dieter Gütt, der Fernsehjournalist, der seit 1983 stellvertretender Chefredakteur des *Stern* war, an ein paar Redaktionstüren klopfte und sich zu einem kurzen Gespräch setzte, war das schon sehr ungewöhnlich. Gütt war ja der Solitär, der intellektuelle Einzelgänger, ein schwermütiger weißer Ritter, der sich auch durch Fakten seine Meinung nicht zerstören ließ. Und nun kam er einfach vorbei. Erst später erkannten wir, dass es Abschiedsbesuche waren. Wir sprachen über die Wende, weil ich seit dem Mauerfall viel im Osten arbeitete. Eine Wiedervereinigung war für Gütt unvorstellbar. Da gab es seinen Vater, der bei der SS gewesen war. Und da war, unauslöschlich für alle Ewigkeit, Auschwitz. Dieses mörderische Land musste geteilt bleiben! Das war der Preis, der zu zahlen war. Das war seine Haltung. Nur wenige hatten ihn verstanden. Und nun rauschte es Schwarz-Rot-Gold durch West und Ost.

Ein paar Tage vor der Maueröffnung hatte er noch eine Postkarte aus Südfrankreich an den Chefredakteur Michael Jürgs, seinen Freund aus frühen Tagen, geschrieben. Sie endete mit den Worten: *Grüße von einem kranken Gemüt.* Am 25. Januar 1990 erschien Dieter Gütts Nachruf auf Herbert Wehner. Seine Witwe sagte mir, dass er mit diesem letzten Artikel seinen eigenen Nachruf geschrieben habe. Da heißt es, nach allen Kompromissen, Zwängen und Unzulänglichkeiten *schwanden die Träume der Jugend: die Gleichheit, die Brüderlichkeit ... Er trat nach eigenem Bekenntnis ab, als keiner mehr zuhörte ... Ein alter Mann im übrigen ist stets ein König Lear. So starb er, unbetrauert.* Vielleicht war die Politik tatsächlich die Ursache, vielleicht aber auch nur der Anlass zu Gütts Suizid. Drei Tage, nachdem er seinen Text abgegeben hatte, wurde er in seiner Hamburger Wohnung tot aufgefunden.

Es sind diese Geschichten, die seit Jahren geheimnisvoll und verführerisch auf mich gewirkt haben. Aber so, wie viele Angehörige eines Selbstmörders glauben, das Leben des zu Betrauernden sei doch auch wieder schön und lebenswert gewesen, so empfinden auch wir das Leben der meisten Schriftsteller und Maler, die in diesem Buch versammelt sind, als beneidenswert. Sie verzaubern uns mit ihrer Magie, ihren Texten, ihrer Lyrik, ihren Bildern, und deshalb sollen sie bleiben, wie wir sie lieben. Aber dann töten sie sich. Was wir als lebenswert empfinden, erleben die Betroffenen als tragisch. Keiner von ihnen würde sein Leben als beneidenswert ansehen.

Die schreibenden und malenden Selbstmörder, die ich ausgewählt habe, konnten aber den Prozess vom erfolgreichen Leben in die Tragik ihres Scheiterns beschreiben. Wir können ahnen, was in ihnen vor sich gegangen ist. Bei vielen wetterleuchtet das Ende schon lange vor der Tat durch ihr Leben. *Selbstmörder*, schreibt Jean Améry, *ist man lange bevor man sich umbringt.* Und dann geht es plötzlich ganz schnell. *Warum begeht man Selbstmord?* fragt Klaus Mann, als sich wieder einer seiner Freunde getötet hat. Weil man die nächste halbe Stunde, die nächsten fünf Minuten nicht mehr erleben will, nicht mehr erleben kann. *Plötzlich ist man am toten Punkt, am Todespunkt. Die Grenze ist erreicht – kein Schritt weiter! Wo ist der Gashahn? Her mit dem Phanodorm! Schmeckt es bitter? Was tut's? Das Leben hat nicht eben süß geschmeckt.*

Und er weiß, wovon er redet. Er weiß, wie eingeengt der Blick eines Selbstmörders im Augenblick der Tat ist. Er hat doch Suizidversuche hinter sich und hat dabei nicht an seinen Übervater Thomas Mann gedacht, der bitter fragte, warum er es der Familie angetan hat. Am Ende wird dem Hochbegabten mit der Todessehnsucht der Suizid ja auch gelingen. Er gehört zu meiner sehr persönlichen Auswahl in diesem Buch, in denen Ungeliebte, Depressive, Melancholiker, Verzweifelte, unglücklich Liebende, Borderliner, Drogensüchtige und solche, die an Krieg und Auschwitz zugrunde gingen, versammelt sind. Alle haben sich mit den Befindlichkeiten auseinandergesetzt, die zu ihrer Selbsttötung führten –

in Erzählungen, Romanen, Briefen, Bildern, Tagebüchern und Gedichten. *Dichter verfügen ... über die Feinfühligkeit für die Wahrnehmung verborgener Seelenregungen,* schreibt Sigmund Freud, *und den Mut, ihr eigenes Unbewusstes laut werden zu lassen.* In vielen ihrer Texte kann der Weg zum unaufhaltbaren Ende verfolgt werden.

Und so werden schließlich Antworten auf die Frage nach dem Warum sichtbar, weil es Schriftstellern gelingt, über ihre Lust und ihre Angst, ihre Zärtlichkeit und ihren Zorn, ihre Liebe und ihre Verzweiflung, ihre Verletzung und ihre Scham, ihren Witz und ihren Hass zu schreiben, auch, wenn wir ihre letzten Gedanken nicht kennen und der Augenblick der Wahrheit ihr Geheimnis bleibt.

Birgit Lahann

KAROLINE VON GÜNDERODE

»Ich sende Dir ein Schnupftuch mit Blutstropfen meiner linken Brust.«

Was hat er sich bloß dabei gedacht, dieser arrogante junge Schnösel Clemens Brentano. Kommt am 4. April 1802 zum 17. Geburtstag seiner kleinen Schwester Bettine aus dem Studium angerauscht. Und wen trifft er auf dem Fest? Schwesterchens Freundin, die bezaubernde Karoline von Günderode. Er ist in jener warmen Sommernacht ganz wild nach ihrer herrlich hellen Haut, den schönen Augen und den nackten Arme der 24jährigen. Aber er selbst sieht ja auch elegant und verwegen aus wie ein französischer Revolutionär. Und Charme hat er und reden kann er und zur Gitarre singen. Natürlich macht das auch Eindruck auf die angehende Dichterin.

Aber dann kommt dieser unglaubliche Brief von ihm. Er möchte, dass sie alle Adern ihres weißen Leibes öffne, *dass das heiße schäumende Blut aus tausend wonnigen Springbrunnen spritze*, das will er dann trinken, der Vampir, *bis ich berauscht bin und Deinen Tod mit jauchzender Raserei beweinen kann*. Eine Nacht will er zwischen ihren *warmen Brüsten* liegen, denn nur sie sei in der Lage, ihn nach seiner Lust zu lieben. Er überfällt seinen *Engel*, seinen *Teufel*, seine *Hölle*, sein *Günderödchen* hochdramatisch mit erotischen Wünschen und jubelt: *O ich bin ein arabisches Ross*. Und sie soll sich in eine *süße, bittere, wollüstige Schlange* verwandeln und sich zuckend um seinen Leib winden. Dann reißt er sich verbal vor ihr die Kleider vom Körper und lässt sich *wie der Blitz schnell und elektrisch* von seiner eigenen Schlange beißen – was ja wohl soviel heißen soll: Er befriedigt sich selbst.

Dieser Brief kommt also im Damenstift in der Nähe des Frankfurter Rossmarkts an, gleich um die Ecke, wo Goethes Mutter wohnt. Da lebt die 22jährige Karoline von Günderode seit fünf Jahren keusch und züchtig.

Ihr Vater war früh gestorben, die Mutter kann nicht mit Geld umgehen, hat auch ein schlechtes Verhältnis zur Tochter, die den Rebellen Schiller liest, den verrückten Hölderlin und die merkwürdigen Romantiker Tieck und Schlegel. Nachts macht die Tochter auch noch Spaziergänge und schreibt anschließend Gedichte. Also ab mit ihr ins Damenstift. Die Oberin ist eine Bekannte der Großmutter, und Karoline erfüllt die Bedingungen: Sie kommt aus adeliger Familie, ist evangelisch und hat kein Geld. Ihr Erbe, wenn es das dann noch gibt, wird erst der Volljährigen ausgezahlt. Und wann jemand volljährig ist, bestimmt oft der Verwalter des Vermögens, der vor allem erstmal sich selbst bedient.

Da sitzt Karoline von Günderode nun in ihrer Zelle und liest diesen Brief von Clemens Brentano, der später einmal mit seinen romantischen Märchen berühmt werden wird. *Es war mir ganz wunderlich zu Muth als ich Ihren Brief gelesen hatte*, schreibt sie ihm zurück. Doch beim Lesen habe sie mehr gedacht als empfunden, *denn es war mir, und ist mir noch so, als ob dieser Brief gar nicht für mich geschrieben sei*. Sie hat ihn durchschaut, schreibt von den vielen Seelen, den vielen Gesichtern, die er habe, all den Rollen, die er spiele. Und wenn sie eine dieser Figuren an ihm mag, kokettiere er schon mit der nächsten, *die ich nur überrascht anstarre*. Nein, sie geht nicht auf seine pubertären Sexträume ein, sagt nur, dass sie fleißig sei und auch wieder zeichne, das war's, Unterschrift: *Karoline*. Und er wird es nicht wagen, sie hier zu besuchen. Im Stift sind Männerbesuche verboten.

Brentano ist nicht der erste, der sich in das kluge Fräulein verliebt. Schon vier Jahre zuvor trifft Friedrich Carl von Savigny, der später preußischer Justizminister werden wird, Karoline auf einem Gut bei Freunden und ist bezaubert. Stiftsdamen dürfen ja Reisen machen und auch heiraten. Der menschenscheue Savigny wird bei ihr ganz redselig, erzählt, dass seine Kommilitonen ihn »Studiermaschine« nennen, erzählt von seinen elf Geschwistern, die alle gestorben sind. Ja, sagt er, man spreche noch immer viel über die Leiden von Goethes Werther, *aber andere Leute haben auch ihre Leiden gehabt, sie sind nur nicht gedruckt worden*.

Er ist verblüfft, dass Karoline Philosophen liest, Herder, Fichte, Kant. Sie interessiert sich sogar für Naturwissenschaften. Die meisten Frauen sticken, kochen und kriegen Kinder, und wenn sie auch noch ein bisschen dichten, reimen sie fürs Poesiealbum. Karoline aber denkt eher wie ein Mann. Das gefällt Savigny. Sie trinken Brüderschaft, streiten sich über Napoleon, den er für einen erzkonservativen Potentaten hält, sie für einen, der die Welt erneuert hat. In ihrer Eloge auf den Korsen heißt eine Zeile, er *zeiget dem erschlafften Jahrhundert römische Kraft*.

An einem Abend stehen die beiden traumverloren auf dem Balkon des Gartenhauses – und da küsst er sie. Ja, es hat gefunkt. Bei beiden. Aber sie fürchtet, sie habe ihre Gefühle zu offen gezeigt, und er traut sich nicht, ihr zu sagen, dass er sie liebt. Sie hofft, dass er am letzten Tag den erlösenden Satz sagen wird. Sie ist doch bereit, bei ihm zu bleiben. Das muss er doch gemerkt haben. Und er erhofft sich zum Abschied einen Kuss von ihr. Der steht ihm doch zu. Das muss sie doch gemerkt haben.

Enttäuscht und verwirrt, trennen sie sich voll unausgesprochener Wünsche. *Da sitze ich wieder in meiner einsamen Zelle, und die vergangenen schönen Tage scheinen mir ein Traum.* Das geht über Jahre. Beide hoffen, erkundigen sich aber nur bei anderen. Und die anderen haben ihre eigenen Pläne – gegen das Paar, das so gut zusammen passt. Der eifersüchtige Brentano wird dem Freund raten, die Hände vom *Günderödchen* zu lassen. Die sei nichts zum Heiraten. Zu klug und zu sinnlich. Und hat er nicht gemerkt, dass sie sich schminkt und Locken dreht und ihre Augenbrauen mit Kohle schwärzt? Außerdem habe sie kein Geld. Sie musste sich sogar für den Schuster etwas leihen. So geht das von allen Seiten. Und am Ende heiratet Savigny eine zickige Schwester von Brentano. Was für eine bittere Enttäuschung für Karoline. Sie schreibt: *Schon oft hatte ich den unweiblichen Wunsch mich in ein wildes Schlachtgetümmel zu werfen, zu sterben. Warum ward ich kein Mann!*

Und noch ein berühmter Romantiker spielt eine kleine Rolle in ihrem kurzen Leben: Achim von Arnim, Brentanos Freund. Die beiden werden später einmal die Volksliedsammlung »Des Knaben Wunderhorn« herausgeben. Er, Bettine und Karoline geraten bei einem Sommerausflug in ein wüstes Gewitter mit Blitz und Donner. Sie rennen bei prasselndem Regen durch Kornfelder und flüchten unter einen Kastanienbaum, wo Achim der zitternden Karoline liebevoll seinen grünen Mantel umlegt.

Völlig durchnässt kommen sie schließlich im Gasthaus »Zum Goldenen Kopf« an, wo sie übernachten. Die jungen Mädchen in einem

Zimmer. Sie können nicht schlafen, und Bettine schwärmt von Achim. Sie kennt ihn ja von ihrem Bruder. Mag ihn auch, weil er der schönste Student ist, den sie je gesehen. Aber sie ist ja viel zu jung, sie möchte, dass ihre Freundin ihn bekommt. Er passt zu dir, sagt sie, und er mag dich. Aber nein, sagt Karoline, sie sei doch gar nicht verliebt. Und er sicher auch nicht. Jahre nach Karolines Tod wird Bettine ihn heiraten. Jetzt aber schieben sie ihn vergnügt wie Backfische einander zu – bis sie ein Husten und Räuspern nebenan hören. Das ist Arnim, der dort hinter der dünnen Wand liegt und alles mit anhört. *Ich sprang ins Bett,* schreibt Bettine, *und deckte mich bis über die Ohren zu. Uns klopfte das Herz wohl eine halbe Stunde, keins muckste mehr die ganze Nacht.*

Zum Frühstück schenkt Achim den Mädchen selbstgepflückte Vergissmeinnicht. Und am letzten gemeinsamen Abend zeigt er der Günderode zum Abschied einen Stern am Himmel. Wenn der scheint, sagt er, wollten sie aneinander denken. Was man eben so sagt in romantischen Augenblicken. Und einmal, als sich alle wieder bei den Brentanos treffen, zieht Karoline in ihrem Zimmer vor Achims Augen einen Dolch aus dem Schrank. Er versucht, ihn ihr zu entreißen, sie kämpfen miteinander, lachen, fallen auf ihr Bett, er hält sie, hebt sie hoch und ist bezaubert, weil sie an jenem Tag so besonders hübsch aussieht. Damals weiß niemand, dass es der Dolch ist, den sie immer mit sich herumträgt. Wer weiß, plötzlich braucht man ihn. Sie wird ihn beim nächsten Mann brauchen, den sie bald darauf kennenlernt, bei Friedrich Creuzer, dem Professor aus Heidelberg.

Den Dolch hat auch Bettine Brentano gesehen. Sie besucht doch die Freundin – die ihr Unterricht in Geographie, Geschichte und Literatur gibt – oft im Damenstift. Sie mögen sich sehr, die beiden, umarmen sich gern, küssen sich auch, schreiben sich lange Briefe, und Karoline legt ihre Gedichte dazu: *Ich bin erkranket / An Liebespein, / Möchte nur genesen / Wollt'st mein Du sein.* Sie soll sie lesen, wie man Gedichte liest, ganz einfach, ohne allen Effekt. *Gedichte,* sagt sie ihr, *sind Balsam auf Unerfüllbares im Leben.* Und Bettine findet es herrlich, wenn sie bei Karoline übernachten darf. Die erzählt dann von Titanen, die Berge mit großem Gepolter aufeinandertürmen, von Philosophen, die sich ewig zanken, wer was wohl zuerst gedacht hat. Sie erzählen sich ihre Träume und versuchen, sie zu deuten, sie klettern auf Bäume und lesen dort Goethes

»Werther« bis zum tödlichen Schuss. *Der lange Schlaf des Todes schließt unsere Narben ...* wird Karoline in ihr Studienheft schreiben.

Und wenn es Winter ist und schneit, reiten die zwei in ihrer Phantasie auf Pferden durch Wüsten und Gebirge Indiens. Natürlich als Jünglinge verkleidet. Frauen dürfen doch nicht allein so weit reisen, dürfen ja nicht einmal über ihr eigenes Geld verfügen. Sie könne die Welt auswendig auf den Tisch malen, klagt Bettine, aber losfahren darf nur der Mann! Und der darf auch – wie Clemens Brentano – die Günderode einfach so überfallen und ungefragt auf den Mund küssen. Aber Frauen mit Geist? Lieber nicht. Was hatte der Macho gesagt? *Große Handlungen eines Weibes sind mir immer durchaus fatal gewesen, wenn sie nicht von dem Geschlechtstriebe oder Mütterlichkeit ausgehen.* Und was hatte Savigny dem *lieb Günderödchen* geschrieben? Sie habe alles vermasselt. Wie bitte? Aber ja, sie hätte um ihn werben müssen, dann wären sie ein Paar geworden. Und was deutet er ihr nach seiner Verlobung mit Brentanos Schwester an? Ein Leben zu Dritt. Warum nicht. Die eine für Bett und Haushalt, die andere für die Musen-Stunden. *Adieu, bis wir Dich küssen, Dein Savigny und Dein Gundelchen.*

Was denken die beiden sich nur! Also müssen die Freundinnen sich schon eine andere Welt erobern, ein Zauberland mit Luftschlössern für Karoline und Bettine. *Da kam ich zu Dir in die Stube herein und sagte: Gott, es ist so heiß hier in Asien, dass wir nur so dahinschmachten, und draußen vor der Tür in Frankfurt da hängen dem Kutscher die Eiszapfen am Knebelbart. Was haben wir gelacht, Günderode; und haben unter Zimmetbäumen eine Tasse Schokolade getrunken, die wir in Deinem Öfchen kochten.* Herrliche Tage und Nächte sind das in Karolines kleinem Zimmer, wo der Kanarienvogel umherfliegt, der Homer auf der Erde liegt und eine Reisekarte mit den Irrfahrten von Odysseus ausgebreitet ist. *Gefahren bin ich in schwankendem Kahne / Auf dem blaulichten Ozeane, / Der die leuchtenden Sterne umfließt, / Habe die Himmlischen Mächte gegrüßt ...*, heißt es in ihrem Gedicht »Der Luftschiffer«. Und da hocken die zwei dann selig beieinander, machen am Abend das Licht aus, gucken in den Ofen, und Karoline erfindet aus den Flammen heraus ein feuriges Märchen. *Du bis ein Geist ohne Tür und Riegel,* wird Bettine Jahre nach dem Selbstmord der Freundin im Buch »Die Günderode« schreiben.

An einem dieser Tage hat Bettine auch den kleinen, spitzen Dolch mit dem silbernen Schaft gesehen. Den habe sie auf dem Frankfurter Markt erstanden, sagt Karoline und erzählt: *Gestern hab' ich einen Chirurg gesprochen, der hat mir gesagt, dass es sehr leicht ist, sich umzubringen.* Dann öffnet sie hastig ihr Kleid und zeigt die Stelle unter der linken Brust. Bettine ist entsetzt, schreit auf, umfängt die Freundin, weint, küsst sie zum ersten Mal *an ihren Mund* und genau dahin, *wo sie gelernt hatte, das Herz zu treffen.* Die Freundin sei kalt und starr und totenblass gewesen und hätte leise gesagt: *Bettine, brich mir das Herz nicht.* Die habe gelächelt und versucht, *alles für Scherz* zu nehmen. Sie lagen dann auf ihrem Sofa, wo Karoline erzählte, dass sie ihr Testament gemacht hat und dass Bettine ihren Kleinen Apoll haben soll, dem sie einen Lorbeerkranz umgehängt hatte. Aufs Neue erschreckt, fleht Bettine sie an, keinen Selbstmord zu machen, *was soll ich denn tun, wenn Du tot bist?* Da sagt Karoline zu ihr: *Ich werd' mich erst mit Dir entzweien.*

Als diese Sätze fallen, steckt die Günderode schon mitten in ihrer katastrophalen großen Liebe, von der die Freundin nichts ahnt. Karoline ist 24 Jahren Jahre alt, als sie Georg Friedrich Creuzer kennenlernt, den Heidelberger Professor für Philologie, Mythen- und Religionsgeschichte. Sie hat zu der Zeit bereits ihren ersten Gedichtband veröffentlicht – unter dem männlichen Pseudonym Tian. Eine Frau schreibt doch keine Poeme über Heldentum und Liebe bis zum Tod, auch nicht über Unsterblichkeit und schon gar nicht über Mahomets Traum in der Wüste! Voltaire hatte eine Tragödie über den Propheten geschrieben und Goethe hatte sie übersetzt – also Herren vom Olymp!

Und plötzlich stehen alle Kopf, als herauskommt, dass die Günderode Tian ist, dass eine junge Frau in die Männerdomäne eindringt. Da gibt es gleich verheerende Rezensionen, und Goethes Mutter findet, dass Frauen sich mit solchen Gedichten prostituieren. Ihr Sohn ist anderer Meinung. Goethe wird die Gedichte, die *wirklich eine seltsame Erscheinung* sind, in Weimar nachdrucken lassen. Und Clemens Brentano? Ist absolut entzückt! Auch wenn es ihn irritiert, dass eine so bezaubernde junge Dame, die er leider nicht bekommen konnte, so unabhängig und mutig denken kann. Ihre Gedichte, schreibt er an Savigny, würden alles übertreffen, *was Weiber bis jetzt geleistet haben.* Ihr schreibt er neben dem Lob aber auch, dass die Gedichte schon ein bisschen bunter hätten sein dürfen. Na ja, er werde ihr schon noch dies und das beibringen! Das wird er nicht. Sie erschreibt sich ihre eigene Welt, in der die Seele blühen darf. Doch in der richtigen Welt wird sie verkümmern und untergehen.

Dabei hatte alles so glücklich begonnen an jenem Augusttag 1804. Sie war von Bekannten in der Kutsche mit nach Heidelberg genommen worden, wo sie eine Jugendfreundin besuchen will. Und da ist auch dieser Creuzer eingeladen, der sich Hals über Kopf in sie verliebt. *Du Engel,* wird er ihr sogleich schreiben, *es war Liebe vom ersten Augenblick.* Die Schöne und der Scheußliche. Also Bettine, die Creuzer kennt, hat, wie sie schreibt, nie einen hässlicheren Menschen gesehen: blass, dünn, ein bisschen verwachsen, trübe Augen, hängende Unterlippe, fuchsrotes, strubbeliges Haar. Ja, er weiß doch selbst, dass er kein Adonis ist. Sagt es Karoline auch, schreibt ihr: *Schön ist nicht meine Erscheinung – sondern in mir etwas: ... mein Gemüth.*

Nach all dem eitlen jungen Gemüse glaubt Karoline, in dem 33jährigen Professor endlich einen seriösen Liebespartner gefunden zu haben. Aber Creuzer ist bereits mit Sophie verheiratet, einer dreizehn Jahre älteren Witwe, die zwei Kinder und ein hübsches kleines Vermögen mit in die Ehe gebracht hat, das er dringend zur Aufbesserung seines eher schmalen Gehalts braucht. Doch die Verlockung ist einfach zu groß. Karoline ist 24, charmant, sinnlich, bescheiden und hoch gebildet. Dass dieses schöne Kind sich für ihn interessiert, bringt Creuzer völlig aus der Fassung. Bald nach der ersten Begegnung treffen sie sich heimlich, gehen gemeinsam ins Theater, sehen Schillers »Jungfrau«, versichern sich ihrer Liebe und denken an ein gemeinsames Leben.

Creuzer kommt nach Frankfurt. Er muss sie sehen. Und Karoline weiht eine Freundin ein, die ihr den Schlüssel für eine umgebaute Wasserburg gibt, ein Gästehaus. Im Stift kann sie ihn ja nicht empfangen. So verbringen sie dort ihre erste Nacht. Danach steht für Creuzer fest: *Die Würfel sind gefallen.* Es gibt keinen anderen Weg mehr. Er wird sich scheiden lassen. *Himmel oder Tod.* Er will den Himmel. Vielleicht ahnt er, dass es die Hölle wird. An Karoline schreibt er: *Du bist nicht Schuld, dass es so wurde, der Zunder lag in meiner Seele.*

Als Creuzer nach Hause kommt, merkt seine Frau, dass etwas mit ihm passiert ist. Da beichtet der Gatte unter Tränen sein Verhältnis. Er könne ab jetzt nicht mehr ihr Mann sein, also nicht mehr mit ihr schlafen. Und was passiert? Seine Sophie ist einverstanden mit der Trennung – jedenfalls vom Bett. Vom Tisch wohl nicht. Er ist überwältigt. Schreibt einen Jubelbrief an seine Geliebte. Er sei frei. Er lebe keusch und züchtig. Sie solle sich schnell entscheiden. *Du kämest zu mir; meine Frau bliebe dies bloß dem Namen nach.* Was soll das heißen? Unter einem Dach? Eine ménage à trois? Sie die Geliebte, und die Angetraute die Köchin und Hausmutter? Nein, das will sie nicht. So ein Angebot hatte sie doch schon einmal von Savigny. Aber Creuzer denkt gar nicht darüber nach. Er möchte endlich *des Lebens Fülle* auskosten. Und die Liebe. *Dann aber will ich gern sterben mit Dir – denn für diese Welt taugen wir doch nicht in die Länge.*

Richtig, sie hatten auch über den Tod gesprochen. Der Tod ist doch Karolines Thema. Sicher ging es dabei auch über einen gemeinsamen Selbstmord. Aber eigentlich will sie doch mit ihm leben. Und glücklich sein. Doch dann kommt der neue Schock. Creuzers Frau nimmt ihr Angebot zurück. Sie will bei ihrem Mann bleiben. Oder ihn verlassen. Verlassen? Soll das heißen, sie will sich umbringen? *Ich bin nicht hart genug töten zu können,* schreibt er an Karoline. *Dieser Rückfall entscheidet mein Schicksal.* Und ihres? Denkt er nicht an sie? Sie beruhigt den nervösen Mann. Nein, sie wolle keine Heirat. Sie liebe ihn auch so und würde ihm treu bleiben. Ach, ist er da zufrieden. Schreibt gleich an seinen Vetter: *Lina schickt sich zur Ehe nicht, das fühlt sie selber.* Das hat sie nie gesagt. Doch der Herr Professor hat es sich so gedacht.

Er darf sie also behalten. Das ist die Hauptsache. Und sie ist ja auch mit sich beschäftig, glaubt er. Goethe hat ihre Gedichte gelobt. Das ist doch was. Das macht sie doch glücklich. Aber da täuscht er sich. Sie schreibt ihm, dass sie einsam sei und gar nicht mehr richtig dichten könne. Und er möge in seinen Briefen bitte nicht mehr von Liebe schreiben. So? Na, dann beklagt er sich doch gleich mal, dass ihre Post zu Hause immer Ärger mache. Karoline schreibt nämlich auf grünem Papier, weil ihre Augen schwach sind, und auf grün zu schreiben beruhigt den Blick. Aber die grünen Umschläge sind natürlich zwischen hellen Briefen leicht zu erkennen. Dass Karolines Korrespondenz – die Creuzer immer gleich nach der Lektüre vernichtet – trotzdem überlebt, hat seinen Grund. Seine

Stieftochter öffnet jeden Brief heimlich, schreibt ihn ab – wer weiß, ob ihre Mutter den Inhalt einmal gegen die Dame verwenden muss – und klebt den Umschlag wieder zu. Davon hat der zerstreute Professor keine Ahnung.

Er will sie sehen, sich mit ihr versöhnen. Sie besorgt den Schlüssel für die Wasserburg. Die Liebe ist bitter wie der Tod. Sie wird krank. Bekommt Fieber. Ist unglücklich und verzweifelt. Bittet den Freund in einem herzzerreißenden Brief, sein Versprechen wahr zu machen. Wollten sie sich nicht gemeinsam das Leben nehmen, wenn die Schwermut sie unheilbar überkommt? Das kommt für ihn inzwischen nicht mehr in Frage. Suizid sei gegen die Natur und gegen die Gebote. Und er habe schließlich auch einen Bund fürs Leben geschlossen. Er könne nicht einfach so aus der Familie verschwinden. Er würde ohnehin früh sterben, aber sie sei doch jung und begabt. *Sie haben einen tiefen Geist – einen reichen Genius, dessen sollen Sie sich ruhig freuen.* Karoline ist erschüttert über soviel Vernunft und Kühle. Ihm scheine das Leben ja zu gefallen, *ich aber habe schon viele Tage im Orkus gelebt.* Creuzer hat wohl nie begriffen, wie seelenkrank seine Freundin war. Oder er hat es verdrängt. Er ist ja selber hin und her gerissen. Schläft oft nächtelang nicht, ist unkonzentriert vor den Studenten, und zu Hause gibt's nur bittere Gesichter. Er zählt in einem Brief auf, wie viele Arbeiten er zu korrigieren habe, alle in lateinischer Sprache, *da ist kein Ende von Geschäften.* Karoline schweigt ein paar Wochen lang.

Und dann schreibt Creuzer ihr tatsächlich, dass seine Frau nach zwei Jahren Abstinenz versucht habe, mit ihm zu schlafen. Sie wollte seine ehelichen Pflichten *durch Sturm erzwingen.* Er aber sei *standhaft* geblieben, hat sich verweigert, lebt weiter wie ein Priester. Sein Mut wird umgehend bestraft. Sophie Creuzer verreist für ein paar Tage. Ihr Mann sitzt zu Hause – ohne Schlüssel, ohne Essen, ohne Geld. Was soll er also machen ohne sie?

Dann ein neuer Stoß ins Herz der Günderode. Creuzer hat sich arrangiert und schreibt gemeinsam mit seiner Frau einen Brief an sie. Darin schlagen sie eine Reise in die Schweiz vor. Creuzer, Sophie, Karoline und die Stieftochter, die all ihre Briefe geöffnet hat. Auf so ein Angebot reagiert Karoline gar nicht. Und so bleibt alles unentschieden. Wenn er von

Zeit zu Zeit nach Frankfurt kommt, lieben sie sich. Dann verschwindet er wieder. Immerhin hilft er ihr, einen neuen Verleger für ihre Gedichte zu finden. Schlägt auch ein ordentliches Honorar für sie raus.

Doch sein nächster Brief ist wieder scharf wie ein Dolch. Offenbar ist er eifersüchtig auf Karolines Busenfreundin Bettine. Er findet, die ganze Familie Brentano sei verlogen, eitel und herrschsüchtig. Wenn ihr also etwas an seiner Liebe liege, müsse sie sich von dieser schwatzhaften Koketten trennen. Und zwar sofort. Und Karoline? Tut es. Sie jagt das Zauberkind so vieler glücklicher Stunden vor die Tür. Sagt, sie habe sich in ihr getäuscht. Ohne weitere Erklärung. Ohne Aussprache. Aus. Und raus! Und schreibt Vollzug an Creuzer. Bettine habe bitterlich geweint. Und sie selbst habe gelitten. Sie solle nicht so sentimental sein, antwortet er und setzt zynisch hinzu: Die junge Dame habe allen Grund zu heulen. Allein schon, weil sie eine Brentano sei.

So sind denn alle haltbaren Brücken hinter Karoline abgebrochen. Ist das schon, wie sie einst prophezeite, die Vorbereitung auf den Dolchstoß? Sie schickt ein düsteres Gedichte an den Mann, den sie dennoch liebt. *Freude kann mir nur gewähren, / Heimlich diesen Wunsch zu nähren, / Mich in Träumen zu betören, / Mich in Sehnen zu verzehren, / Was mich tötet zu gebären.* Es gibt ein paar solcher Gedichte. Soll das heißen, dass sie schwanger war? Das wäre eine Katastrophe. Ein unverheiratetes Stiftfräulein – und ein Kind. Und jetzt, wo Creuzer dafür gesorgt hat, dass sie hübsch einsam in ihrer Zelle hockt, schreibt er scheinbar großmütig: Wenn sie einen anderen Mann kennenlernen möchte, nur zu. Er könne ihr nichts mehr bieten.

Da schickt sie ihm ein Taschentuch. So ein Tuch, schreibt sie, wie Othello es einst seiner Desdemona geschenkt. Sie habe es lange an ihrem Busen getragen. *Dann habe ich mir die linke Brust gerade über dem Herzen aufgeritzt und die hervorgehenden Blutstropfen auf dem Tuch gesammelt. Siehe, so konnte ich das Zarteste für Dich verletzen.* Er möchte es bitte an seine Lippen drücken. Es sei ihr Herzensblut.

Creuzer schmilzt dahin. Er besucht sie in Frankfurt, bleibt drei Tage, sie gehört jetzt ihm allein. Er will auch zu ihr nach Winkel am Rhein kommen, wo sie ein paar Tage mit Bekannten ausspannen will. Sie braucht ja dringend Erholung. Versprochen. Er wird da sein. Koste es, was es wolle.

Aber es hat schon zu viel gekostet: Lust und Verlust, Tränen, Vorwürfe, Lügen, Leiden, schlaflose Nächte, Herzschmerzen, Albträume und Angst vor den Folgen des Beischlafs. Als Creuzer wieder in Heidelberg eintrifft, bricht sein Nervenkorsett auseinander. Er glaubt, er müsse sterben. Das ist die Chance für Frau Sophie. Sie pflegt ihren schwerkranken Mann Tag und Nacht. Als er langsam wieder zu sich kommt, muss er versprechen, die Geliebte aufzugeben. Das ist der Preis. Und er zahlt ihn. Er wäre doch ohne seine Frau gar nicht mehr am Leben. Glaubt er.

Nein, er wird nicht nach Winkel fahren, wird nach Karolines Tod sogar alle Texte und Gedichte, die er für sie in Druck gegeben, einstampfen lassen. Die sind doch viel zu offen. Und er ist in so vielen Versen zu erkennen. Das schadet nur dem Ruf eines Universitätsbeamten. Es ist Creuzers doppelter Verrat. Erst an der Liebe, dann an der Dichtung. Jetzt muss nur jemand gefunden werden, der ihr die Nachricht schreibt und überbringt, dass alles vorbei ist. Endgültig. Er selbst ist zu feige. Er wird den Brief nicht schreiben. Er lässt es einen befreundeten Kollegen machen.

Karoline von Günderode wartet in Winkel ruhelos auf Nachricht. Creuzer ist nicht gekommen. Er hat auch nicht geschrieben. Was ist passiert? Aber dann sieht sie den Boten. Endlich. Sie läuft ihm in ihrem roten Sommerkleid entgegen. Ja, da ist ein Brief für sie. Sie fliegt in ihr Zimmer, bricht das Siegel auf und liest ... Ganz heiter, wird es später heißen, sei sie wieder rausgekommen und habe den Freunden gesagt, sie würde einen Spaziergang am Rhein machen. Als sie zum Abendessen noch immer nicht zurück ist, geht man in ihr Zimmer. Hat sie sich hingelegt? Doch da liegt nur der erbrochene Brief. Also muss etwas passiert sein. Man schwärmt aus und sucht sie. Die ganze Nacht hindurch.

Erst am frühen Morgen des 26. Juli 1806 findet ein Tagelöhner, der mit einer Laterne losgeschickt worden war, die Leiche der 26jährigen Karoline von Günderode am Rheinufer. Sie liegt mit dem Oberkörper im Wasser. In ein Tuch, das sie sich um den Hals geknotet, hatte sie drei faustgroße Steine gebunden, damit sie unter Wasser bleibt und ertrinken konnte, falls der Stich das Herz nicht träfe. Das rote Kleid ist aufgeknöpft. Der zierliche Dolch mit dem Silbergriff liegt ein paar Schritte entfernt. Sie hatte ihn zwischen der vierten und fünften Rippe in die linke Herzkammer gestoßen und dann fortgeworfen.

VINCENT VAN GOGH

»Wir bedienen uns des Todes, um auf einen Stern zu gelangen.«

Wenn es ein Junge wird, soll er Vincent heißen. Ach, wie freuen sich Anna Cornelia und Pastor Theodorus van Gogh auf ihr erstes Kind. Doch am 30. März 1852 bringt die Mutter in Zundert, einem Ort in Brabant, einen toten Knaben zur Welt. Alle Hoffnungen, alle Wünsche scheinen dahin zu sein. Unter der Nummer 29 wird die Totgeburt ins Ordnungsregister eingetragen und auf dem Friedhof der Pfarrkirche beerdigt. Die Grabplatte wird am Haus des Pastors angebracht. Darauf steht: »Vincent van Gogh 1852«.

Auf den Tag genau ein Jahr später, am 30. März 1853, wird der zweite Knabe geboren. Er lebt, ist prächtig und gesund, wird aber wieder unter der Nummer 29 ins Geburtenregister eingetragen, und die seligen, doch ahnungslosen Eltern nennen ihren Sohn – der für sie wie ein Fingerzeig Gottes am Jahrestag ihres Unglücks geboren wird – wieder Vincent. Das überwundene Trauma der einen wird nun zum Trauma des anderen. Denn als der Junge laufen und lesen kann, sieht er draußen beim Spielen neben der Kirche seines Vaters den Grabstein, auf dem s e i n Name steht.

Er ist also der Ersatzsohn. Der Stellvertreter. Ist die zerstörte Hoffnung seiner Eltern. Ist die Kopie, nicht das Original. Ist der inzwischen hoffnungslos idealisierte tote Bruder. Das ist eine Rolle, die der zweite Vincent nicht spielen will. Einmal, als er einen Elefanten modelliert und dafür gelobt wird, zerstört er ihn auf der Stelle. Lob bedeutet offenbar für ihn, der tote Vincent zu sein. Er ist auch kein hübsches Kind, nicht im landläufigen Sinne, mit seinen tizianroten Locken und dem Gesicht voller Sommersprossen. Er hat äußerlich nichts vom attraktiven Vater, hat eher das Bäuerliche seiner Mutter geerbt. Doch sein Blick ist so stark, als wüsste er schon jetzt, was er eineinhalb Jahre vor seinem Tod schreiben wird: *Ich, der ich eine neue Welt ahne, glaube fest an die Möglichkeit einer ungeheuren Wiedergeburt der Kunst.*

Der Knabe aber ist tatsächlich bald das enttäuschende Kummerkind im Hause van Gogh. In der Dorfschule gilt er bei den Mädchen zwar als gutherzig und freundlich, bei den Jungen dagegen als hitziger Raufbold. Und die Eltern sind der Meinung, dass er in der völlig überfüllten Schule, an der nur ein einziger Lehrer unterrichtet, nicht genug lernt. Also schicken sie den erst 11-jährigen auf ein Internat nach Zevenbergen. Noch zwölf Jahre später wird Vincent in einem Brief an seinen jüngeren Bruder Theo schreiben: *Es war ein Herbsttag,* und er steht da und sieht den Wagen mit *Pa und Ma* nach Hause fahren, dieses gelbe Wägelchen, das in der Ferne auf der langen, regennassen Straße zwischen dünnen Bäumen dahinfuhr. Und *der graue Himmel über allem spiegelte sich in den Pfützen.* Ja, er empfindet dieses allein gelassen werden als Liebesentzug, als Strafe für Versagen. Immer wieder wird er in seinen jungen Jahren vom Heimweh gepackt sein, *fern der Heimat habe ich oft Heimweh nach der Heimat der Bilder.* So ist er denn mit dem Namen des toten Bruders und seiner Einsamkeit lange auf der Suche nach der eigenen Identität. Er wird sie erst viele Jahre später in der Malerei finden.

Inzwischen sind die van Goghs eine Großfamilie geworden. Außer dem Bruder Theo gibt es noch vier weitere Geschwister. Das heißt, zu Hause wird es eng, und das Geld ist knapp. Also muss ein Beruf her für den Ältesten. Und dafür sorgt der wohlhabende Onkel Cent. Der schickt den 16jährigen Neffen nach den Haag in seine angesehene Kunstgalerie Goupil & Co. Vier Jahre wird der Junge dort in die Lehre gehen. Er lernt Bilder zu beurteilen und zu verkaufen, Salonkunst, aber auch junge Moderne aus der Umgebung. Der Neffe macht sich gut, darf sogar durch Holland reisen und ein bisschen Kunst einkaufen. Und als er zwanzig ist, wird er mit einer Reise nach Paris belohnt und anschließend in die Filiale nach London versetzt. *Ich finde es herrlich des Englischen wegen,* schreibt er an Theo, der in Brüssel ebenfalls im Kunsthandel des Onkels arbeitet, *ich kann es wohl gut verstehen, aber das Sprechen geht doch lange nicht so gut, wie ich es möchte.*

Das Jahr in London scheint ein glückliches gewesen zu sein, auch wenn Vincent die englischen Bilder in der Galerie ziemlich scheußlich findet. Er beschreibt sie Theo vergnügt in Briefen. Vor allem das Bild, wo der Teufel am See von Gardarena in eine Herde von fünfzig schwarzen Schweinen und Ferkeln fährt, *die holterdiepolter vom Berg heruntergelaufen kommen und übereinander in den See rollen.* Was er seinem Bruder nicht berichtet, ist, dass er sich verliebt hat. In Eugénie, die Tochter seiner Zimmervermieterin. Er feiert sogar das Weihnachtsfest 1873 mit Mutter und Tochter, fühlt sich geborgen, fängt an zu zeichnen, und als er nach Holland zurück muss, erfährt der Arglose, dass seine Angebetete längst mit seinem Vorgänger im Zimmer verlobt ist. Da ist es dann wieder, dieses Gefühl, der zweite zu sein. Der Versager. Lange Zeit wird er sich wieder gedemütigt fühlen. Er hat auf das Mädchen, das er liebt und das den anderen geheiratet hat, verzichtet, *und ich ging weit fort von ihr und konnte sie doch nicht vergessen. Schlimm,* schreibt er an Theo.

Vincent arbeitet jetzt in Paris im Hauptgeschäft von Goupil & Co. Aber eher lustlos. Auch das Zeichnen macht ihm keinen Spaß mehr. Immer wieder überwältigen ihn Depressionen. Er liest Bücher über *körperliche und sittliche Krankheitszustände*, wird, weil er nicht mehr engagiert mitarbeitet, entlassen, weiß nicht, was er nun machen soll, studiert Stellenanzeigen, möchte Pfarrer werden wie sein Vater, hat ja schon in Paris dauernd in der Bibel gelesen, geht zurück nach England, wo er im Badeort Ramsgate ein ausbeuterisches Angebot als Hilfslehrer ohne Gehalt in einem Knabeninternat annimmt, *Kost und Wohnung habe ich jedenfalls frei.* Und wenn er an die Eltern und den Bruder über weiße Sonnen, graue Wolkenbänke oder die wilden Flüge von Saat- und Nebelkrähen schreibt, über lichtblaue Himmel oder die untergehende Sonne mit *Streifen leuchtenden Lichts*, oder wenn er *durch Äcker mit jungem Korn* stromert und am Strand entlangläuft, *rechts das Meer, so ruhig wie ein Teich, es spiegelt das Licht des fein grauen Himmels,* wenn er, was er sieht, mit Wörtern malt, dann ahnt man bereits die Bilder des künftigen van Gogh.

Aber er lebt noch immer wie ein Hungerleider. Theo verdient längst gut, unterstützt den Bruder ja bereits, mahnt ihn aber auch – wie Eltern und Onkel –, endlich einen Beruf zu ergreifen, von dem er leben könne. Er führe ja bereits mit 27 Jahren ein richtiges Rentnerdasein. Das kränkt Vincent bis ins Mark. Für ihn klingt es so, als sei er ein arbeitsscheuer Hund, ein Phantast. Aber soll er etwa Buchhalter werden? Oder

Lithograph von Briefköpfen und Visitenkarten? Nein, so etwas würde er nie werden. Es tue ihm leid, aber er sei noch auf der Suche. Und das könne dauern; *wenn ich nicht suche, dann bin ich verloren. Dann wehe mir!* Es ist ein langer, heftiger, kluger, erbarmungsloser, rhetorisch und stilistisch glanzvoller Brief voll biblischer Eindringlichkeit, den Vincent da an seinen Bruder Theo schreibt. Es gibt nämlich, findet er, Nichtstuer aus Faulheit und Charakterschwäche oder aus seelischer Gemeinheit – *du kannst mich, wenn du so über mich denkst, für so einen halten*. Es gibt aber auch den Nichtstuer wider Willen, schreibt er, der innerlich von einem leidenschaftlichen Wunsch nach Tätigkeit verzehrt wird und nur deshalb nichts tut, weil er nicht hat, was er braucht, *aber genau weiß, dass er zu etwas nütze ist.*

Er fühle sich wie ein Vogel im Käfig. Natürlich könnte der zufrieden sein, weil er ja alles hat, was er zum Leben braucht, doch er sieht den gewitterschweren Himmel, und in seinem Innern fühlt er die Empörung gegen sein Schicksal. Wie dieser Vogel fühle auch er sich eingesperrt, eingemauert, geradezu begraben. Weil ihm die Freiheit fehlt! Und aus diesem Gefängnis könne ihn nur die Liebe, dieser mächtige Zauber, befreien. *Liebe einen Freund, einen Menschen, eine Sache, was du willst – dann bist du auf dem rechten Weg ... Wenn jemand, um ein Beispiel zu nennen, Rembrandt liebt, aber ernstlich liebt, so wird er wohl wissen, dass es einen Gott gibt, er wird an ihn glauben.* Ja, er sei vielleicht ein bisschen verträumter als andere Menschen, vielleicht auch geistesabwesender, aber das könne man doch überwinden.

Dies alles, teilt er seinem Bruder mit, habe er aufs Geratewohl geschrieben, einfach so, wie es ihm in die Feder floss. Und wie viel hat er damals in England gelesen, wie oft hat er den Kindern aus Charles Dickens Romanen vorgelesen, und Shakespeare hat er studiert und immer wieder die Bibel. Er hat von allen gelernt, und so sind seine Briefe tatsächlich gemalte Literatur. Dieser große Brief aber läutet gleichzeitig für ihn die Wende ein. Er weiß jetzt, dass er nur eines werden kann: Maler. Sonst würde er untergehen.

In dieser Zeit stolpert er – sieben Jahre nach der ersten – in seine zweite unglückliche Liebe. In Etten, wo die Eltern jetzt leben und wo er sich aus Kostengründen auch wieder einquartiert, begegnet van Gogh seiner Cousine Kee Vos, der Tochter von Onkel Stricker. Sie ist sieben Jahre älter als er und seit drei Jahren Witwe. Als er Kee seine Liebe gesteht, scheint sie entsetzt, geradezu empört gewesen zu sein: *nie, nein, nimmer* sind die schrecklichen Worte, die Vincent nun wie eine Monstranz vor sich herträgt und mit allen bespricht, auch mit *Ma und Pa*, aber nur der gute Onkel Cent scheint ihn zu verstehen. Dem gefiel die Art, wie er Kees ›nie, nein, nimmer‹ aufnahm, nämlich nicht hoffnungslos, *sondern eher ein bisschen spaßhaft.* Doch ihre Absage ist endgültig. Da kann ihr Vetter noch so lange in seinen Büchern »L'amour« und »La femme« von Michelet herumlesen, in denen es *so erstaunlich praktische und deutliche Ratschläge* gibt. Liebe lodert in ihm. Es sei ein so herrliches, so starkes Gefühl, das könne er nicht mehr zurücknehmen. Sie hat sich festgewurzelt in sein Herz. Und es wäre schön, wenn Theo den Eltern mal erklären könnte: *Um zu arbeiten und Künstler zu werden, hat man Liebe nötig.* Aber wenn sein Bruder ihm jetzt wieder dieses ›nie, nein, nimmer‹ vorhalten wollte, dann sage er: *Old boy,* vor der Hand betrachte er dieses ›nie, nein, nimmer‹ als einen Eisklumpen, *den ich mir aufs Herz lege, damit er da zerschmilzt.*

Doch er zerschmilzt nicht. Auch nicht, als Vincent nach Amsterdam zu Onkel und Tante Stricker fährt, wo Kee lebt. Bitte, er möchte sie sehen. Nein, sagt man ihm. Und weil er es zwingen will, bricht wieder dieses masochistisch Selbstzerstörende in ihm durch, er hält seinen Finger in die Flamme, die auf dem Tisch brennt, und sagt: *Lasst mich sie so lange sehen, wie ich meine Hand in die Flamme halte ...* Aber es nützt alles nichts, *sie haben, glaube ich, die Lampe ausgeblasen,* schreibt er an Theo. Und in seiner Verzweiflung und seiner Sehnsucht nach Liebe schläft er in den Haag, wo er gelegentlich mit einem Maler zusammenarbeitet, mit einer Prostituierten. Nein, sie sei nicht schön, habe auch keine *Damenhände wie Kee,* aber fraulich sei sie, ein bisschen wie eine Figur von Chardin oder Jan Steen, aber sie habe auch etwas von *Verwelktsein* an sich, weil das Leben über sie hinweggegangen ist. Und um dem Bruder seine Not klarzumachen, schreibt er: *Ich bin fast dreißig Jahre alt, und denkst Du etwa, ich hätte nie das Bedürfnis nach Liebe gefühlt?*

Es ist die Zeit, wo aus dem Pastorensohn ein eigensinniger Künstler wird. Ausgerechnet in der Weihnachtszeit, am 25. Dezember 1881, überwirft Vincent sich mit seinem Vater. Er will nicht mit in die Kirche gehen. Er könne keinen Zwang mehr ertragen. Nicht einmal aus Höflichkeit würde er mitkommen. Und er erklärt dem Vater, dass er *das ganze System dieser Religion abscheulich* findet. Für ihn ist an die Stelle des Christentums doch längst der Sozialismus getreten. Und da hat der fassungslose Vater ihm gesagt, er soll das Haus verlassen. Als Theo ihm heftige Vorwürfe macht, erklärt Vincent, dass er die Eltern jahrelang geschont, alles ertragen und nun *einfach ›basta‹ gesagt* hat.

Er zieht ganz nach den Haag, wo er ein kleines Atelier mietet – vom Geld, das der Bruder ihm monatlich zusteckt. Und nach ein paar Wochen berichtet Vincent ihm, dass er mit einer schwangeren Frau zusammenlebt, die verlassen worden ist und ihr Brot auf der Straße verdienen musste, *Du weißt schon wie*. Sie ist jetzt sein Modell, heißt Sien, und er überlegt, ob er sie heiraten soll, denn sie *hängt nun an mir wie eine zahme Taube*. Er musste das doch tun, schreibt er, sonst wäre sie vor die Hunde gegangen. Sie brauchen ja auch nicht viel. Hauptsache, Tabak, Brot und Kaffee ist da. Das genügt. Natürlich hat er Angst, dass sein Bruder ihn nicht mehr unterstützen wird. Aber der lässt ihn nicht im Stich, allerdings nur unter der Bedingung, dass er die leichte Dame nicht heiratet. Ein halbes Jahr später hat van Gogh das, *was man einen ›Tripper‹ nennt*.

Nein, es gibt keine Familienidylle, nach der er sich so sehnt. Siens ziemlich asoziale Mutter mietet ein Zimmerchen für die Tochter. Sie soll wieder als Prostituierte arbeiten. Davon hätte sie mehr als von diesem kümmerlichen Maler, der kein Bild verkauft. Dabei befindet van Gogh sich gerade in einem Schaffensrausch. Theo hatte ihn animiert, mit Ölfarben zu beginnen. Da öffnen sich alle Schleusen. Er malt wie im Rausch, malt Seestücke, Kartoffelfelder und Horizonte, schwelgt in Farben, die für ihn wie eine Offenbarung sind. Alles inspiriert ihn, die Atelierwände füllen sich, er weiß jetzt, wo sein Weg ist, kann sich jetzt von Sien trennen, die sich tatsächlich in die Klauen der Mutter begeben hat. 1883 flieht er in die Provinz Drenthe, bleibt aber nur drei Monate, weil er die Einsamkeit nicht erträgt. Doch es ist Zeit, Bilanz zu ziehen. Leben oder Malen. Das ist nicht mehr die Frage. Jetzt muss er malen, malen, malen, muss *flott arbeiten*, um zu vergessen, ja, auch sich selbst zu vergessen. *Und ich bin so unerträglich schwermütig, wenn die Arbeit mir keine Ablenkung bietet.*

Hier in Drenthe begreift der 30jährige aber, dass es für ihn nicht Leben und Kunst gibt, sondern nur noch Leben oder Kunst. Und wenn dann sein Leben aus ist, werde er hoffentlich mit Liebe und Wehmut zurückblicken und denken: *O ihr Bilder, die ich gemalt hätte!* Doch das schließt für ihn das Machen des Möglichen nicht aus.

Er zieht für zwei Jahre wieder zu seinen Eltern, die inzwischen in Nuenen wohnen. Nein, er fühlt sich nicht wohl im väterlichen Pfarrhaus. Sie haben, wie er Theo schreibt, einfach kein Verständnis für ihn und seine Malerei, sind nicht solidarisch, auch wenn sie die Waschküche als Atelier zur Verfügung gestellt haben. Er fühlt sich bei ihnen wie ein *zottiger Hund*, den man ja auch nicht im Hause haben möchte, weil er mit nassen Pfoten in die Stube kommt und zu laut bellt. Aber er will keinen Ärger haben. *Also halte ich den Mund.*

Als der Vater stirbt und die Wohnung in der Pfarrei aufgelöst wird, zieht van Gogh auf Theos Vorschlag nach Antwerpen, um noch einmal Unterricht zu nehmen. Er ist der Älteste in der Malklasse, ist eigensinnig und unwillig, und als die Venus von Milo abgezeichnet werden soll, macht van Gogh eine fleischige flämische Frau aus ihr. Der Lehrer ist entsetzt, will korrigieren, doch der wilde Schüler schreit ihn an: *Sie wissen ja gar nicht, was eine junge Frau ist, Gottverdammich!* Eine Frau, die muss Hüften haben, einen Hintern, ein Becken, in dem sie ein Kind tragen kann! Nein, er will nicht abmalen. Das hemmt doch alle Spontaneität. Das war doch schon in der Schule so, wenn der Lehrer fragte, ob hier ein Dativ oder Akkusativ hingehöre, da sagte Vincent, Grammatik interessiere ihn nicht. Lernen ja, aber nicht nach Regeln.

Er ist froh, als Theo, der sich inzwischen einen guten Namen für avantgardistische Kunst gemacht hat, ihn endlich zu sich nach Paris holt. Ja, hier will er gerne noch einmal im berühmten Atelier Cormon lernen, wo all die jungen begabten Franzosen arbeiten, auch Toulouse-Lautrec. Ein bisschen komisch finden sie den Neuen schon, der da mit blauem Kittel, schlechten Manieren und dem harten Akzent ankommt. Und schöner ist der 33jährige nicht geworden. Das armselige Leben und das schlechte Essen haben schlimme Spuren hinterlassen. Nicht weniger als zehn Zähne hätten sich entweder bereits empfohlen oder seien im Begriff, sich zu empfehlen, schrieb er noch aus Antwerpen an seinen Bruder.

Hundert Francs werden neue Zähne kosten. Aber er muss das machen lassen, sonst würde er *verrückt oder dämlich werden* hat der Arzt gesagt, der über seinen Gesundheitszustand entsetzt war und den Tripper für eine Syphilis hält. Na ja, schreibt Vincent, er sehe tatsächlich aus, als ob er *zehn Jahre Einzelhaft* hinter sich hätte, und durchs starke Rauchen sei sein *Kadaver* noch kaputter geworden, aber geraucht habe er, *weil man dann seinen leeren Magen nicht so spürt.* Trotzdem soll keiner glauben, dass Leute, die gesundheitlich ganz oder halb ruiniert seien, nicht zum Malen taugten.

Er weiß, dass er taugt. Und er will anders sein als alle. Will ein Revolutionär sein, ein Bahnbrecher der Moderne, ein Schöpfer, der mit seiner Farbpalette eine Welt erschafft, losgelöst von allem Dagewesenen. Und es macht ihn rasend, als einer der Malerfreunde seine Kartoffelesser zu unakademisch findet, genauer wohl, zu hässlich. Er will sie doch nicht korrekt haben, es ist doch seine ganz große Sehnsucht, solche Unrichtigkeiten machen zu lernen, solche Abweichungen, Umarbeitungen, Veränderungen der Wirklichkeit, *damit es – nun ja, Lügen werden, wenn man will, aber – wahrer als die buchstäbliche Wahrheit.* Dieses Denken ins Neue, nie dagewesene, das abgelehnt und nicht begriffen wird, treibt ihn immer wieder in die Verzweiflung. Und doch ist er in Paris endlich ganz im Netz der Kunst gefangen. Er wohnt bei seinem Bruder, der oft am Abend, wenn er erschöpft aus der Kunsthandlung zurückkommt, seine kleine Wohnung nicht wiedererkennt, weil Vincent ein liederlicher Mensch ist. Aber er ist nicht mehr der Eigenbrödler, besucht Maler in ihren Ateliers, Toulouse-Lautrec zeichnet ihn, und Émile Bernard wird sein Freund. Er nimmt auch an kleinen Ausstellungen teil, eine in einer Gastwirtschaft, eine bei der Wirtin im »Tambourin«. Mit ihr scheint er ein Verhältnis gehabt zu haben, und sein Essen hat er mit Bildern bezahlt. Anfang 1888 rät Toulouse-Lautrec ihm, in den Süden zu gehen, nach Arles, um Sonne, Licht und Wärme in seine Bilder zu bringen. Da hat van Gogh keine drei Jahre mehr zu leben.

Arles liegt im Schnee vor ihm, und die Mandelbäume fangen schon an zu blühen; *ich fühle mich hier wie in Japan,* schreibt er an Theo. Er malt draußen, obwohl er die Kälte fürchtet, malt, obwohl er Fieber hat. Und als das Wetter umschlägt, ist der Himmel *von einem harten Blau mit einer hellleuchtenden Sonne.* Er malt – überwältigt von den Farben – wie ein Besessener, ist erregt bis zur Ohnmacht. Wenn der Wind zu heftig wird, muss er die Leinwand festklemmen und den Pinsel mit Gewalt halten. Nie ist er so frei gewesen, nie so kühn wie in Arles. *Ich male jetzt mit demselben wütenden Eifer, mit dem ein Marseiller seine Bouillabaisse verschlingt,* schreibt er beglückt an den Bruder. Er malt glühende Sonnen über Weizenfeldern, blühende Gärten, flammende Zypressen, die Zugbrücke von Arles, das nächtliche Café, *wo man verrückt werden und Verbrechen begehen kann* und das er deshalb in blassem Schwefelgelb wie in einem höllischem Backofen malt. Dann nimmt er sich sein aufgeräumtes Zimmer in diesem armseligen Haus vor, dieser billigen Unterkunft, die er *im Ton frischer Butter* hatte anstreichen lassen. Gelb ist seine Farbe, gelb wie seine Sonnenblumen, und um diese *hohe gelbe Note* zu erreichen, muss er sich schon, wie er schreibt, ein bisschen aufputschen, mit Schnaps und Kaffee. Er malt sich in der knallheißen Mittagssonne, beladen mit Farbkästen, Stöcken und Leinwand, und wenn er nachts den tiefblauen, sternenüberfluteten Himmel über der Rhône malt, befestigt er auf seinem breitkrempigen Strohhut brennende Kerzen, um überhaupt bei der Dunkelheit etwas sehen zu können. *Beim Anblick der Sterne verfalle ich immer ins Träumen, e i n f a c h s o,* schreibt er an Theo. Und so, wie die Eisenbahn ihn und den Bruder nach Tarascon oder Rouen bringt, *bedienen wir uns des Todes, um auf einen Stern zu gelangen.*

Und immer wieder malt sich selbst, mal finster, mal scheu, mal verstört oder visionär. Es ist *dieser Blick, der wie die Bombe eines Meteors gegen uns losgeht,* schreibt Antonin Artaud in seinem Buch über van Gogh, den Selbstmörder. Schreibt: *Und van Gogh hatte recht, man kann nur für das Unendliche leben, nur mit dem Unendlichen zufrieden sein.* Er malt den Postmeister in leuchtendem blau, dessen Frau in grün vor einer Blumentapete, dessen Sohn mit kanariengelbem Jackett oder die Besitzerin des Nachtcafés in schwarz vor zitronengelber Wand lesend am Tisch. Er möchte Männer und Frauen *mit dem gewissen Ewigen malen,* wofür früher der Heiligenschein das Symbol war, und das er nun *durch das bebende Schwingen* der Farben ausdrückt. Ja, er, Schöpfer einer neuen Welt, nimmt die Natur auseinander und setzt sie nach seinen Ideen und mit seinen Farben wieder zusammen.

Dann kommt endlich am 20. Oktober 1888 abgerissen und voller Schulden Paul Gauguin nach Arles. Van Gogh, der ihn aus Paris kennt, wartet sehnsüchtig auf ihn. Mit ihm möchte er ein »Atelier des Südens« gründen, eine Schule der Moderne. Ja, Vincent mag diesen verrückten Abenteurer, diesen Macho, der die Erotik wie ein Parfum mit sich herumträgt, dem die Frauen hinterherlaufen, der auch jähzornig und aggressiv sein kann, aber so herrlich von Panama erzählt, von Martinique, den Tropen und davon, wie er als Matrose oben im Mastkorb gesessen hat. In diesem Gauguin habe man ganz zweifellos so ein urwüchsiges Lebewesen mit den Instinkten eines Wilden vor sich, schreibt van Gogh an seinen Malerfreund Bernard. *Bei ihm sind Blut und Geschlecht stärker als Ehrgeiz.* Aber mit ihm wird er nicht mehr einsam sein. Glaubt er.

Sie malen sich gegenseitig, gehen auch mal ins Bordell, kochen abwechselnd, was billiger ist als essen zu gehen, und Gauguin wird später erzählen, dass van Gogh einmal eine Suppe gemacht hat, die ungenießbar war, weil er alles zusammengemischt hatte, *vermutlich wie die Farben auf seinen Bildern*, und das zeigt schon, wie Gauguin über van Goghs Malerei denkt. Er verabscheut den *Mischmasch der Technik*. Hatte sich auch nicht für den herrlichen Sonnenblumenstrauß in Öl bedankt, den der Freund ihm zur Begrüßung ins Zimmer gehängt hatte. So kriegen sie sich denn immer wieder in die Haare, wenn sie über Kunst diskutieren. *Chef, Sie haben recht*, will Gauguin, wie er sagt, am Ende immer erklärt haben, nur um den Krach zu beenden. Danach sind sie erschöpft *wie Batterien nach der Entladung*. Trotzdem hängt van Gogh liebevoll an diesem kraftstrotzenden Menschen. Und wie oft schleicht er sich Nachts nach nebenan zum schlafenden Gauguin, weil er Angst hat, dass der nach so einer Kunstschlacht einfach abhaut.

Am 23. Dezember 1888 kommt es dann zur Katastrophe. Es ist ein kalter, regnerischer Sonntag. Unmöglich, draußen zu malen. Die beiden Künstler sind im Gelben Haus wie eingesperrt, langweilen sich wohl, und am Ende des Tages gehen sie mal wieder wie die Hähne aufeinander los, und das Drama nimmt seinen Lauf. Was an jenem Abend zwischen ihnen passiert, davon wird nicht van Gogh, nur Gauguin erzählen. Und das geht so: Er habe Vincent klipp und klar gesagt, dass er nach Paris zurück wolle. Und van Gogh soll verzweifelt reagiert und ein Glas, voll mit Absinth, nach ihm geworfen haben, weil sein Traum von der Künstlergemeinschaft nun geplatzt war. Gauguin sei dann nach draußen gegangen, wollte Luft schnappen, da sei Vincent wie ein Wilder mit einem Rasiermesser hinter ihm her gerannt, doch Gauguin hätte ihn mit einem scharfen Blick stoppen können. Daraufhin sei van Gogh, wahnsinnig vor Wut, ins Gelbe Haus zurück gelaufen und er, Paul, habe sich, aus Angst vor seinem irre gewordenen Freund, ein Zimmer im Gasthof genommen. Erst am nächsten Morgen hätte er die Menschenmenge vor dem Gelben Haus gesehen und gehört, dass Vincent sich in seiner Raserei ein Ohr abgeschnitten, schrecklich geblutet, sich eine Mütze aufgesetzt, das Ohr in Zeitungspapier eingepackt, damit zum Hurenhaus gelaufen sei und einer Prostituierten das Päckchen mit dem Satz: *Wahrlich ich sage dir, du wirst dich an mich erinnern* übergeben habe. Das leichte Mädchen sei drauf in Ohnmacht gefallen.

Da van Gogh zu dieser Zeit selbst noch ohnmächtig in seinem Bett liegt und die Polizei glaubt, er sei tot, wird Paul Gauguin unter dem Verdacht, ihm etwas angetan zu haben, festgenommen und verhört. Er kann den Kommissar aber offenbar schnell davon überzeugen, dass sie es mit einem Verrückten zu tun haben, der sich in einem Anfall selbst verstümmelt hat. Man glaubt dem phantasievollen Erzähler, er wird entlassen und darf sogar abreisen. Er sorgt zwar noch dafür, dass Theo per Telegramm verständigt wird, doch dann fährt er holterdiepolter nach Paris. Da es keine Zeugen des Vorfalls gibt und van Gogh im Krankenhaus erklärt, er könne sich an nichts erinnern, ist Gauguins Geschichte nun die Wahrheit.

In ihrem kriminalistisch recherchierten Buch »Van Goghs Ohr« schreiben Rita Wildegans und Hans Kaufmann, dass Gauguin hier eine böse Rolle gespielt hat. Mit allen verfügbaren Quellen weisen sie am Ende glaubhaft nach, dass der verrückte Waffenfreak Gauguin, der ein glänzender Fechter war, dem Freund das Ohr ganz offenbar mit seinem Degen abgeschlagen hat. Wie viele Ungereimtheiten gibt es in seinen Briefen und Memoiren. Und wie oft widerspricht er sich, wenn er seinen Pariser Freunden die Geschichte erzählt. Dabei hatte er ihnen doch gerade noch geschrieben, dass er in Arles bleiben und nicht nach Paris zurückkommen will. Warum also nun diese Eile? Und gibt es in den

»Pickwick Papers« von Charles Dickens, den er so gerne gelesen hat, nicht die Stelle mit dem Irren und dem Rasiermesser? Und wie will Gauguin in stockfinsterer Weihnachtsnacht Vincent mit einem Blick zur Raison gebracht haben? Und warum nimmt er, der ewig in Geldnot ist, sich ein Hotelzimmer, obwohl er draußen auf der Straße ja gar nicht wissen kann, ob Vincent sich im Haus das Ohr abtrennen würde? Und wenn er das tatsächlich getan hätte, warum verabschiedet er sich nicht von seinem Freund, der ja fast krepiert wäre, weil eine Arterie durchtrennt worden war? Und warum ist er so wild dahinterher, dass Vincent ihm seine Fechtmaske und die Handschuhe nach Paris schicken soll? Und wo ist überhaupt der Degen geblieben? Was Gauguin mit seinem Märchen erreicht hat, ist, dass die Leute in Arles den scheuen, manchmal auch aufbrausenden, aber doch gutartigen und liebebedürftigen Maler, der seinen Freund nie verraten hätte, nicht mehr bei sich haben wollen. Ein Irrer in Arles? Der mit Rasiermessern rum läuft? Nein. Die Einwohner reichen ein Gesuch ein, den Maler zu internieren. So einer darf doch nicht frei rumlaufen!

Die Ärzte hatten Theo erklärt, dass sein Bruder Halluzinationen hat, dass er verwirrt ist und wohl unter Epilepsie leidet. Und Theo fragt sich schon, ob sein Bruder geisteskrank ist. Da denkt er wie alle Normalen. Doch der a-normale Vincent, der weit über der Wirklichkeit steht, denkt anders, für ihn gilt nur die *furchtbare, fanatische, apokalyptische Idee des Illuminierten*, wie Artaud schreibt. Doch deshalb müsse man kein *gekennzeichneter und katalogisierter Verrückter sein; es genügt im Gegenteil, gesund zu sein und die Vernunft auf seiner Seite zu haben*. Für kurze Zeit kehrt van Gogh ins Gelbe Haus zurück. Geheilt. Er ist nur unendlich einsam und voller Trauer, malt, leidet, kann nicht schlafen, und wenn er mit Leuten redet, fasst er sie an, weil er die Nähe sucht, also müssen Frauen und Kinder geschützt werden, heißt es. Unterschriften werden gesammelt, über achtzig kommen zusammen. Und so beginnt im Mai 1889 der Aufenthalt eines zum Irren stigmatisierten in der Heilanstalt Saint-Paul-de-Mausole. Da hat er noch ein gutes Jahr zu leben.

Er malt eine Serie von Porträts, zu denen er in Arles Skizzen gemacht hatte. Ein paar mal darf er sogar hinfahren, die alten Bekannten besuchen, Bilder überreichen, und er will auch sehen, ob er *das gewöhnliche*

Leben noch aushält. Doch er hält es nicht aus. Jede Fahrt endet mit einem Zusammenbruch. Die Erinnerung an den Verrat des Freundes und sein verlorenes Paradies verstören ihn, machen ihn krank. Und waren es vielleicht sogar Suizidversuche, als er aus der Terpentinflasche trank oder ein anderes Mal, als er die giftigen Farben schluckte? Trotzdem darf er im Mai 1890 die Heilanstalt verlassen und nach Auvers-sur-Oise fahren, seiner letzten Lebensstation, wo der Arzt und Psychiater Dr. Paul Gachet sich um ihn kümmern will. Der sammelt Kunst, malt auch selbst ein bisschen und stellt seinem Patienten einen schönen Raum zum arbeiten zur Verfügung.

Ein Vierteljahr zuvor war van Gogh zum ersten Mal in einem Zeitungsartikel gelobt worden. Und zum ersten und einzigen Mal in seinem Leben ist in Brüssel ein Bild von ihm verkauft worden. Sein »Roter Weingarten« aus Arles für 400 Francs. Ist das der Beginn seiner Anerkennung? Ist er endlich nicht mehr der Stellvertreter seines toten Bruders? Er ist doch Maler geworden, um seine eigene Identität zu finden. Und nun wird vom Maler Notiz genommen. Ja, er ist *dankbar* und *von Herzen froh*. Aber da ist auch gleich wieder die Angst, dass er für das Lob büßen muss, *es geht meistens so im Malerleben, dass der Erfolg das Ärgste ist*, schreibt er an Theo, schreibt auch, dass sein Leben doch längst *an der Wurzel angegriffen* ist. Immer wieder überkommt ihn die Schwermut mit großer Gewalt. Und wenn er des Bruders Freundschaft nicht hätte, würde er ganz sicher und ohne alle Gewissensbisse Selbstmord begehen, und *so feige ich auch bin*, schreibt er ihm, *schließlich würde ich es doch tun*.

Aber noch einmal bekommt der Kunstkoloss einen gewaltigen Schub, noch einmal geht er raus ins Licht und auf die Felder, noch einmal steht sein Kastanienbaum in gelben Flammen, und die Kirche von Auvers bekommt ihre Farbe für die Ewigkeit, und die Krähen schießen wild unter rabenschwarzem Himmel aus dem Weizenfeld heraus, und das flache Land liegt unter dahinrasenden Gewitterwolken. Und noch einmal lodert die Liebe in ihm auf. Ja, er verliebt sich in die Tochter seines Arztes, die 21jährige Marguerite Gachet. Er malt sie zu Hause am Klavier und zart im weißen Kleid zwischen duftigen Blumen. Als der Vater merkt, dass sich da eine Liebe anbahnt, die van Gogh vielleicht das Leben gerettet hätte, verbietet er seiner Tochter den Umgang mit ihm. Ein für alle mal! Und van Gogh darf nicht mehr in sein Haus kommen. Wie ein Zerberus steht der Doktor vor seiner Tür. Und da ist es dann wieder, dieses traumatische Gefühl, unwert zu sein, weggeschoben zu werden. Und es wird über 50 Jahre dauern, bis die vertuschte Liaison ans Licht kommt, die am Ende wohl der Auslöser für den Suizid ist.

Niemand weiß, woher Vincent den Revolver hatte. Und wozu wollte er ihn haben? Zum Krähenschießen, wie die Leute sagten? Eher wohl, um die Krähen für sein großartig bedrohliches Bild über goldenem Korn und fast blutgetränkter Erde in den trüffelschwarzen Himmel zu scheuchen. Aber dann, am frühen Abend des 27. Juli, schießt er sich eine Kugel in den Leib. Schwerverwundet schleppt er sich mit all seinen Malutensilien zum Gasthof, in dem er wohnt. *Monsieur Vincent, ist Ihnen etwas zugestoßen*, fragt die Frau des Wirts. *Nein, aber ich* ... sagt er gequält, ohne den Satz zu beenden, und steigt langsam hoch bis unters Dach. Als er nicht zum essen erscheint, klopft der Wirt an sein Mansardenzimmer, geht hinein und findet den Maler blutend im Bett. Sofort wird Dr. Gachet allarmiert, der sich seit der Affäre nicht mehr hatte blicken lassen. Und nun findet er, der ja für das Wohlergehen van Goghs zuständig ist, dass die Kugel, die da zwischen Bauch und Brust steckt, nicht entfernt werden muss. Warum nicht? Theo wird benachrichtigt. Er kommt am 28. bei seinem Bruder an, der mit starken Schmerzen im Bett liegt, aber bei Bewusstsein ist und seine Pfeife raucht, die ihn beruhigt. Warum er das mit dem Revolver getan habe? *Die Traurigkeit wird nie enden*, sagt van Gogh zu ihm. Da hat sich die Wunde längst entzündet. Und als der Bruder seinen Kopf zu ihm aufs Kissen legt, sagt Vincent: *Jetzt ist es wie in unserer Kindheit*.

Am 29. Juli, früh um 1.30 Uhr, stirbt er – 37 Jahre alt. Und als Theo van Gogh sich bei Dr. Gachet für dessen Hilfe bedankt und ihn bittet, sich von den letzten Bildern, die sein Bruder noch in seiner Kammer aufgehängt hatte, etwas auszusuchen, rollt der Arzt eine Leinwand nach der anderen zusammen und verabschiedet sich.

RICHARD GERSTL

»Glauben Sie mir, Richard hat von uns beiden den leichteren Weg gewählt.«

Dies ist eine Dreiecksgeschichte von Liebe und Leidenschaft, Betrug, Kränkung, Vertreibung, Vereinsamung, Tod und Verdrängung. Das Drama spielt im Fin de Siècle, dem Wien der Jahrhundertwende, nur wenige Schritte von der Berggasse 19 entfernt, wo der 50jährige Sigmund Freud seine Patienten auf der Couch von Ängsten und Depressionen befreit. Alle drei Beteiligten – der hochbegabte Maler Richard Gerstl, der künftige Großmeister der Zwölftonmusik, Arnold Schönberg, und dessen Frau Mathilde – hätten beim Seelenforscher wohl Hilfe bekommen können. Aber keiner der Verzweifelten hat Freud aufgesucht.

Es muss im Jahr 1905 gewesen sein, als der 22jährige, selbstbewusste Kunststudent Richard Gerstl, der sich schon damals für den modernsten Maler Österreichs hält, Gustav Mahler porträtieren möchte. Er lässt dem berühmten Komponisten und Direktor der Wiener Hofoper ausrichten, dass er ihn über alle Maßen verehre und gerne malen möchte. Mahlers damaliger Assistent, der Dirigent Bruno Walter, hat seinen Herrn und Meister mit der steilen Stirn, dem tiefschwarzen Haar über dem starken Blick zwischen Leid und Humor später wie eine dämonisch einschüchternde Figur von E.T.A. Hoffmann beschrieben. Und genau das ist es, was Gerstl an diesem Gesicht so fasziniert. Doch Mahler lehnt ab. Er kennt diesen Gerstl auch nicht. Hat ja auch gar keine Zeit, einem Porträtisten zu sitzen. Natürlich ist der junge Mann enttäuscht, aber er geht weiterhin in die Oper. Oft dreimal in der Woche. Das kann er sich leisten, weil sein jüdischer Vater ein Privatier ist, der nur noch sein Vermögen Geld verdienen lässt. Auch wenn Emil Gerstl nicht gerade entzückt ist, dass sein Sohn Künstler werden will, finanziert er ihm doch die Akademieausbildung, zahlt auch das Atelier und den Lebensunterhalt, denn bis zu seinem Suizid in drei Jahren wird der Maler nicht viele seiner Bildern verkaufen.

Gerstl nimmt den völlig mittellosen Malstudenten Victor Hammer in seinem Atelier auf. Sie sind Freunde, haben sich aber nie geduzt, immer nur gesiezt. *Wir haben beide nackte Selbstportraits gemalt,* wird Hammer später erzählen, *und wir benutzten denselben Spiegel dazu, einmal er, dann wieder ich.* Dabei können die beiden unterschiedlicher nicht sein: Hammer malt im Stil der alten Meister, Gerstl ist der rücksichtslose Experimentierer. Sein entsetzter Lehrer, Professor Christian Griepenkerl, findet, dass der Teufel diesen Menschen in die Akademie gefegt hat. In den drei Lehrjahren wird er den Fleiß seines Schülers mit »gut« benoten, die künstlerische Arbeit aber nur mit »genügend«, was wohl soviel wie ungenügend heißt. Für Gerstls Malerei hat er nichts als Verachtung übrig. *So wie Sie malen, kann ich in den Schnee brunzen,* sagt er, und das heißt auf Hochdeutsch pinkeln.

Gerstl ist gebildet. Er besorgt sich Langenscheidts Sprachkurse, lernt Italienisch und Spanisch, liest Henrik Ibsen und Frank Wedekind und versucht, in Sigmund Freunds »Traumdeutung« das Unbewusste seines Seelenlebens zu entschlüsseln. Einer aber interessiert ihn ganz besonders, Otto Weininger, der radikale jüdische Antisemit und Frauenhasser. Der hatte im Sommer 1903 die Abhandlung »Geschlecht und Charakter« publiziert und hoffte, mit seinen Erlösungsphantasien vom Genius des Mannes eine Sensation in der Literarischen Welt auszulösen. Doch die blieb aus. Da mietet sich der 23jährige Exzentriker ein Zimmer in Beethovens Sterbehaus und schießt sich eine Kugel ins Herz. Nach diesem dramatischen Suizid steigt die Auflage seines Buchs in ungeahnte Höhen, und Gerstl pilgert, wie viele junge Intellektuelle, zum Tatort des Autors, der zum Mythos geworden ist.

Nach der Absage von Gustav Mahler versucht Gerstl sein Glück bei Arnold Schönberg. Es hatte sich natürlich herumgesprochen, dass dieser unbekannte Mensch bei Mahler angefragt hatte. Was der sich traute! Mahler war ein Gott in Wien! Aber Schönberg lehnt ein Porträt nicht ab, erkundigt sich allerdings zunächst einmal bei Gerstls Lehrer Heinrich Lefler. Der hatte die Begabung seines Schülers erkannt und rät zu. Also gut, soll der junge Mann mal mit seiner Staffelei und Palette kommen.

Und so begibt Gerstl sich in die Liechtensteinstraße, in der Schönberg mit seiner Frau Mathilde und der kleinen Tochter Trudi wohnt. Sie leben dort bescheiden in drei Zimmern, und Gerstl malt den damals 31jährigen Komponisten auf einer tizianroten, orientalisch anmutenden Chaiselongue. Da sitzt er mit leicht skeptischem Blick im braunen Anzug mit Weste und Krawatte, sieht älter aus als er ist, hat bereits eine Halbglatze, und in seiner Linken raucht sich die brennende Zigarette langsam auf. Schönberg scheint das Bild gefallen zu haben, kann es sich nur nicht leisten. So schenkt Gerstl ihm das Gemälde. Dafür wird der Maler immer wieder eingeladen, wenn Schönberg mit seinen Schüler debattiert, zu denen Alban Berg, Anton Webern und Mathildes Bruder Alexander von Zemlinsky gehören.

Der schmächtige und eigentlich eher scheue Gerstl mit dem geschorenen Haupt, der sich 1902 halbnackt – nur mit einem weißen Laken um die Hüften – wie eine überirdische Lichtgestalt gemalt hat, ist beglückt, in den inner Circle dieser Gesellschaft aufgenommen worden zu sein. Und er bewundert Schönberg bald genauso wie die Jünger ihren Zwölftöner. Dass dessen Konzerte damals noch Skandale sind und von wüstem Gebrüll während der Aufführungen übertönt werden, macht ihn nur noch interessanter. Schönberg komponiert, wie Gerstl malt: radikal und rücksichtslos gegen alle Konventionen. Ja, Richard fühlt sich wohl und blüht auf. Er malt die mütterliche Mathilde Schönberg hochgeschlossen mit schwermütigem Blick, und neben ihr Trudi in knallrosa, malt Mathildes Bruder Alexander, dessen weißer Anzug in gleißendem Licht davonzuschwimmen scheint, malt Bergs Schwester Smaragda, die Pianistin ist, malt Weberns Cousin Ernst Diez bleich und elegant im Stil von Edward Munch. Und weil alle ihn mögen, und Mathilde gerne mit ihm plaudert, bittet Schönberg den hocherfreuten Maler, seine Frau doch bitte zu Ausstellungen und Konzerten zu begleiten.

Das entlastet ihn. Er ist ja viel unterwegs, dirigiert am Abend, und wenn er zu Hause ist, kommen seine Schüler, *meine Jünger,* wie Schönberg sie nennt, oder er komponiert. Und die Ehe, die 1901 geschlossen wurde, ist trotz einer zweiten Schwangerschaft längst zur Routine geworden. Triebe werden verdrängt, vor allem, wenn die Erotik schon von der Kunst beschlagnahmt worden ist. Sexualität ist in jenen Jahren ein Tabu, flüchtet in Träume oder zu Prostituierten. Aber, *wenn ein Schriftsteller kühn die Prostitution erwähnte, so glaubte er sie veredeln zu müssen und parfümierte die Heldin zur »Kameliendame«,* schreibt Stefan Zweig in »Die Welt von Gestern«, seinen Erinnerungen, die er 1942 kurz vor seinem Freitod in Brasilien beendet hat. Wenn aber zu jener Zeit eine Frau sich in ein Verhältnis stürzt, so wie Gustave Flauberts Emma Bovary es tat, dann kann für die Gesellschaft ihr Seitensprung am Ende nur im verdienten Selbstmord enden. *Diese unehrliche und unpsychologische Moral des Verschweigens und Versteckens war es, die wie ein Alp auf unserer Jugend gelastet hat,* schreibt Zweig.

Und nun passiert es, dass Gerstl, der, wie seine Freunde später erzählen werden, bis dahin keine Frau und wohl auch kein Verhältnis hatte, sich in die schüchterne und bescheidene Mathilde Schönberg verliebt, die gerade ihr zweites Kind, den Sohn Georg, bekommen hat. Und die sechs Jahre ältere, fast ein bisschen verkümmerte Hausfrau, erblüht nun in Gegenwart des schwärmerischen Malers, und verliebt sich ebenfalls. Zwei Jahre nach Gerstls Suizid, als Mathilde erstarrt und verstumm ist, schreibt Schönberg einen Brief an Alma Mahler und bittet sie, doch auch Mathilde hin und wieder mit einzuladen. Weil man mit ihr wirklich plaudern könne und weil sie von einer ungewöhnlichen Klugheit sei, einem Taktgefühl und einem Formensinn, der nicht oft vorkomme. Diese späte Erkenntnis ihres Mannes hat Gerstl gleich an Mathilde entdeckt. Und was als Flirt im Gespräch begann, mündet bald in einer leidenschaftlichen Liebesaffäre.

Im Sommer 1907, als der ganze Schülertross um Schönberg samt Frauen, Kind und Kegel gemeinsam mit dem Meister in den Urlaub fährt, wie immer nach Gmunden an den Traunsee, ist Gerstl mit von der Partie. Alle wohnen in verschiedenen kleinen Häusern am See, und Schönbergs Schüler Viktor Krüger wird später über den Maler sagen: *Ein verrücktes Huhn, das statt mit dem Pinsel zu malen, die Farben mit den Fingern knetete und auftrug, echter Bohème ...* Es ist eine fröhliche Gesellschaft, die da für ein paar Wochen in wilder Natur gemeinsam isst, trinkt, spielt, liest, wandert, schwimmt, diskutiert und arbeitet. Und das verrückte Huhn gibt Schönberg, der nicht unbegabt ist und gerne mit Farben experimentieren möchte, Unterricht. Später wird der Komponist erzählen, dass er es war, der den Maler zum expressiven Spiel der Farben inspiriert habe. Na ja, wie das eben ist mit Erinnerungen. Doch was Gerstl sich in seinen letzten beiden Lebensjahren getraut hat, ist so revolutionär, so frei und frech und mutig und traurig, dass man auf den Bildern seine psychische Verfassung ablesen kann, denn Schriftliches hat Gerstl nicht hinterlassen. Alles, was es an Aufzeichnungen und Briefen gab, hat er vor seinem Suizid verbrannt.

Doch hier in Gmunden überspringt der glücklich Verliebte alles, was er bisher mit Blick auf Max Liebermann oder Vincent van Gogh oder Edvard Munch ausprobiert hatte. Er ist wie befreit, lässt sich besonders lange Pinsel anfertigen, damit er nicht dauernd von der Staffelei zurücktreten muss, um die einzelnen Phasen aus der Distanz betrachten zu können. Er will schnell und mit Schwung arbeiten. Und dabei verstößt er gegen alle damaligen Regeln. Da wird geschabt und gewischt, geklatscht und gekleckst, dass die Ölfetzen nur so auf die Leinwand fliegen und tropfen. Ähnlichkeit? Wozu. Er malt jetzt wie ein Analytiker, will die Innenansicht von Menschen, will im »Gruppenbild mit Schönberg« das zeigen, was man verschweigt und verschleiert. Drei schwarze Löcher im Kopf des Zwölftöners – ein lebendiger Totenkopf – schon unsterblich. Und der Mund wie immer offen, also mitten im Vortrag. Mathilde furchtsam, den Geliebten im Blick. Die vier Schüler im Vordergrund knien vor Schönberg. Brav. Beinahe gesichtslos. Stumm und ergeben. Der Meister spricht ja. Tote Augen haben sie. Und die Gesichter zerfließen in einer Farborgie. Mit diesem Bild landet Gerstl direkt im Expressionismus.

Ob Schönberg etwas geahnt hat vom Betrug seiner Frau und seines Freundes? Trudi jedenfalls, die überall zwischen Berg und See herumhopst, hatte etwas gesehen. Sie ist zu ihrem Papa gelaufen und hat ihm gesagt: *Der junge Mann hat die Mama geküsst.* Da hat Schönberg dem Gerstl eine Mitteilung zukommen lassen: Zwei Männer wie sie sollten sich doch *wegen einer Frau nicht entzweien.* Das bedeutet, er mochte den Maler und wollte ihn nicht verlieren. Es bedeutet aber auch, dass Schönberg damals ein merkwürdiges Verhältnis zu Frauen hatte, wenn er schreibt ... *wegen einer Frau* ..., das klingt, als ob Mathilde ein Möbel wäre, das irgendwo rum steht, mal kurz verschoben worden ist und nun wieder an seinen alten Platz gerückt werden soll. Er verbietet damals seiner Frau, Gerstls Atelier noch einmal zu betreten. Damit, glaubt Schönberg wohl, sei die Sache erledigt.

Zurück in Wien dauert das Verhältnis an. Immer wieder malt Gerstl die Geliebte in seinem Atelier und in der Natur. Er malt sie mit angstvoll aufgerissenen Augen und hohem Hut, mit melancholischem Blick in einem taubenblauen, dekorativen Kleid, das wie ein Blumengruß für Gustav Klimt aussieht, und er malt Mathilde – nackt. Sie sitzt vor dem großen Spiegel auf einem Stuhl mit übergeschlagenen Beinen, gar nicht mehr scheu, nur ihr Gesicht schimmert kaum erkennbar und matt durch eine verwischte Farbe. Gerstl hat ihren Kopf übermalt. Sein Bruder Alois wird später erzählen, dass Richard die Gattin des Komponisten nicht kompromittieren wollte. Und weil Schönberg überzeugt ist, dass seine Frau sich an das Verbot gehalten hat, Gerstl nicht mehr im Atelier zu besuchen, wird der Maler 1908 wieder mit in die Sommerfrische an den Traunsee genommen.

Und da beginnt des Dramas vorletzter Akt. Schönberg überrascht Gerstl und seine Frau inflagranti. In verfänglicher Position. Und was passiert? Das Liebespaar flieht noch in derselben Nacht. Schönberg ist fassungslos, als er merkt, dass seine Frau nicht bei den Kindern ist und auch nicht in ihrem Zimmer. Er rennt auf die Straße und ruft seinen Schüler Viktor Krüger unter dessen Fenster hinauf: *Krüger, kommen Sie schnell herunter.* Und der wird viele Jahre später erzählen, dass er sich eine Pelerine übers Nachthemd geworfen habe und barfuss auf die menschenleere Straße gelaufen sei. Und da stand der Schönberg und brachte nur die Worte heraus: *Meine Frau ist mit Gerstl davon.* Krüger möchte doch bitte mit ihm nach Gmunden kommen, seine Frau habe doch kein Geld. *Ich muss ihr doch wenigstens Geld bringen.* Und dann ist Krüger mit ihm – *ohne Rücksicht auf meine Nichtbekleidung* – in Schönbergs Haus gegangen, wo die Kinder schliefen. Als er Trudi auf den Arm nimmt, fängt sie an zu weinen. Schönberg tröstet sie und sagt: *Mama kommt gleich.* Da antwortet die Kleine: *Nein. Mama kommt nicht mehr.* Krüger läuft in jener stockfinsteren Nacht mit Schönberg nach Gemunden, wo sie in allen Hotels nachfragen, ob ein Paar abgestiegen sei. Vergeblich. Da sei sein Lehrer plötzlich stehen geblieben, erzählt Krüger weiter, und habe seinen Kopf immer wieder gegen einen Baum geschlagen*, als wollte er mit dem Schädel auch die Gedanken töten*.

Gerstl und Mathilde Schönberg waren gleich nach Wien gefahren, wo der Maler sich in der Liechtensteinstraße sofort ein neues Atelier mietet, ganz in der Nähe von Schönbergs Wohnung. Hier verstecken die Liebenden sich. In diesen dramatischen Tagen schreibt Schönberg einen »Testamentsentwurf«, in dem es heißt: *Nun ist aber doch nicht zu leugnen, dass ich über den Treubruch äußerst unglücklich bin*. Er habe geweint, habe sich wie ein Verzweifelter gebärdet, habe Entschlüsse gefasst und wieder verworfen, habe Selbstmordideen gehabt und beinahe ausgeführt, habe sich von einer Tollheit in die andere gestürzt – *mit einem Wort, ich bin ganz zerrissen*. Doch dann kehrt Mathilde zu ihrem Mann zurück. Anton Webern hatte das Versteck der Liebenden ausfindig gemacht und der Mutter wohl wegen der verlassenen Kinder ein derart schlechtes Gewissen gemacht, dass sie überstürzt davongelaufen ist.

Und so beginnt der letzte Akt. Alle Bilder, die Gerstl im Urlaub gemalt hat, sind bei der Flucht zurückgeblieben. Über zwanzig Jahre später wird herauskommen, dass die Wirtsleute am Traunsee sie vernichtet haben – bis auf ein Gemälde, das Gerstl von ihrem Vater gemalt hatte. Und nun sitzt der Verlassene in seinem Wiener Atelier. Allein. Die Geliebte ist fort und wird nicht mehr zurückkommen. Und der Schönbergkreis, der für drei Jahre seine Familie war, ist ihm auf ewig verschlossen. Was nun passiert, ist das Psychogramm eines Verzweifelten. Drei Porträts – mit Bleistift, Kohle und Tusche – sind wenige Tage vor seinem dramatischen Suizid entstanden. Er hat sich die Haare geschoren. Der Blick ist starr. Schon wie tot. Er weiß, wozu er entschlossen ist. Und dann ist da noch dieses Ganzkörper-Ölbild – Gerstl nackt, das er drei Tage vor dem ersten Porträt gemacht hat. Da hat er noch seine schönen dunklen Locken. Da zeigt er noch einmal, wer er ist: Richard, ein schlanker, potenter junger Mann, der sein Geschlechtsteil demonstrativ zur Schau stellt. Der Strich ist hart, und der eisblaue Hintergrund wirbelt, bis er zum großen, alles verschlingenden schwarzen Strudel wird, als wollte er den Maler in den Hades ziehen.

Dann kommt die Nacht vom 4. auf den 5. November 1908. An jenem Abend findet im großen Wiener Musikvereinssaal ein Konzert mit Stücken von Webern, Berg, Krüger und anderen Schülern statt. Schönberg dirigiert. Ohne Einladung kommt niemand in den Saal. Man ist unter sich, will keine Störenfriede und vor allem keine Antisemiten, die nur wieder Radau und Tumult machen würden. Gerstl hat keine Einladung bekommen. Natürlich nicht. Er hat auch keine erwartet. Ist ja eine Unperson. Doch die Gedanken sind da, wo er sein möchte. Bei Mathilde, die im Saal wohl so unglücklich ist wie er in seinem Atelier. Da verbrennt er alle Briefe und persönlichen Unterlagen, befestigt vor dem großen Spiegel das vorbereitete Tau an der Decke, steigt auf einen Stuhl, legt sich die Schlinge um den Hals, doch bevor er sich abstößt, sticht er sich ein langes Fleischermesser ins Herz.

Mathilde Schönberg ist über dieses Ende so geschockt, dass sie in schwere Depressionen verfällt. Bis zu ihrem Tod 1923 wird sie sich verschließen und fast verstummen. Sie wird auch Anton Webern nie verzeihen, dass der sich in die Affäre eingemischt hat. Vier Tage nach der grausigen Tat, die in ihrem Kopf die schrecklichsten Bilder erzeugt hat, wird sie an Gerstls Bruder Alois schreiben: *Glauben Sie mir, Richard hat von uns beiden den leichteren Weg gewählt. Leben zu müssen in so einem Fall ist schrecklich schwer.* Schönberg dagegen appelliert an den Bruder, doch bitte seinen Namen und den seiner Frau nicht der Presse gegenüber zu erwähnen, sie seien doch unschuldig an diesem Unglück und hätten bereits genug gelitten. Alois Gerstl könne doch als Grund für den Suizid seines Bruders *Kränkungen und Misserfolge* angeben.

Oh nein, das wäre nie ein Grund für Gerstl gewesen. Er hatte seine Bilder immer über alles gestellt. Je weniger Anerkennung er bekam, je überzeugter war er von der Güte seiner Arbeiten. Doch aus Angst vor einem Skandal haben Gerstls Eltern den Selbstmord ohnehin verschwiegen, haben ihren Sohn sogar für unzurechnungsfähig erklären lassen, damit er trotz des Freitods ein christliches Begräbnis bekommen konnte. Und der Bruder hat dazu geschwiegen. Erst mehr als fünfzig Jahre später, nach Schönbergs Tod, wird Alois Gerstl erzählen, dass der Grund für Richards Tod natürlich die verbotene und glückliche Liebe zu Mathilde war. Die beiden Gemälde – Schönberg auf rotem Sofa und Mathilde mit Trudi – die der junge Richard seinem Freund einst geschenkt hatte, will der Komponist nicht mehr im Haus haben. Er gibt sie Alban Berg. Nur weg damit, er kann sie nicht mehr sehen. Später wird Berg sie Mathildes Sohn Georg übergeben.

Doch auch ohne die Bilder an der Wand bleibt das schreckliche Ereignis erstmal wie ein Menetekel in Schönbergs Kopf. Und so plant er denn gleich im nächsten Jahr, ein Monodram zu komponieren. Er bittet die Librettistin Marie Pappenheim – sie ist eine Verwandte von Bertha Pappenheim, die unter dem berühmten Decknamen »Anna O.« Freuds Psychoanalyse einen gewaltigen Schritt nach vorne gebracht hatte – also Marie Pappenheim soll für ihn einen Text schreiben. Das düstere Thema gibt Schönberg ihr vor: Eine Frau sucht ihren Geliebten, läuft durch Wiesen und Felder, bis sie nachts im dunklen Wald ankommt. Sie irrt stolpernd zwischen den Bäumen umher, die vom kalten Mondlicht beschienen sind. Am Ende des Seelendramas – »Erwartung«, op.17 – sieht die verlassene Geliebte den Jüngling tot vor der Tür einer anderen Frau liegen.

Alle Gemälde, die nach Gerstls Suizid in seinem Atelier herum standen, wurden in Kisten verpackt und bei der Spedition Rosin & Knauer eingelagert. Niemand aus der Familie hatte sie haben wollen. Als Richards zweiter Bruder August sich nicht mehr an den Lagerkosten beteiligen will – es ist inzwischen das Jahr 1931 – bittet Alois den Kunsthändler Otto Nirenstein, den Wert der Bilder einzuschätzen. Der erkennt das großartige Talent sofort. Und so wird Richard Gerstl 23 Jahre nach seinem Freitod in Ausstellungen gefeiert – der van Gogh von Österreich.

FAMILIE MANN (CARLA MANN, JULIA MANN, NELLY MANN, KLAUS MANN, MICHAEL MANN)

»Sie hatte bei ihrer Tat kein Solidaritätsgefühl.«

Der Senator wird im Ballsaal an der Blase operiert. Im Lübecker Hospital gibt es Ende des 19. Jahrhunderts noch keinen Operationsraum, im großbürgerlichen Haus in der Beckergrube 52 aber ist genug Platz. Da der Eingriff kompliziert ist, hat der Patient zwei Tage zuvor sein Testament gemacht. Er wünscht sich ein Begräbnis erster Klasse, will im Sterbehemd aus weißer Seide in den Sarg gelegt werden. Die Hände sollen nicht gefaltet werden, und den Kopf möchte man ihm bitte etwas schräg zur Seite legen. Alles soll ganz natürlich aussehen. Den Text für die Todesanzeige hat er bereits geschrieben, den Pastor auch ausgewählt. Und so empfiehlt er sich denn Gott und dem Skalpell.

Er überlebt die Operation, doch die Ärzte haben Blasenkrebs diagnostiziert, der ein längeres Leben wohl nicht mehr in Aussicht stellt. Fast drei Monate nach dem Eingriff glaubt der Senator im Fieberwahn, er sei in einer Senatsversammlung. Er spricht über anstehende Probleme und sagt dann – viele Tage vor dem Ereignis – seine genaue Todesstunde voraus: *Meine Herren, am 13. um halb sechs werde ich eine Inspektionsreise antreten.* So ist es. Pünktlich am prophezeiten 13. des Jahres 1891 geht der Vater von Thomas und Heinrich Mann dahin. Er stirbt an einer Blutvergiftung, die mit der Operation und dem Krebs wohl nicht in Verbindung gebracht werden kann. Und Marianne Krüll schreibt in ihrem klugen Buch »Im Netz der Zauberer«, dass der merkwürdig prophetische Satz möglicherweise als Hinweis auf einen Suizid zu verstehen ist.

Seiner Witwe Julia, dieser exotischen Schönheit aus Brasilien, hinterlässt er im Testament einen bösen Fluch – für sie und die fünf gemeinsamen Kinder: Heinrich, der älteste, müsse sich seine schriftstellerischen

Flausen aus dem Kopf schlagen, Thomas habe einen praktischen Beruf zu erlernen, Julias Temperament sollte dringend an die Kandare genommen werden, Carla würde wohl keine Schwierigkeiten machen, und ob aus dem Nachzügler Viktor etwas würde, na ja, das müsse man abwarten. Wenn seine Frau dieses Vermächtnis nicht achte, wenn sie *je wankend würde, so lese sie König Lear.*

Wie war das noch mit Shakespeares Lear? Der vermacht seinen beiden heuchlerischen Töchtern – die behaupten, ihn über alle Maßen zu lieben – zu Lebzeiten sein Königreich. Sie verjuxen es, jagen Lear aus dem Schloss – und hinein in den Wahnsinn. Am Ende, als alles verloren ist, vergiftet die älteste Tochter ihre Schwester und bringt sich anschließend um, und die dritte, die von Lear Verstoßene aber einzig liebenswerte, endet auf dem Schafott. Was für ein Fluch! Und doch hält sich niemand so recht an des Vaters Vermächtnis, und der Hauptpastor der Lübecker Marienkirche wird die Familie bald als ziemlich *verrottet* bezeichnen.

Heinrich geht noch zur Schule, als er sich Geld leiht für seine Puffbesuche. Und natürlich wird er Schriftsteller, publiziert 14 Jahre nach dem Tod des Vaters den Bestseller »Professor Unrat«. Der vier Jahre jüngere Thomas wird bereits zehn Jahre nach dem Fluch »Die Buddenbrooks« veröffentlichen, den Roman seines Lebens, für den er den Nobelpreis bekommt und in dem sich nicht nur eine empörte Lübecker Gesellschaft wiedererkennt, sondern wo auch Vater, Mutter, Tanten, Onkel und Geschwister nach seiner Pfeife tanzen – satirisch, witzig, unüberoffen. Doch trotz glanzvoller Schriftsteller-Karrieren wird es einen heftigen Bruderstreit geben, Katastrophen-Ehen, Leben mit Bardamen, Morphium, Prostituierten, Alkohol und heimlich und unheimlich explodierenden homosexuellen Wünschen. Und so tanzt denn bald der bühnenreife Tod mit Gift und Strick auch in die Reihen der Familie hinein.

Carla, die nach Ansicht ihres Vaters keine Schwierigkeiten machen würde, ist das erste Opfer. Die Lieblingsschwester von Heinrich, die schnippisch sein kann wie Tony Buddenbrook, lacht mit 16 Jahren einen Verehrer aus, der ihr von einer gefährlichen Klettertour ein Edelweiß mitgebracht hat. Theatralisch baut Carla sich vor ihm auf und erklärt: Ihr, der künftigen Aktrice, imponiere nur die Kunst, nicht aber die Kletterkunst. Und deshalb würde ihr auch nicht das Edelweiß gebühren, sondern der Lorbeer! Tatsächlich ist sie Schauspielerin geworden, was in bürgerlichen Kreisen damals mehr als verpönt ist. Doch sie soll nicht allzu talentiert gewesen sein, steht auf Bühnen in Kassel und Königshütte, Flensburg, Göttingen und Mühlhausen – ohne Fortune.

Die Geschichte ihres kurzen, traurigen Lebens wird Thomas Mann im 35. Kapitel seines Romans »Doktor Faustus« verewigen. Da heißt sie Clarissa Rodde, und ihre künstlerische Laufbahn ist auch hier mit den Jahren *nicht aus provinziellen Niederungen ins Höhere* aufgestiegen. Ihrer natürlichen Begabung, schreibt der Bruder, hätte einfach das Primitive gefehlt, das dem Komödiantentum, wie er glaubt, nun einmal eigen sei. Ihre Keuschheit und Noblesse habe sie hinter Spott und Kühle versteckt, und die Lust am Schauspielern verführte sie zu einer *Aufmachung ihrer zivilen Person mit Gesichtskosmetik, gepolsterten Frisuren und über-dekorativen Hüten – einer völlig unnötigen und missverständlichen Selbstinszenierung, die auf den freundlich Empfindenden peinlich, auf den Bürger herausfordernd und auf die männliche Lüsternheit ermutigend wirkte – ganz irrtümlich und gegen jede Absicht.*

Und so kommt es denn, dass eines Abends *ein pseudo-dämonischer Spitzbart, Schürzenjäger, Coulissen-Habitué und Provinz-Viveur* ihr den Hof macht. Ausgestattet sei der Eroberer *mit nichts als einer billig menschenverächterischen Suada, feiner Wäsche und viel schwarzen Haaren auf den Händen* gewesen. Wahrscheinlich im Weinrausch, meint Thomas Mann, habe er die *unerfahrene und wehrlose Spröde* für eine Nacht besiegt. Nachdem das schöne Kind so zu Fall gebracht war, verweigert es sich künftig der Begierde des Verführers. Und als Clarissa Rodde bald darauf im Roman einen sehr liebenswürdigen elsässischen Industriellen kennenlernt, der sie von der Bühne wegholen und heiraten will, ist sie selig, denn die Aussicht auf eine wirkliche Karriere ist mehr als gering.

So ist es auch im wahren Leben von Thomas Manns Schwester. Der elsässische Industriellensohn heißt Arthur Gibo, und Carla ist sehr verliebt in ihn. Ihr Bruder Viktor, der Nachzügler, beschreibt ihn nach einer Fotographie als sehr schönen Mann, *schöner eigentlich, als es Männer sein dürfen.* Die beiden verloben sich. Carla will endlich ihre Ruhe haben. Will auch nicht mehr kämpfen, nicht um Rollen, nicht gegen Männer. *Die Leute denken, ich kann nicht nähen,* sagt sie. Kann sie aber. Sie spricht auch Französisch, spielt Klavier, schminkt sich nicht mehr wie früher, ist liebevoll besorgt um ihren Arthur, kauft ihm nikotinfreie Zigaretten, damit er gesund bleibt.

Aber eigentlich hat sie die Schlacht schon verloren. Arthurs Mutter mag sie nicht, ist gegen die Verbindung. Schauspielerinnen, sagt sie zu ihrem Sohn, schaden dem Geschäft, sind Kokotten, schlimmer noch, sind Dirnen, die ihre Männer betrügen. Und Carla, die der neuen Familie gerade vorgestellt wird, weiß nicht mehr, was sie tun soll, will gehen, aber Arthur lässt sie nicht, kniet vor seiner Liebsten, und da zerschlägt die Mutter voller Zorn eine Flasche auf des Sohnes Haupt.

Da reist Carla ab. Arthur, sagt sie, solle sich in Ruhe alles überlegen. Aufgewühlt fährt sie nach Polling bei München, wo ihre Mutter lebt, der sie jedoch nichts von ihren Problemen erzählt. Aber sie schreibt an ihren Bruder Heinrich. Der soll doch bitte einen Brief an Frau Gibo schicken, soll ihr versichern, dass gegen eine Heirat mit seiner Schwester nichts einzuwenden sei. Er kenne viele Schauspielerinnen, die wunderbare und treue Ehefrauen geworden seien. *Also bitte schreibe einen netten Brief, ein bisschen sentimental ... und dass eine Frau, die das Leben kennt, sicher eine bessere Hausfrau wird als ein kleiner Backfisch, der nichts weiß.* Das also soll ihr Bruder schreiben. All die bürgerlichen Argumente, die sie, genau wie Heinrich, stets verabscheut hat. Und sie war ja auch nicht prüde. Heinrich wusste, dass sie sich in Düsseldorf schon einmal an einen Mann gebunden hatte. Sie neigte eben zu *Liebesanfällen*, was niemand besser verstand als ihr Lieblingsbruder.

Doch dann entscheidet sich alles schnell und schrecklich. Arthur kommt nach Polling. Seine Mutter hatte offenbar vom *Provinz-Viveur* – der erfolglos versuchte, Carla erneut zu besitzen – einen anonymen Brief bekommen, in dem etwas von einer Liaison stand. Angedroht hatte der Kerl einen erneuten Überfall schon lange. Und Arthur ist nun misstrauisch geworden. Er will wissen, ob es da außer ihm noch jemanden gibt. Oder gab. Ja, ja, es gab einen, und sie weiß selbst nicht, warum das passiert sei. Und jetzt stelle dieses *Gespenst der Vergangenheit* ihr wieder nach. Da ist Arthur entsetzt. Es kommt zum Streit, und er läuft davon. Und Carla steht nur einen Augenblick da, völlig verstört, dann rennt sie an der Mutter vorbei, läuft in ihr Zimmer, schließt hinter sich ab – und trinkt das Gift, das sie wohl seit einem Jahr schon besaß: Zyankali. Ihre Mutter, die Senatorin, hört sie heftig gurgeln. Wieso gurgelt das Kind da drin? *Wir wissen heute*, heißt es weiter im »Doktor Faustus«, *daß dies zur Kühlung der Verätzungen geschah, die die furchtbare Säure ihr im Schlunde verursacht. Dann trat Stille ein – die unheimlich andauerte, als nach etwa zwanzig Minuten die Senatorin bei Clarissa klopfte und sie bei Namen rief.* Doch nichts rührt sich mehr. Als man die Tür gewaltsam öffnet, liegt Carla tot auf dem Kanapee. *Dunkelblaue Stockungsflecke an Clarissas schönen Händen und in ihrem Gesicht deuteten auf einen rapiden Erstickungstod, die jähe Lähmung des Atmungszentrums durch eine Dosis Zyansäure, mit der man wohl eine Kompanie Soldaten hätte töten können.* Auf dem Tisch liegt der leere Bronzebehälter mit dem Totenkopfaufkleber in dem das Gift verschlossen war, daneben ein hastig mit Bleistift geschriebener Zettel für ihren Verlobten. *Je t'aime. Une fois je t'ai trompé, mais je t'aime.* Ich liebe Dich. Einmal habe ich Dich betrogen, aber ich liebe Dich. Es ist der 30. Juli 1910, Carla wurde nur 28 Jahre.

Der herbeigerufene Arthur bricht vor ihrer Leiche zusammen. Fassungslos. Das hat er nicht gewollt. Er liebte sie doch auch. Nun liegt sie da, *unentstellt, friedlich und weiß gewandet in Blumen*, wie ihr Bruder Viktor in seinem Buch »Wir waren fünf« schreibt. Heinrich ist damals in den Tiroler Bergen und hat an Carlas Sterbetag ein merkwürdiges Erlebnis. Als er durch den Garten geht, hört er in der Stille plötzlich seinen Vornamen rufen. Aber niemand ist da. Später am Tag bekommt er dann das Telegramm. Es war also die Todesstunde, in der er die Stimme seiner Schwester gehört haben will. Und das irritiert ihn schon, dass *der Sendende mit dem stärksten Akt seines Lebens, dem beschlossenen Tod, beschäftigt ist* und trotzdem mit solcher Kraft und Energie eine Botschaft versenden kann. Noch Jahrzehnte später macht Heinrich sich bitterste Vorwürfe, schreibt in der dritten Person in seinen Erinnerungen »Ein Zeitalter wird besichtigt«: *Ihr Sarg war von seiner, seiner Verantwortung schwer.*

Und Carlas Mutter leidet. *Ich weine viel, mein Heinrich, wenn ich alleine bin*, schreibt sie an ihren Ältesten. Und das tue sie nicht, weil Carla ihr das angetan habe, sie weine, weil ihre Tochter all die Schwere allein getragen hat, dass sie starb, ohne *gehalten* worden zu sein. Viktor, der jüngste Sohn, glaubt, seine Mutter damit trösten zu können, dass er ihr entgegenstammelt: *Du hast noch vier, wir sind noch bei dir.* Carla sei ja auch nicht als Entehrte gestorben, *sondern wie eine Mondsüchtige, die erwachend abstürzt.* Thomas Mann hat dagegen wenig Verständnis für den Suizid seiner Schwester. *Mein geschwisterliches Solidaritätsgefühl läßt es mir so erscheinen, daß durch Carlas That unsere Existenz mit in Frage gestellt, unsere Verankerung gelockert ist,* schreibt er an seinen Bruder Heinrich. *Sie hatte bei ihrer That kein Solidaritätsgefühl, nicht das Gefühl unseres gemeinsamen Schicksals. Sie handelte sozusagen gegen eine stillschweigende Abrede.* Und er findet es ziemlich bitter, dass sie bei ihrem Tod an niemanden gedacht habe. Da schreibt Heinrich ihm zurück: *Das fehlte auch noch!*

Und Julia, die Schwester, die sich 17 Jahre später das Leben nehmen wird, beneidet Carla, mehr als dass sie um sie trauert. Aber sie verflucht in einem Brief an ihren Bruder Heinrich Arthurs Mutter: *Diese Hyäne Gibo ist eine große knochige finsteräugige Frau, die früher Fabrikarbeiterin u. Milchmädchen war!!!, u. hat eine Millionärin als Schwiegertochter haben wollen; auf Familie sieht sie nicht.* Julia selbst ist sterbensunglücklich in ihrer Ehe gewesen, die sehr wohl *auf Familie* ausgerichtet war. Als junges Mädchen hatte sie sich in den bildschönen Schulfreund ihres Bruders Thomas verliebt. Er soll ein *lockerer Zeisig* gewesen sein, der nichts als Mädchen im Kopf hatte. Und weil Lula, wie sie im Hause Mann genannt wurde, hübsch und heiter war, verliebte er sich auch in sie. Aber so eine Verbindung war ohne Zukunft. Und was hatte der Vater in seinem Testament gefordert? *Julia, meine älteste Tochter, wird strenge zu beobachten sein. Ihr lebhaftes Naturell ist unter Druck zu halten.*

So heiratet sie denn – tatsächlich unter Druck – den fünfzehn Jahre älteren Dr. Josef Löhr, Direktor der Bayerischen Bank. Nein, es ist alles andere als eine Liebesheirat. Eine Vernunftehe ist es, die sehr feudal und standesgemäß gefeiert wird. Thomas, der Lieblingsbruder, nennt seine Schwester, die wie er zu Konvention und Lebensscheu neigt, sein *weiblich Neben-Ich.* Er führt die 23jährige Braut in weiß mit langer Schleppe zum Altar. Münchens feine Gesellschaft samt Geldadel rauscht in Equipagen vor, anschließend speist man im Hotel »Vier Jahreszeiten«, nur Viktor, der Jüngste, torkelt schon vor dem Ende der Gala an den erlauchten Gästen vorbei, weil er dachte, Champagner sei perlender Saft.

Bruder Thomas ist also mit der Vermählung seiner Schwester hochzufrieden. Alles passt zu seiner Haltung. Sein Freund Paul Ehrenberg, in den er damals sehr verliebt ist, hatte Lula allerdings vor dieser Ehe gewarnt. Kniefällig habe er sie sogar beschworen, diesen Löhr nicht zu heiraten. Das sei nicht unvernünftig gewesen, rügt ihn der 25jährige Thomas und fährt in seinem Brief an ihn zynisch fort: *Jederlei Respekt vor der ›Liebe‹, aber weiter kommt man ohne ihr. Eine Weisheit übrigens, die mir selbst ziemlich widerlich ist. Aber was soll man machen auf diesem minderwertigen Planeten!* Dennoch findet er, dass Löhr ein sehr netter Mensch sei und Lula keinen besseren hätte finden können.

Dieses Urteil muss er revidieren, als er merkt, wie unglücklich seine Lula ist. Diese begabte Schwester, die ihm so sehr bei den »Buddenbrooks« geholfen hat – sie schrieb ihm all die herrlichen Geschichten über Tante Elisabeth auf, die das Vorbild für Tony Buddenbrook war – also Lula führt ein Doppelleben. Und eine Schwester mit einem Doppelleben kommt ebenfalls im »Doktor Faustus« vor. Hier heißt sie Ines Rodde, ist neben Clarissa die zweite Tochter der verwitweten Senatorin und heiratet den reichen Dr. Institoris, mit dem sie – wie Lula mit ihrem Bankdirektor – eine unglückliche Ehe führt. Im Roman beschreibt Thomas Mann seine Lieblingsschwester *in ihrer seelischen Gebrechlichkeit, mit ihrem verhängten Blick voll distinguierter Trauer.* Sie hat ein Verhältnis mit Rudolf Schwerdtfeger, hinter dem sich wiederum der knabenhafte Paul Ehrenberg verbirgt, den Thomas Mann so adoriert. Aber glücklich wird Ines nicht. Und so wird sie denn zur Morphinistin.

Auch die echte Lula führt hinter ihrer großbürgerlichen Fassade ein Doppelleben. Sättigt heimlich und ausschweifend ihren Appetit auf gutaussehende Ärzte und andere Herren der Münchener Gesellschaft. Ja, sie betrügt ihren Mann, der sie anekelt mit seinen erotischen Wünschen. *Lula soll erschöpft und gealtert sein,* schreibt Thomas Mann an seinen Bruder Heinrich. Und daran sei, *wie ich erst jetzt sehe, ihr mesquines Männchen schuld.* Er spreche über nichts anderes als Krieg, Krebs und Hungertuch. *Kurz, Lula verdient viel Mitleid.* Die Unglückliche soll bereits während ihrer Ehe Morphium genommen haben. Thomas Manns Sohn Golo wird später erzählen, dass Tante Lula die sexuellen Attacken des Herrn Bankier nur mit dem *erlösenden Gift* ertragen konnte. Und später, nach dem Tod ihres Mannes, als die Gier nach Morphium schon zum Lebenselixier geworden ist und die Ärzte ihr die Droge nicht mehr so einfach verschreiben wollen, besorgt sie sich – zerrissen zwischen Sucht und seelischer Not – einen Strick und erhängt sich 1927 kurz vor ihrem 50. Geburtstag auf dem Dachboden.

Ihr Bruder Thomas empfindet den Tod seiner ihm seelenverwandten Schwester wie einen Blitz, der dicht neben ihm einschlägt. Aber auch Carlas Suizid hat ihn inzwischen weicher gestimmt. Als seine Mutter ihm ein Jahr zuvor ein paar Andenken der so unglücklichen Schwester geschickt hatte, darunter auch eine Locke, schreibt er ins Tagebuch, wie ergriffen er gewesen sei. Schreibt, wie er damals, 1910, noch einmal allein mit der toten Carla im Zimmer war und sie, *bevor der Sarg geschlossen wurde, auf die Stirn küsste.*

Doch es bleibt dabei: Thomas Mann ist gegen den Freitod. Und er untermauert seine Abwehr mit Hochmut. An seinen Bruder Heinrich schreibt der fast 30jährige, *daß im Vergleich mit uns* – das heißt den Senatorenkindern – *eigentlich alles Übrige minderwertig ist.* Er weiß, das klingt ziemlich arrogant, sei ja auch halb im Spaß gesagt, doch mit dieser Haltung, findet er, bringt man sich eben nicht so schnell um. Und er kennt die dunklen Stimmungen, hat doch selbst Depressionen gehabt, auch Todessehnsüchte: *Ich wünsche mir im Grunde nichts Besseres, als einen soliden Typhus mit befriedigendem Ausgang.* Aber Selbstmord? Nein. Und je mehr Abgründe durch Suizide aufgerissen werden, je mehr müsse man sich selbst zusammenreißen und mit Disziplin und einer gewissen Lebenskunst die Probleme bewältigen. Suizide dürfen Angehörigen nicht angetan werden. *Er hätte es ihnen nicht antun dürfen*, schreibt der Nobelpreisträger 1949 ins Tagebuch, als sich sein Sohn Klaus vergiftet hat. Mit *ihnen* meint er seine Frau Katja und Tochter Erika, die ihn damals auf seiner Vortragsreise in Schweden begleiten. Es gilt noch immer: Selbstmord ist für Thomas Mann das *Kränkende, Unschöne, Grausame, Rücksichts- und Verantwortungslose.*

Sein Sohn Klaus Mann erinnert sich in seinem Lebensbericht »Der Wendepunkt«, dass er mehr Freunde durch Suizid *als durch Krankheit, Verbrechen oder Unglücksfälle* verloren hat. Er spricht von einem tödlichen Bazillus, der immer in der Luft gelegen habe. Und zu den Mythen seiner Kindheit gehört die *schöne, hysterische* Tante Carla, die, wie man ihnen damals erzählte, vom Herzschlag dahingerafft worden sei, *aber man weiß ja, daß sie im Hause der Mama die Säure trank und in Todesqualen gurgeln mußte.* Klaus und seine Schwester Erika sind damals vier und fünf Jahre alt. Sie schnappen märchenhaft gruselige Einzelheiten auf, spielen Tante Carlas Tod röchelnd nach und mimen anschließend die trauernde Großmutter. 17 Jahre danach kam dann Lula dran, die Tante *von zimperlich-gezierter Art, mit matten Augen und gespitztem Mündchen.* Klaus hat noch die Musik im Ohr, die immer gespielt wurde, wenn im Hause Mann über Selbstmord geflüstert wurde. Es waren immer und immer wieder die todestrunkenen Töne aus »Tristan«. Kleriker und Spiritisten, schreibt Klaus Mann weiter, haben behauptet, dass Selbstmörder im Jenseits nichts zu lachen hätten. Das hat er stets als ungerecht empfunden, wo doch das Erdenleben eines Selbstmörders schon traurig genug gewesen sei. *Gar nicht zu reden von der Bitterkeit des vorzeitig herbeigezwungenen letzten Stündleins.* Und er denkt an Tante Olga, die mit einem Bruder seiner Mutter verheiratet war, eine begabte Malerin, charmant und komisch, aber mit ziemlich heftigem Temperament. Irgendwas war dann schief gelaufen, und sie sprang aus dem Fenster in den Tod.

Er denkt auch an Kinder berühmter Väter, die sich das Leben genommen haben. Die 19jährige Tochter des Wiener Dichters Arthur Schnitzler *tat es in Österreich – oder war es Venedig?* Die Einzelheiten sind ihm nicht mehr genau in Erinnerung, er weiß nur, dass sie sich so umbrachte, wie es in einer Novelle ihres Vaters stand. *Kam nicht ein italienischer Offizier vor und ein Strand, an dem geliebt und gestritten wurde?* Und dann fiel der Schuss. Wie bei Schnitzler. Auch ›*der Franzl*‹, der Sohn von Hugo von Hofmannsthal, schoss sich eine Kugel in den Kopf. Er war auch erst 26, künstlerisch unbegabt, und irgendwie kam er im Leben nicht zurecht. Kurz zuvor, schreibt Klaus Mann, habe der Vater einen schrecklichen Traum gehabt. Er wollte spazieren gehen und griff nach seinem Hut, der an einem Haken hing. Aber wie sehr er auch nach ihm sprang und hüpfte und versuchte, ihn zu greifen, der Hut war nicht zu fassen. Ein Albtraum! Als er dann zur Beerdigung seines Sohnes gehen will und nach dem Zylinder greift, kann er auch den nicht fassen. Er ist außerstande, reckt die Arme, aber der Hut entzieht sich ihm. Oder entzieht er sich dem Hut? *Er stöhnte, taumelte, brach zusammen, starb.* Er starb an einem Schlaganfall. Vielleicht starb er, weil er hinter dem ausweichenden Hut etwas gesehen hatte, ein *Wahrzeichen, eine Schrift an der geträumten Wand ... MENE, MENE, TEKEL ...* Ja, es sei nicht leicht, das Kind eines Genies zu sein, schreibt Klaus Mann, der Hochbegabte, der auch in diese Riege der Selbstmörder eingehen wird.

Wie hatte der »Zauberer« seinen ältesten Sohn Klaus geliebt. Hatte dessen schönen, nackten Knabenkörper durch einen Türspalt begierig beobachtet. Und der selbstbewusste Junge schreibt schon mit 14 ins Tagebuch: *Und wieder wird es Nacht. Wie öde ... Ich muß, muß, muß berühmt werden.* Er liest fast täglich ein Buch. Stürzt sich auf Nietzsche und Novalis, Heine, Oscar Wilde, Baudelaire, Verlaine und Rimbaud. *Mein Olymp ist voll von Kranken und Sündern,* schreibt er. Und sein Vater erstarrt, als der Sohn später fast triumphierend über seine offen ausgelebte Lust und Liebe zu bezahlten Matrosen, Masseuren oder Strichern schreibt. Homoerotik, erklärt der Vater in einem Essay über die Ehe, sei *Libertinage, Zigeunertum, Flatterhaftigkeit und Unfruchtbarkeit.*

Ach, wie überholt sind solche Vorstellungen für Klaus und Erika, die verrückten Geniekinder. Sie wirbeln durch die Münchener Schickeria und spielen zusammen mit Pamela Wedekind in Klaus Manns erstem Stück »Anja und Ester«, das Gustaf Gründgens *mit dem Elan eines neurotischen Hermes* inszeniert. Dann verlobt sich der homosexuelle Klaus mit Pamela und die lesbische Erika heiratet den homosexuellen Gustaf, den der Schwiegervater in seiner Hochzeitsrede mit einem Glühwurm vergleicht, denn auch Glühwürmer fangen ja – wie Schauspieler – erst am Abend an zu funkeln. Die Ehe hält nicht länger als ein Jahr. Und als das Dritte Reich beginnt und Gründgens sich für die neuen Machthaber entscheidet, schreibt Klaus Mann seinen berühmtesten Roman über den so brillanten wie blasierten gefallenen Freund: »Mephisto – Roman einer Karriere«, Geschichte eines dämonischen Mitläufers mit der steinernen Ruhe, dem *aasigen* Lächeln und den Augen, die nur manchmal hinter spiegelnden Brillengläsern sichtbar werden: *dann erkannte man, nicht ohne Schrecken, daß sie, bei aller Weichheit, eiskalt, bei aller Melancholie sehr grausam waren.*

Als die Nazis marschieren, ist Klaus Mann der große Kämpfer in der Familie. Vorher hat er nur gelebt – wollüstig, ekstatisch, snobistisch, hochmütig, maßlos, auch schwermütig mit Morphium, Kokain und Alkohol. Und er liebte. Selten glücklich, oft verzweifelt, immer zwischen Hasch und Horror. Da lag so manches Mal Todessehnsucht wie steinerner Nebel über ihm. Nun aber klärt der Antifaschist – dessen Bücher zusammen mit denen seines Onkels Heinrich von den Nazis verbrannt worden waren – als Emigrant in Amsterdam die Welt über die Nationalsozialisten auf. Er schreibt an den einst so verehrten Gottfried Benn, dass der seinen Namen, der einmal Inbegriff höchsten Niveaus war, dem Ungeist und der Niveaulosigkeit der Nationalsozialisten zur Verfügung stelle. Er gibt im Holländischen Querido Verlag die literarische Monatsschrift »Die Sammlung« heraus, eine Exilzeitschrift. Im Vorwort der ersten Ausgabe schreibt er im September 1933: *Sammeln wollen wir, was den Willen zur menschenwürdigen Zukunft hat, satt den Willen zur Katastrophe; den Willen zum Geist statt den Willen zur Barbarei ...*

Und die Creme des Geistes schreibt für ihn: Bertolt Brecht, Ernst Bloch, Max Brod, Jean Cocteau, Albert Einstein, Lion Feuchtwanger, André Gide, Oskar Maria Graf, Ernest Hemingway, Aldous Huxley, Ilja Ehrenburg, Alfred Kerr, Hermann Kesten, Else Lasker-Schüler, André Maurois, Walter Mehring, Joseph Roth, Ernst Toller, Leo Trotzki, Arnold Zweig, auch sein Bruder Golo, und natürlich Onkel Heinrich, der große Antifaschist. Der greift gleich in der ersten Nummer die ganze Nazi-Mischpoke an. Das findet Thomas Mann im Schweizer Exil dann doch ziemlich rücksichtslos. Nein, er will an dieser Zeitschrift nicht mitarbeiten, die Texte sind ihm viel zu politisch. Er, der Bedächtige – der sich erst Jahre später unter dem Druck seiner Tochter Erika gegen die Nazis stellt – denkt vor allem an sich. Er will weiter in Berlin verlegt werden. Wenn das deutsche Publikum ungehindert seine Bücher lesen könnte, wäre das doch ein eklatanterer Sieg über die neuen Machthaber als die Emigranten-Politik der »Sammlung«, schreibt er dem maßlos enttäuschten Sohn.

Trotz finanzieller Unerstützung, und obwohl Klaus Mann ohne Bezahlung schuftet, kann sich das Heft nicht länger als zwei Jahre halten. Danach beginnt ein rastloses Emigrantenleben von Amsterdam nach Paris, in die Schweiz, die Tschechoslowakei und nach Ungarn. In dieser

Zeit macht er zweimal einen Opium-Entzug. Schon im April 1933 hatte er ins Tagebuch geschrieben: *Päderastie. Rausch (sogar Todesrausch) immer als Steigerung des Lebens, dankbar akzeptiert; nie als ›Verführung‹.* Dem Vater ist der Sohn langsam nicht mehr geheuer. Er schreibt im Juni 1937 ins Tagebuch: *Der Junge moralisch und selbstkritisch nicht recht intakt.* Es ist die Zeit, als Klaus seinen amerikanischen Freund Thomas Quinn Curtiss kennengelernt hat, mit dem er Jahre zusammenlebt, als er »Flucht in den Norden« schreibt, den Tschaikowsky-Roman »Symphonie Pathétique« und »Mephisto«. Ein Jahr vor dem Zweiten Weltkrieg emigriert er schließlich mit der Familie in die prüden USA, wo er und seine Schwester Erika vom FBI überwacht werden. Es wabern Inzestgerüchte über den Geschwistern, und jemand denunziert ihn wegen seiner Homosexualität.

1941 meldet Klaus Mann sich freiwillig in die US Army, um aktiv gegen die Nazis kämpfen zu können, aber auch, um seine Depressionen in den Griff zu bekommen. Anfang 44 ist er an der Befreiung Italiens beteiligt. Zu seinen Aufgaben gehört es, deutsche Kriegsgefangene, darunter SS-Offiziere, zu verhören, und gleich nach Kriegsende wird er in Deutschland Sonderberichterstatter von »Stars & Stripes«. Amerika und Russland? Das ist für ihn nur noch der Kampf zwischen Geld und Fanatismus. Er hofft auf eine gerechtere Weltordnung.

Doch in Deutschland will ihn nach dem Krieg niemand haben. Eine bereits vereinbarte Neuauflage seines »Mephisto«-Romans wird wieder abgesagt. Gründgens, so erklärt man ihm, spiele inzwischen wieder eine zu große Rolle im deutschen Theater. Diese Erklärung ekelt ihn an. Und seine Erinnerungen? »Der Wendepunkt«? Auch da kommen nur verdruckste Briefe. Was für eine Welt! Irgendwie ist der Geist auf der Strecke geblieben. Er findet, alle Intellektuellen Europas sollten sich umbringen, um die Menschen aus ihrer Lethargie aufzuschrecken. 1948 will er sich das Leben nehmen. Er schneidet sich die Pulsadern auf. Doch er wird rechtzeitig gefunden, weil er zur Sicherheit auch noch den Gashahn öffnete. Und das hatte man im Haus gerochen. *Ich grollte ihm etwas, weil er seiner Mutter das antun mochte,* schreibt Thomas Mann. *So darf man gegenüber erwachsenden Selbstmördern nicht reden,* findet Golo Mann, der die Haltung seines Vaters verheerend findet. *Wenn sie es denn tun, dann tun sie es, weil sie es tun müssen, weil sie es unter verzweifelten Umständen tun müssen.*

Der nicht gelungene Suizid wird publik, und das ist für Klaus Mann ganz schrecklich. *Ich brauche wohl nicht zu sagen, wie greulich mir diese ›publicity‹ ist,* schreibt er und will nicht weiter darüber reden, will nur weg. Sein Bruder Golo ist in Palo Alto, als er in der Zeitung vom Selbstmordversuch seines Bruders liest. *Der Anlass,* schreibt er, *aber auch nicht mehr, war ein Freund gewesen, der, unabgemeldet, ihn hatte warten lassen.* Ein paar Tage später besucht Klaus mit eben jenem Freund seinen Bruder in Kalifornien. Golo hatte sich dort für den Sommer ein kleines Häuschen gemietet, um russisch zu lernen. Er beschreibt den Liebhaber seines Bruders als gutmütigen Menschen, *aber jeder Bildung bar und seiner Erscheinung nach eher ein Unhold.* Auch sein Vater, so erinnert Golo sich, hatte *mit milde staunendem Kopfschütteln* erklärt: *Da gibt es nichts, was es nicht gibt.* Klaus Mann kommt also – noch mit den Verbänden an den Unterarmen – mit diesem Freund zu seinem Bruder. Der fährt die beiden in der Gegend herum, die, wie er schreibt, fast so schön sei wie in der Toskana. Klaus sagt ihm, er habe nicht in ein Nervensanatorium gewollt, mochte aber auch nicht in seine alte Wohnung zurück, wo die Nachbarn Zeuge seines Unglücks geworden waren, und der Psychiater, der sich nach dem Versuch um ihn gekümmert hat, hätte zu ihm gesagt: *In neun Monaten werden Sie's wieder tun.* Thomas Mann glaubt ja ebenfalls an einen *Todestrieb,* der in seinem Sohn Klaus angelegt sei.

Wurde der Todestrieb im Sohn vielleicht wach, weil es diesen Vater gibt? Dieses monströse Gebirge aus Weltkultur? Und weil der Sohn immer geahnt hat, wie sein Vater über ihn dachte? Dass er zwar ein begabter, vor allem aber ein sehr fleißiger Mensch sei? Genau das schreibt Thomas Mann ein dreiviertel Jahr später, als dem Sohn der Suizid gelungen ist. Da heißt es im väterlichen Nachruf: *Ich will auch seinen Fleiß rühmen.* Und das mit dem Fleiß wiederholt er noch ein paar Mal. Marianne Krüll schreibt in ihrem Buch über die Manns: *›Fleißig‹ nennt man jemanden, dessen Arbeit man gering schätzt.* Und der Vater präzisiert ja, dass der Junge einfach zu viel gemacht hat, dass sich da *Raschheiten und Leichtigkeiten* eingeschlichen haben, die seinen *Produkten* abträglich waren.

Zurück in Europa lebt Klaus Mann unglücklich und einsam in Cannes, wo er in eine kleine Pension einzieht. *Solange ich arbeiten kann*, schreibt er, *ist alles erträglich*. Er arbeitet an seinem letzten Roman, der unvollendet bleiben wird: »The Last Day«. Diese Geschichte des letzten Tages soll in Berlin spielen, wo ein heimatlos gewordener Schriftsteller mit seinem demonstrativen Selbstmord einen lauten Aufschrei in die kaputte Welt sendet.

Dann beginnt das Jahr 1949, das Jahr, das Klaus Mann, wie er im Tagebuch schreibt, nicht überleben möchte. Noch einmal fliegt er nach Kalifornien, diesmal ins Haus der Eltern, wo auch sein Bruder Golo ist. *Ich sehe ihn noch in dem Schlafrock, den er vormittags zu tragen pflegte*, schreibt der, *spüre noch die Atmosphäre, das unnennbar Traurige, wie lange schon*. Nein, er hätte keine Pläne, sagt Klaus. Dann soll er doch hier bleiben, die Eltern seien auf Reisen und er könne sich jemanden einladen, sagt Golo. Aber dann fliegt der Bruder doch zurück nach Cannes. Und weil er versuchen will, zu arbeiten, fährt er nach Nizza, um sich in der Clinique St. Luc entgiften zu lassen. Zu viel Morphium genommen. Es geht ihm schlecht, er weint, und doch fühlt er sich nach einer Woche besser. Aber schon zwei Tage, nachdem er wieder in Cannes ist, setzt er die nächste Spritze.

Erika, die politische Kumpanin der frühen Jahre, zieht inzwischen mit den Eltern von Ehrung zu Ehrung. Das kränkt auch. Und dann schreibt ihm die Mutter einen Brief, den er wohl am Todestag bekommen hat. Sie hofft, dass das *Sümmchen*, das sie ihm geschickt, schon angekommen sei. Und sie hofft auch, dass er nun *dem normalen Leben zurückgegeben* ist. *Es könnte doch alles sehr nett sein* ... heißt es am Ende. Aber nichts ist nett. Und draußen regnet es auch noch ununterbrochen. Dass er sich allerdings an dem Tag, als der Brief kommt, umbringen würde, war sicher nicht geplant. Es liegt wohl eher daran, dass die Wirtin der Pension an diesem 21. Mai an die Tür klopft: Pardon, Monsieur Mann, ein Päckchen aus Amerika. Amerika? Das müssen die Schlaftabletten sein. Er lässt sie sich doch immer aus einem New Yorker Drugstore schicken.

Er öffnet die Balkontür. Grauer Himmel. Regen. Auf dem Boden und im Papierkorb liegen zusammengeknüllte Bögen mit Text, die er aus der Schreibmaschine gerissen hat, unbrauchbar. Und draußen trommelt der Regen auf den Steinboden. Er hängt das Schild »Ne pas déranger« vor die

Tür, nicht stören. Dann kratzt er die Schilder von den Tablettenröhrchen ab. Niemand soll wissen, was er genommen hat. Dann löst der 42jährige die Pillen am Abend zusammen mit anderen Medikamenten im Wasserglas auf, trinkt die tödliche Mischung und legt sich aufs Bett. Als der Herr Mann am nächsten Morgen nicht zum Frühstück erscheint, und er auch nicht auf heftiges Klopfen reagiert, steigt jemand von nebenan über seinen Balkon ins Zimmer ein – und da liegt er, noch schwach atmend. In der Klinik versuchen Ärzte vergeblich, ihn ins Leben zurückzuholen.

An diesem Tag schreibt sein Vater nach anfänglich notiertem Schock jenen Satz ins Tagebuch, der seine Haltung über Selbsttötung deutlich macht: *Viel über ihn und den von langer Hand unwiderstehlich wirkenden Todeszwang. Das Kränkende, Unschöne, Grausame, Rücksichts- und Verantwortungslose. Beratung auch über unsere Reisezukunft.* Nein, der Vater wird seine Vortragsreise nicht unterbrechen, um den Sohn zu beerdigen. Auch Mutter Katia und Schwester Erika bleiben in Schweden. Zur Beisetzung kommt nur Michael, Bibi, der Jüngste, der Musiker. Er kniet am offenen Grab seines Bruders und streicht ein Largo auf seiner Bratsche.

Die Kälte des Zauberers hatte auch Nelly Mann zu spüren bekommen, bis sie sich kurz vor Weihnachten 1944 in Los Angeles umgebracht hatte. Für Thomas Mann ist die Frau seines Bruders Heinrich, diese unehelich geborene und kommunistisch angehaucht Dame – die ihren Unterhalt in der Berliner »Kakadu-Bar« oder der »Bajadere« verdient hatte – absolut nicht vorzeigbar. Er nennt sie *schreckliche Trulle* oder *das Weib* und findet sie ungeheuer ordinär. Katja nennt sie nur *das Stück*. Ja, sie ist blond und kess und trinkt gern und lacht zu laut und ist 27 Jahre jünger als der gute Heinrich. Aber als sie ihm 1933 auf seiner Flucht aus Nazideutschland nach Südfrankreich folgt, nach Nizza, wo die beiden auch heiraten, da unterhält sie die Emigranten mit köstlichen Geschichten, woran der Schriftsteller Hermann Kesten sich später mit Vergnügen erinnert.

Das Leben in Kalifornien wird dagegen zum Albtraum. Im Gegensatz zum Großliteraten will dort niemand etwas von Heinrich, dem Autor des »Henri Quatre«, lesen. Er ist nicht gewünscht, wird nicht übersetzt, lernt auch die Sprache nicht, kennt kaum Leute und lebt vom Geld seines Bruders. Nelly weiß, wie unangenehm das ihrem Mann ist, also will sie etwas dazu verdienen. Sie scheuert für hundert Dollar im Monat in einer

Klinik Fußböden und schrubbt in der Küche Teller und Töpfe. Alles deprimierend. Also trinkt sie. Und gerät mit ihrem Auto in eine Polizeikontrolle. Der Führerschein wird ihr abgenommen. Sie fährt ohne. Wieder grob fahrlässige Raserei. Sie wird vorgeladen. Am Tag vor der Gerichtsverhandlung, am 5. Januar 1944, steht in der Los Angeles Times: *Heinrich Manns' Wife Victim of Drug Overdose.* Also eine Überdosis Schlaftabletten hat sie geschluckt. *In der Zeitung peinliche Reportage über Heinrichs Frau*, schreibt Thomas Mann ins Tagebuch. Er hat seinem Bruder doch immer schon geraten, sich von dieser Dame zu trennen. Und, lebt sie? Ja, sie lebt. Ihr Magen wurde ausgepumpt.

Danach landet Nelly in einer Nervenklinik. Und von dort schreibt sie ihrem Heinrich einen herzzerreißenden Brief. *Bleiben tue ich auf keinen Fall in diesem Haus, dies ist ein Platz für schwer ›Nervenkranke‹! Ich gehöre in eine gesunde Atmosphäre!* Und sie erinnert ihn daran, als er krank war, da habe sie ihn doch auch nicht in eine Anstalt gebracht. *Nun will ich leben!* Aber das Leben wird ja nicht besser. Sie verdient wieder für beide dazu. Näht in Heimarbeit Abzeichen auf Uniformen. Der einzige Spaß ist, wenn ihre Freundin vor der Tür steht. Dann rasen sie im Auto mit zu viel Alkohol die Serpentinen nach Los Angeles runter. Gehen tanzen oder schlendern einfach nur so rum. Auch am Abend des 16. Dezember. Und wieder wird sie von der Polizei angehalten. Wieder mit zu viel Alkohol im Blut. Sie ahnt, was das jetzt nach sich ziehen wird. Also aus. Es ist aus für sie. Am 17. Dezember 1944 schreibt Thomas Mann ins Tagebuch: *9 Uhr auf. Thee getrunken und etwas am Kapitel geschrieben (Kierkegaad). Anruf Heinrichs; Nachricht vom Tode seiner Frau durch Schlafpillen.* Mittags geht er dann mit seiner Frau Katia zum Bruder. *Zuspruch, Check für die Beerdigungskosten. Versprechen, ihn bei uns aufzunehmen* … Nein, Heinrich wird von nun an seines Lebens nicht mehr froh.

Acht Jahre nach dem Largo an Klaus Manns offenem Grab gibt der begabte Michael Mann seinen Musikerberuf auf. Er geht nach Amerika, studiert in Harvard Germanistik und lehrt danach an der Universität in Berkeley Deutsche Literatur. Er ist der erste der Familie, der nach dem Tod seines Vaters dessen Tagebücher liest. Er will sie herausgeben. Unter dem 26. September 1918 stößt er auf den Eintrag, dass inzwischen bereits unnötig viel Zeit verstrichen sei, *wenn die Entfernung der Frucht beschlossen wird.* Die Frucht ist er, Michael, das sechste Kind. Es ist also unerwünscht, soll weggemacht werden. Vier Tage später notiert der Vater dann, dass seine Frau in der Abtreibungsfrage ein moralisches Widerstreben habe und der Arzt meinte, man solle der Sache ihren Lauf lassen. *Ich bins zufrieden*, schreibt Thomas Mann, *freue mich auf das neue Leben.* Das beruhigt den Sohn bei der Lektüre nicht sehr, denn der Vater geht nach seiner Geburt ziemlich unfreundlich mit dem neuen Leben um. Da liest Michael die Zeilen vom 13. Februar 1920: *Stelle immer wieder Fremdheit, Kälte, ja Abneigung gegen unseren Jüngsten fest.* Und als er wenig später die beiden Jüngsten im Kinderzimmer besucht, findet er die kleine Medi ganz reizend, Bibi aber *wackelte, wie gewöhnlich, ein wenig idiotisch im Stuhl.* Schon in der Erzählung »Unordnung und frühes Leid« hat Michael, der Nachzügler, sich als der kleine *Beißer* wiedergefunden, der bei jeder Gelegenheit heult und zu Jähzorn und Wutgetrampelt neigt.

Freunde sagen, die Tagebücher des Vaters hätten ihn umgebracht. Und auch Michael laborierte ja, wie sein Bruder Klaus, mit Drogen und Tabletten herum. In der Silvesternacht des Jahres 1976 nimmt er sich mit Barbituraten und Schnaps das Leben. Dabei wollte er dem Vater so gern gefallen. *Zu sein wie Du – doch wer bin ich?* Er ist nur der Vater vom kleinen Frido, dem Lieblingsenkel des »Zauberers«. Aber ausgerechnet ihn, den so zärtlich Verhätschelten, hatte Thomas Mann im »Doktor Faustus« als den Knaben Echo elend krepieren lassen. Diesen »Mord« hat die gesamte Familie Thomas Mann nie verziehen.

Und wie war das Ende der schönen Senatorin Julia, der Mutter der fünf Manns, die im Testament ihres Gatten mit dem König-Lear-Fluch beladen wurde und ihre Kinder dennoch nicht an die Kandare nahm, sondern sie an der langen Leine werden ließ, was sie wollten? Sie irrt am Ende ihres Lebens tatsächlich wie König Lear umher. Zieht rastlos von einer Wohnung in die nächste. Und kaum ist sie eingezogen, packt sie auch schon wieder Kisten und Koffer. Das Geld, das sie von ihren Söhnen bekommt, steckt sie gleich in den nächsten Umzug, bis sie nicht mehr ein- und auspacken mag, bis sie alle Möbel irgendwo unterstellt und nur noch von Pension zu Pension wechselt.

In einem Zimmerchen im bayerischen Weßling besuchen die drei Söhne die kranke Mutter 1923 kurz vor ihrem Tod. Ihre Tochter Carla hatte sich 13 Jahren zuvor umgebracht, Julia war zu der Zeit noch morphiumsüchtig, aus Victor war nicht allzu viel geworden, der sterbende Senator hatte es geahnt, aber das macht nichts. Sie ist nur froh, dass der Bruderzwist zwischen Heinrich und Thomas ein Ende gefunden hat. 1914 hatte der begonnen, als Heinrich sich gegen den Krieg, gegen den deutschen Kaiser und für den französischen Geist eines Emile Zola entschieden hatte. Bruder Thomas war damals empört und kämpfte gegen Heinrich. Er huldigte in seinen »Betrachtungen eines Unpolitischen« Kaiser, Staat und der deutschen Seele. Nun endlich, nach so vielen Jahren, sprachen die Brüder also wieder miteinander. Darüber ist die Mutter glücklich und zufrieden, ist versöhnt, ist müde, möchte schlafen – und stirbt kurz darauf. Die Irrfahrt ist für sie vorbei, der Fluch gebrochen.

LENA CHRIST

»Ich sende dir ein Zeichen aus dem Jenseits.«

Lena, komm, Vater stirbt! Die Nachricht erreicht die 13-jährige in der Schule, mitten im Unterricht. Die Großmutter hatte das Telegramm an sie gerichtet. Sie weiß, wie sehr der Großvater seine Enkelin liebt. Und er will sie noch einmal sehen. Es ist sein letzter Wunsch. Lena rennt ohne Mantel und Ranzen nach Hause. Sie will sofort mit dem Zug von München nach Garfing fahren. Von dort sind es dann noch zwei Stunden zu Fuß nach Glonn. Macht nichts. Sie kennt den Weg ja. Ist ihn oft gegangen. Wie bitte? Allein durch die Nacht laufen? Kommt nicht in Frage! Da kann das Kind noch so zetern und schreien, die Mutter verbietet es. Am nächsten Tag ist das zweite Telegramm da. *Vater tot, wird Samstag früh eingegraben.* Da ist Lena wie von Sinnen, läuft brüllend die Treppen hoch bis zum vierten Stock, reißt das Fenster auf und will sich in den Hof stürzen. Ein Nachbar, vom Geschrei alarmiert, zieht sie zurück, und das Mädchen sinkt ohnmächtig zu Boden.

Vor der Beerdigung in Glonn will Lena den Toten noch einmal sehen. Sie muss, sie fleht. Also öffnet man den Sarg. Als sie den Großvater da mit schmerzverzerrtem Gesicht liegen sieht, schreit sie laut auf: *Der Tote hatte Augen und Mund weit offen und war furchtbar entstellt.* Und als der Sarg dann auf dem Friedhof in die Erde runtergelassen wird, stürzt sie besinnungslos hin und fällt beinah in die Grube. Böses Ohmen, sagt einer, der Großvater wird die Lena bald zu sich holen! Und einer erzählt auf der Totenfeier, dass der Sterbende dauernd gefragt hätte: Wann kommt die Lena? Ist die Lena noch nicht da? Als die Lena das hört, brüllt sie ihrer Mutter vor allen Trauergästen zu, dass sie ihr nie, niemals verzeihen werde, so hart und herzlos gewesen zu sein!

Lena Christ, die einmal der weibliche Ludwig Thoma von Altbayern werden wird, ist eigentlich nur die ersten sieben Jahre ihres Lebens unbeschwert glücklich. Das sind die Jahre zwischen 1881 und 88 mit ihrem Großvater in Glonn. Der ist Analphabet, Schreiner, Maler, Zimmermann, Kuhdoktor und Totengräber, und die Großmutter erzählt dem Kind Märchen. *In der Nacht,* schreibt Lena Christ, *hab ich zwischen ihnen beiden geschlafen und hab ein jedes bei der Hand genommen und ihnen die Hände gedrückt und sie festgehalten.* Alle im Dorf mögen die Alten. Und als eines Tages das fest verschnürte Bündel mit den Zwillingen der Seiltänzerin, die bei der Geburt ihrer Kinder gestorben ist, vor der Haustür liegt, werden die auch noch von den Großeltern versorgt, sieben Jahre lang, bis die Gemeinde die Kinder an einen Zirkus gibt, wo sie als Attraktion bestaunt werden. Und die Leute im Dorf erzählen der Lena die tollsten Gruselgeschichte, eine von ihnen verkehrt sogar mit den geschundenen Seelen im Fegefeuer, und manchmal erscheint ihr der Teufel höchstpersönlich.

Aus dieser Wunderwelt wird Lena gerissen, als ihre Mutter heiratet und die uneheliche Tochter nach München holt. Der leibliche Vater, ein Schmiedegeselle, hatte die schwangere Köchin damals nicht nehmen wollen. Da könne er ja gleich den Satan ehelichen, soll er gesagt haben. Dann ist er verschwunden. Spurlos. Ist nie wieder aufgetaucht. Und nun kämpft das entwurzelte Bauernkind in der fremden Umgebung mit den Lehrern, den Schülern, der Sprache und der Mutter. Die hat inzwischen wieder ein Kind bekommen, also muss Lena schon früh um fünf aufstehen, Windeln und Wäsche waschen, und wenn sie nicht pariert, gibt's Prügel bis das Blut spritzt. Flüche sind im ganzen Haus zu hören. Und jeden Morgen vor der Schule wird das Kind auch noch mit in die Frühmesse geschleppt.

Und immer wieder fragt der Priester im Beichtstuhl die Lena nach unsittlichen Gedanken: Hast du unzüchtige Bilder angeschaut? Einen unreinen Körperteil an dir berührt? Einer Begierde nachgegeben? Oder gar einen Knaben unzüchtig da unten am Unaussprechlichen angefasst? Unsittliche Handlungen fürchten auch die Lehrer. Lena soll da was mit anderen Mädchen vollführt haben. Also ab in den Karzer. Den Eltern werde man inzwischen bescheid sagen. Abends um sechs wird sie entlassen. Angstvoll schleicht sie nach Hause und betet: *Mutter Gottes, lass mi net umbracht werdn!* Aber hinter der Tür lehnt schon der *Totschläger.*

Das junge Mädchen muss sich vor der keifenden Mutter nackt ausziehen, hinknien, und dann wird sie geschlagen und getreten, immer auf die sündigen Körperteile, auf die Brüste und in den Unterleib, und als Lena vor Schmerzen schreit, stopft die Mutter ihr ein Tuch in den Mund, prügelt weiter und keucht: *Verrecka muaßt ma!* Erst als das Kind blutüberströmt liegen bleibt, wird sie in ihrer Kammer eingeschlossen.

Warum soll sie da nicht gleich Nonne werden? Dann hätte sie wenigstens Ruhe vor der Mutter. Und die ist einverstanden. Dann ist sie den Bankert endlich wieder los. So geht Magdalena denn ins Kloster Ursberg nahe Augsburg. Doch von Ruhe kann keine Rede sein. Die junge Novizin hat den ganzen Tag für Schwachsinnige und Geisteskranke zu sorgen. Und statt Liebe und Güte herrscht unter den Nonnen Drill und Bigotterie. Eine Schwester aber liebt sie. Cäcilie heißt sie, und der küsst sie in einer Aufwallung von Glück die Hände. *Lass doch die dumme Hand. Sie gehört ja gar nimmer mir ... Da meinte ich: Aber der Mund g'hört schon noch Ihnen, gelt, Schwester? Ja, zum Beten und Singen ...*, doch da hat die Lena sie schon mitten auf den Mund geküsst.

Aber das ist zu wenig an Glück. Und als dann noch der Bischof kommt und ihr als Zeichen, dass sie der Welt entsagt, die schönen langen Haare abschneiden will, macht Lena nicht mit. Das sei ja Schändung, sagt sie. Sie will keine Nonne mehr werden. Bittet die Mutter, wieder nach Hause kommen zu dürfen. Und die kann das Mädchen in der Gastwirtschaft, die inzwischen bestens floriert, gut gebrauchen. Doch den schrecklichen Satz, den die Äbtissin Lena bei ihrer Entlassung nachruft, kann sie so schnell nicht vergessen: *Magdalena, Magdalena, du bist verloren, du gehst zugrunde!*

Mit dieser Aussicht geht's zurück nach München. Da ist sie nun wieder die Wirtsleni, ist tüchtig und resolut, nicht prüde und nicht zimperlich, säubert Spielkarten mit Benzin und bringt Streithähne und Betrunkene auseinander. Wenn Wein oder Most gebracht wird, geht sie mit dem Burschen aus der Kelterei in den Keller, sie mit dem Licht voraus. Einmal passiert es, dass so ein Unhold sie von hinten packt, die Kerze löscht, ihr den Rock hochreißt und sie vergewaltigen will. Da zerkratzt Lena ihm das Gesicht, greift zur nächstbesten Flasche und schlägt auf den wild gewordenen Kerl ein, dass die Scherben nur so fliegen.

In der Wirtschaft ist sie beliebt, hat Witz und Humor, kann herrlich erzählen, wird auch hofiert. Nur die Mutter streitet unentwegt mit ihr. Einmal, als Lena in der Küche den Teig für die Leberknödel zu Kugeln formt, wirft die Mutter ihr die scheinbar missratenen Dinger so lange an den Kopf, bis die Tochter mit verklebtem Gesicht dasteht und nichts mehr sehen kann. Draußen in der Gaststube wird alles gleich brühwarm den Gästen erzählt: *Dös himmellange Frauenzimmer! Zu nix kannst es brauchn wie zum Fressen!* Da denkt Lena dann doch wieder an Flucht und nimmt sich vorsorglich immer mal kleine Beträge aus der Kasse. Als die Mutter dahinter kommt, prügelt sie ihr Kind windelweich und geht dann selenruhig ins Bett. Lena aber verkraftet die Demütigungen nicht mehr. Dreizehn Jahre Angst und Albträume, Schläge und Schlaflosigkeit, sie sieht ihre Zukunft so dunkel vor sich, dass sie jetzt, wo sie allein in der Küche bleibt, keinen Ausweg mehr sieht als den, ihr Leben zu beenden. Sie nimmt das Tranchiermesser vom Tisch, schneidet sich die Pulsadern auf und verkriecht sich zum Sterben in den Weinkeller. Ein Spaziergänger, der alles durchs Fenster beobachtet hat, benachrichtigt den Stiefvater, und der rettet die Verzweifelte.

Als Lena zwanzig wird, ist sie nicht unzufrieden mit sich. *Inzwischen war ich eine stattliche Dirn geworden und betrachtete gar manches Mal mein Spiegelbild mit Befriedigung und geheimem Wohlgefallen,* schreibt sie in ihren Erinnerungen. *Mein reiches, blondes Haar hatte ich zierlich geflochten und als Krone aufgesteckt; in die Stirn hingen ein paar natürlich aussehende, wirre Löckchen.* Warum also nicht heiraten? Dann wäre sie endlich frei und glücklich. Ein Anwärter wohnt sogar gleich auf der anderen Straßenseite. Anton Leix heißt der junge Buchhalter, und Lena ist keine schlechte Partie, denn eine uneheliche Braut braucht eine ordentliche Mitgift. Sonst wird sie nicht genommen.

Doch sie bekommt von der Mutter, die künftig auf die billige Arbeitskraft verzichten muss, auch einen schauerlichen Fluch mit in die Ehe: Sie soll keine glückliche Stunde haben, solange sie mit diesem Kerl verheiratet ist. Und jede gute Stunde soll sie mit zehn schlechten büßen. *Und froh sollst sei, wannst wieder hoam kannst; aber rei kommst mir nimma!* Lena erstarrt: Erst kommt der Schock, dann die Ohnmacht, dann die Trauung in der Kirche, und am Ende der Anblick, den sie nie vergessen wird: *Da sehe ich plötzlich hinter einem Pfeiler das verzerrte Gesicht meiner Mutter auftauchen; sie stand ohne Hut, im Wirtschaftsgewand und in der weißen Schürze, nur ein leichtes Tuch um die Schultern gelegt und starrte mit glühenden Augen* auf das Brautpaar.

Der Fluch wirkt. Die Ehe wird die Hölle. Schon die Hochzeitsnacht ist ein Drama. Der Leix Anton nimmt die Jungfrau im Galopp und mit Gewalt, ... *und am Morgen, als ich aufstand, war ich nicht mehr das frische, sorglose Mädchen, und der Spiegel zeigte mir ein müdes, fremdes Gesicht.* Zur bitteren Enttäuschung kommen Herzschmerzen und panische Ängste vor körperlicher Berührung. Liebe kann sie nicht heucheln. So wird sie zur Dulderin, was ihren Mann, der sich inzwischen als vergnügter Säufer entpuppt hat, umso mehr reizt. Das erste Kind wird geboren. Gleich danach ist sie wieder schwanger. Und als sie im siebten Monat ist und den kleinen Toni gerade stillt, reißt der betrunkene Ehemann dem Säugling die Brust weg und bedient sich selbst am Busen seiner Frau. Danach wird die Wimmernde mit solcher Gewalt genommen, dass sie laut um Hilfe schreit. Nachbarn brechen die Tür auf, und ihr Schwiegervater fasst seinen Sohn, diesen geilen Bock, am Genick und versetzt ihm ein paar mächtige Ohrfeigen.

Doch das Elend ist noch nicht vorbei. Nach dem dritten Kind und mehreren Fehlgeburten hängt ihr Mann nur noch in Kneipen herum. Wenn er nachts johlend und betrunken nach Hause kommt, wird erst die Frau vergewaltigt und dann das Geschirr zerschlagen. Eines Abends tanzt er wie ein Verrückter mit einem Stilett im Zimmer umher und bedroht die schreienden Kinder. Wie eine Furie stürzt die Mutter dazwischen, reißt Toni und Leni aus den Betten, Alexandra aus der Wiege, und während der Mann die Möbel zertrümmert, rennt sie, kaum bekleidet, mit den dreien auf die Straße, steht da im Schnee, zitternd, weinend. Nachbarn holen sie zu sich rein, alarmieren die Polizei, und nun endlich wird der Ehemann abgeholt und in die psychiatrische Klinik gebracht. So endet die fluchbeladene Ehe.

Die Schwiegereltern nehmen den Jungen zu sich, Lena bleibt mit den beiden Mädchen allein. Die Mitgift hat ihr geschiedener Mann versoffen. Sie muss also sehen, wie sie zurecht kommt. Zurück zu den Eltern? Unmöglich. Sie sucht sich eine billige Bleibe, nimmt Schreibarbeiten an, aber der Erlös reicht nicht aus. Und das Zimmer ist kalt, und die Kinder sind krank, und Lena ist am Ende ihrer Kräfte. Der geschundene Körper funktioniert nur noch mechanisch nach all den Lungenentzündungen, den Herzschmerzen, den Vergewaltigungen, den Prügeln und den frühen Hungerkuren als Strafe für Aufmüpfigkeit. Und wenn ihr dann noch die Angst wieder im Genick sitzt, weil sie vor Schwermut nicht in den Schlaf kommt, hat sie oft *am Abend den Hahn der Gasleitung zwischen den Fingern, doch die Hoffnung auf eine bessere Zukunft ließ mich das nicht vollbringen, was die Verzweiflung mir eingab.*

Und es steigt tatsächlich neue Hoffung auf. Der Schriftsteller Peter Jerusalem, für den sie Diktate schreibt, bringt Licht ins Dunkel. Ihm erzählt sie abends nach der Arbeit ihr ganzes schreckliches Leben so blumig, so traurig und so bayerisch schön, dass er sagt: Schreiben Sie das auf! Und sie schreibt es auf. Mit seiner Hilfe. Schreibt die »Erinnerungen einer Überflüssigen«. Der Heimatdichter Ludwig Thoma setzt sich beim Verlag Albert Langen für das Buch ein, es wird veröffentlicht, und als das erste Honorar eintrifft, können Lena Christ und ihr Retter Jerusalem 1912 heiraten. Die Hochzeitsreise ist eine Fahrt mit der Straßenbahn raus nach Gern, wo die frisch Vermählten ihre neue Wohnung besichtigen. Das war's. Lenas Mutter, die inzwischen das Buch gelesen und sich gleich wiedererkannt hat, zeigt ihre Tochter an. Doch sie hat kein Glück. Lena hat alle Namen im Buch verändert. Auch der Name Christ ist ja ein Pseudonym, ist der Name von Lenas verschwundenem Vater, von dem niemand etwas weiß. Die Mutter heißt Pichler. Ihre Tochter Lena Pichler. Und Pichler kommt im Buch nicht vor. Also wird die Klage abgewiesen.

Doch die traumatischen Erlebnisse haben Spuren bei Lena Christ hinterlassen. Ihre Phantasie hat sich bis zur zweiten Heirat merkwürdige Ventile gesucht. Sie mündet in Panikattacken, in Halluzinationen und hysterischen Schüben. Einmal glaubt sie sich von einem Hund, der nicht existiert, angegriffen, oder sie will ein Kind retten, das angeblich auf dem Dach eines Hauses balanciert. Erst mit dem neuen Mann kehrt langsam Ruhe ins Leben ein. Jerusalem ist freundlich und genügsam. Es ist keine große Liebe. Aber es herrscht Frieden. Und sie liest viel und schreibt mit Lust. Nach ihren »Erinnerungen einer Überflüssigen« wird sie mit der »Rumplhanni« und »Madam Bäuerin« in ganz Bayern berühmt.

Alles geht gut, bis der Erste Weltkrieg ausbricht. Ihr Mann ist in Landshut stationiert. Sie zieht zu ihm. Recherchiert für Kriegsbroschüren, fährt mit dem Fahrrad zu Unteroffizieren und Feldwebeln, macht Interviews, ist eine glühende Patriotin und schreibt so blühende Anekdoten, dass der König von Bayern die junge Kriegsschriftstellerin zu einer Audienz ins Wittelsbacher Palais einlädt, wo sie die tollsten Soldatengeschichten erzählt. Zusammen mit ihrem Mann besucht sie Verwundete im Lazarett. Sie liest den Kranken und Moribunden aus ihren Büchern vor. Einer der Kriegsversehrten ist der junge Herr Schmidt, der sich Lodovico Fabbri nennt und zur Laute Lieder singt. Als Jerusalem an die Front muss, bittet er ausgerechnet diesen Sänger, sich doch ein bisschen um seine schwermütige Frau zu kümmern.

Das tut er. Und sie nennt ihn »Bub«, weil sie seine Mutter sein könnte. Doch die mütterlichen Gefühle schmelzen dahin, als der kesse Troubadour sie verführt. So was hat sie ja noch nie erlebt. Erotik. Sex. Zärtlichkeit. Das gab's doch in ihrem Leben nicht. Und nun ist sie dem Lodovico verfallen. Die beiden treten sogar gemeinsamen auf. Bei bunten Abenden. Und als der Krieg zuende ist und Jerusalem zurück kommt, merkt er, dass er den Bock zum Gärtner gemacht hat.

Sie kämpft gegen das Verhältnis an, sie weint, ahnt, dass sie auf dem besten Wege ist, beide Männer zu verlieren. *Ich falle eben doch dem Schicksal anheim, welches mir meine Mutter gewünscht hat,* schreibt sie an ihren Mann. Neulich im Kino habe sie nur geheult. Ohne Grund. Sie kennt sich selbst nicht mehr. Sie will einen Psychiater aufsuchen. Der soll sagen, was mit ihr los ist. Aber dazu kommt es nicht mehr. Der »Bub«, der alles Ersparte mit ihr durchgebracht hat, geht nach Paris. Temps perdu. Und wieder steht sie ohne Zukunft da, denn ihr Mann hat sie verlassen. Was kann sie tun? Es ist die Zeit der Arbeitslosen, der Hungersnot, der Inflation – aber auch der Flucht in die Sachwerte. Und weil Lena Christ kein Geld mehr hat, denkt sie: Die besten Anlagen sind Bilder berühmter Maler. Sie signiert also bayerische Ölgemälde aus ihrer Wohnung mit berühmten Namen, mit Defregger oder Stuck. Sind halt frühe Werke, in denen die Meister noch nicht erkennbar sind. Und die Händler kaufen ihr die Öle ab. Ahnen und verkaufen. Doch eines Tages, erstattet ein Kunstkenner Anzeige.

Es ist jetzt nur noch eine Frage der Zeit, bis sie verhaftet wird. Das Geld kann sie nicht zurückzahlen. Es ist ausgegeben. Die Töchter laufen zu Jerusalem, von dem sie getrennt, aber nicht geschieden ist. Er soll bitte kommen. Er kommt und setzt sich in der Nacht vom 25. zum 26. Juni 1920 zu seiner Frau ans Bett und hört ihr geduldig zu. Stundenlang erzählt sie, wie alles gekommen ist. Nichts kann wieder gut gemacht werden. Sie weiß es. Aber ins Gefängnis? Nie. Das wird sie ihrer Familie nicht antun. Die Vorstellung, ihre Töchter könnten gefragt werden: Wo ist denn eure Mutter? Ach so, im Gefängnis ... Nein, nie darf es soweit kommen! Sie ist entschlossen zu sterben. Sie weiß nur nicht, wie. Eine Waffe hat sie nicht. Ihr Mann auch nicht. Unter den Zug will sie sich nicht werfen. Den Anblick möchte sie niemandem zumuten. Und ins Wasser gehen? Vielleicht. Besser wäre Gift. Kann Jerusalem ihr Gift besorgen? Er sagt, er kennt da jemanden. Er will es versuchen. So, sagt sie, und jetzt möchte sie noch ein bisschen schlafen.

Am nächsten Morgen frühstücken die Eheleute zusammen. Dann macht sich jeder an die Arbeit. Der eine geht auf Giftsuche, die andere schreibt Abschiedsbriefe. Auch einen an den künftigen Schwiegersohn, den Verlobten ihrer Tochter Leni, einen Studenten. *Mein geliebter Sohn, ich muss gehen. Man hetzt mich zu Tod. Mach mir das Kind glücklich ...* Am 29. in der Frühe schreibt sie an Ludwig Thoma: *Sehr verehrter Herr Doktor, wenn Sie diese Zeilen lesen, bin ich nicht mehr am Leben. Ich habe meinen Fehltritt freiwillig mit dem Opfer meines Lebens gesühnt, damit die Ehre meiner Kinder gewahrt bleibt.* Sie setzt ihr Testament auf. Ihr Mann und die Töchter sollen zu drei gleichen Teilen erben. Dann bittet sie ihre Älteste, zwei Kleider für die Beerdigung schwarz färben zu lassen. Also für sie und ihre Schwester. Die Jüngste weiß nicht, was passieren wird. Sie glaubt, die Mutter will verreisen.

Am Nachmittag hört Lena Christ, dass sie wohl am nächsten Tag verhaftet werden soll. Die Älteste wird wieder zu ihrem Mann geschickt. Er muss kommen. Hat er das Gift? Nein. Der Mensch, den er fragen wollte, war nicht da. Da sagt sie, er wolle doch wohl nicht, dass sie sich in der Zelle aus ihrem Kleid einen Strick drehen müsse, um sich damit aufzuhängen! Er verspricht, Zyankali zu besorgen. Dann essen sie am Ende dieses milden Sommertags auf dem Küchenbalkon zu Abend. Jerusalem wird später schreiben, dass seine Frau jetzt ganz ruhig und gelöst gewesen sei, fast heiter. Sie machen noch einen Spaziergang, dann legt sie sich aufs Bett und schreibt die letzten beiden Briefe. Einen für die Polizei, den sie in ihre Handtasche stecken wird, einen für ihren Mann, in dem steht, dass sie sich auf dem Waldfriedhof das Leben nehmen werde. Den soll er vorzeigen, damit er nicht in Verdacht kommt. Als alles erledigt ist, legt sie ihren Kopf auf die Brust ihres Mannes, der angekleidet neben ihr liegt, und schläft ein.

Am nächsten Morgen, dem letzten im Leben der Lena Christ, verabreden die beiden sich. Sie wird auf dem Friedhof warten, bis er kommt. Wenn er nicht kommt, würde sie gleich zur Großhesseloher Brücke fahren und sich von dort in die Tiefe stürzen. Dann zieht sie ihr schwarzes Seidenkleid an, setzt ihren Sommerhut auf, steckt den Brief in die Handtasche und geht. Die Töchter stehen am Fenster und schauen ihr nach. Sie winkt noch einmal hoch. Es ist der 30. Juni 1920.

Sie hat sich ein Grab ausgesucht, auf dem sie sterben will. Es ist das Grab, in dem der Vater ihres jungen Liebhabers liegt. Sie trifft ihren Mann an der verabredeten Stelle. Gott sei Dank! Er hat das Gift bekommen. Zyankali in einem Fläschchen. Sie dürfe es aber nicht aufmachen und daran riechen, sagt er, sie müsse es gleich trinken, sonst würde sie nur ohnmächtig werden. Dann ein letzter Dank, ein letzter Kuss und das Versprechen, ihrem Mann sehr bald ein Zeichen aus dem Jenseits zu senden. Den Weg zum Grab geht sie allein. Sie dürfen ja nicht zusammen gesehen werden. Sie legt sich nieder, betet, macht das Fläschchen auf, trinkt den Todessaft – und stirbt. Sie ist 38 Jahre alt. Ihr Mann wartet hinter Büschen, bis alles vorbei ist. Dann geht er zum Friedhofsbüro und zeigt mit Erschütterung den Brief, den er gerade zu Hause gefunden habe und in dem es heiße, Lena Christ, seine Frau, wolle ihr *verpfuschtes Leben* hier auf dem Waldfriedhof beenden.

SERGEJ JESSENIN

»Allein bin ich – und der zerschlagene Spiegel.«

Sie strolchen nachts mit Schlips und Chapeau Claque durch Moskau, Sergej Jessenin, der junge Poetengott, und sein Busenfreund Anatoli Marienhof. Was machen sie heute? Es soll beim Maler Jokulow eine tolle Fete geben. Also hin. Und die ist noch in vollem Gange, als weit nach Mitternacht auch Isadora Duncan dort auftaucht. Rauscht da ganz in Rot rein, die Tänzerin, die barfuss und in griechischem Gewandt die Stadt seit Wochen schon in Atem hält.

Die weltberühmte Dame sinkt auf den Diwan, und Jessenin fliegt ihr zu Füßen. *Zu fremden Füßen fallen / Als Apfel – nicht jeder kanns,* hatte er gerade erst in seiner »Beichte eines Hooligans« geschrieben. Die Duncan ist entzückt, greift dem jungen Mann in seinen blonden Lockenschopf, küsst ihn auf den Mund, haucht *Engel,* küsst ihn wieder und flüstert *Teufel,* die Amerikanerin verführt ihn mit ein paar Brocken Russisch, und früh um vier verlassen die beiden gemeinsam das Künstlerfest – die 43jährige und der 27 Jahre alte Dichter.

Für die Duncan beginnt mit dieser Nacht die Lust auf eine späte Liebe, für Jessenin ist die Nacht der Anfang seiner elementaren Selbstzerstörung, und für Marienhof stirbt in jener Nacht eine lange, leidenschaftliche Freundschaft. Es war doch wie ein coup de foudre, als die zwei Poeten sich 1918 in Moskau getroffen hatten. Beide begabt und herrlich hochmütig, witzig, frech und arrogant. Wie ein *Bürschlein* war Jessenin auf ihn zugekommen mit weißem Seidenhemd unterm hellblauen Mantel, das wilde Haar strohgelb mit einer Schmachtlocke in der Stirn. Dieser Sergej macht auf ihn den Eindruck eines hübschen jungen Friseurs aus der Provinz. Aber in seinen Gedichten *bellen die Wolken*. Und aus der Provinz kommen sie ja schließlich beide. Und beide sind gierig auf Ruhm und Abenteuer.

Jessenin stammt aus dem Gouvernement Rjasan. Dort wird er am 3. Oktober 1895 geboren. Weil sein Vater arm ist, wächst er beim Großvater auf. Seine Onkel leben auch dort. Verwegene Burchen sind das. Sie setzen den erst 4-jährigen Sergej auf ein ungesatteltes Pferd, versetzen dem Tier einen Tritt, und der Gaul fegt im Galopp mit dem Knaben durch die Botanik. Dann bringen sie ihm Schwimmen bei. Zerren das zeternde Kind in ein Boot, ziehen es nackt aus und werfen es wie einen Hund ins Wasser. Das prägt. Sergej Alexandrowitsch wird bald selbst ein Raufbold, ist wild und ungezogen, immer der Anführer im Dorf und immer voller Schrammen. An Gott glaubt er nicht, er glaubt an sich. Und als die Großmutter ihm Märchen erzählt, erblüht seine Phantasie: *Dort, wo die steigende Sonne / die Kohlbeete rötlich bewässert hat, / saugt das Ahornbaby voll Wonne / am grünen Euter der Mutter sich satt.*

Als er das schreibt, ist er gerade mal 15. Und natürlich begeistert er sich bald für die Revolution und für Trotzki. *Ich stand voll und ganz auf Seiten des Oktobers,* schreibt er in einer seiner autobiographischen Skizzen. Als er 1916 zum Kriegsdienst einberufen wird, hat er Glück. Er kommt als Sanitäter nach Zarskoje Selo, wird ein bisschen durch die Gesellschaft geschleust und liest der Zarin aus seinen Gedichten vor. *O Russland – himbeerfarbne Weite / Und in den Fluss gestürztes Blau ...* Das sei ja sehr schön, sagt Alexandra Fjodorowna, aber alles so schrecklich traurig. Richtig, sagt Jessenin zur Zarin, so traurig wie ganz Russland, wo es zu viele arme Menschen gibt! Als er sich weigert, Hymnen zum Ruhme des Zaren zu schreiben, wird er in ein Strafbataillon versetzt, desertiert, schließt sich den Sozialrevolutionären an, und als er 1918 in Moskau den Dandy Marienhof trifft, wird er, der Hooligan, schon der neue Puschkin genannt.

Die beiden haben kein Geld, manchmal auch kein Zimmer, dann schlafen sie auf der Couch im Dichtercafé oder bei Freunden auf zwei zusammengestellten Stühlen. Und wenn die letzte geschnorrte Kopeke ausgegeben ist, essen sie erfrorene Kartoffeln, trinken Mohrrübentee mit Sacharin oder gezuckertes Mehlwasser und laufen mit grünen Gesichtern rum, weil das Zeug den Hunger nicht stillt. Sie umgarnen Mäzene, die ihre Gedichte veröffentlichen, dann rollt der Rubel wieder, dann wird wieder eine Kammer gemietet, die Freunde schlafen zusammen im Bett unter einem Wust von Decken und Jacken, tags dichten sie und wärmen sich mit Champagner, und als der Winter so eisig wird, dass im Zimmer nur noch fünf Grad herrschen, spendieren sie sich für den Lohn einer Stenotypistin eine Bett-Vorwärmerin. Die kommt gegen Mitternacht aus dem Schneesturm, zieht sich aus, legt sich nackt ins Bett, eine gute viertel Stunde reicht oft schon, dann zieht sie sich wieder an, wobei die Poeten ihr diskret den Rücken zukehren, geht, und schon fliegen die Männer in die warmen Federn.

Natürlich haben sie auch Frauen. Er hätte schon dreihundert gehabt, sagt Jessenin. Sachte, Wjatka, sagt Anatoli. Na ja, also dreißig. Das könnte hinkommen, meint der Freund. Und deshalb hat Sergej auch dauernd Angst vor Syphilis. Kaum entdeckt er irgendeinen Pickel im Gesicht, fragt er sich fünfzig Mal am Tag, ob das Lues sei. Dabei ist er seit 1917 verheiratet. Hat vorher auch schon ein uneheliches Kind gezeugt. Interessiert ihn aber alles nicht mehr. Und als seine Frau mit dem Töchterchen auftaucht, der kleinen Tanja, die dem Vater – nach dem gemeinsamen Sohn Kostja – auch mal vorgeführt werden muss, verschwindet Sergej und lässt Anatoli der weinenden Sinaida Nikolajewna Reich ausrichten, dass ihr Mann leider eine andere habe und sich scheiden lassen wolle.

Mit ein paar befreundeten Intellektuellen gründen sie den sogenannten »Imaginismus« und arbeiten nächtelang an einer Theorie. Im *phantastischen Dschungel der Philologie*, schreibt Anatoli Marienhof, gehen sie den Wörtern an die Wurzel. Die Sprache, sagt er, wuchs in ihrer Kindheit aus Bildern heran. *An diesem Tag / ist die Sonne ein zärtliches Katzenkind, / das von himmlischer Weide / mir mit goldener Tatze lind / das Haar zaust* ... Poesie, wie diese von Jessenin, setze sich aus lauter Bildern zusammen, bis sie am Ende zur schönen Flickendecke wird.

Am 30. Januar 1919 veröffentlichen sie in der Zeitschrift »Sirene« ihr wildes Manifest. Allen Künstlern wollen sie die Wahrheit *in die Ohren donnern*: Der Futurismus sei tot. Niemand soll mehr an ihren *schweren fleischigen Brüsten* hängen. Die Futuristen krakeelen doch nur von der Sonne, ihre Wirklichkeit aber sei schwarz wie die Nacht. Majakowski oder Picasso? Alles Nullen, Totengräber, Schakale der Kunst. Fremde Gegenstände in Bilder einzukleben, ergibt doch höchstens *Tuttifrutti*. Also alles in den Orkus. Auch die Naturalisten, die Romantiker, die Klassiker. Weg mit dem ganzen Murks. Es leben die Imaginisten, die alle von der Pest befallenen und unerleuchteten Leser retten werden. Ihr Lieblingslyriker Alexander Puschkin, glauben sie, hätte sicher genauso gedacht. Und so machen Jessenin und Marienhof ihn posthum zum Mitglied ihrer literarischen Schule, klettern nachts auf sein bronzenes Standbild und hängen ihm ein Plakat mit der Aufschrift um den Hals: *Ich bin für den Imaginismus.*

So was lieben die Fans natürlich. Und Jessenin bezaubert jeden, wenn er in Fabrikhallen seine Verse singt oder flüstert oder schnurrt wie ein Katzentier: *Nachtlang, bis es Morgen wird, / Rezitier ich Dirnen, was ich schreibe / Und mit Gaunern gönne ich mir Sprit* ... Er ist charmant und gewinnend, schlank und elegant. Steht immer unter Dampf. Alles muss raus. Panisch, manisch. Ein Narziss, der geliebt werden will, weil er sich selber liebt. In welcher Gesellschaft er sich auch aufhält, er entzückt doch jeden mit seinem schönen, mädchenhaften Gesicht und seinem Feuer in himmelblauen Augen. Und wenn er dann mit dieser leicht ironischen Fröhlichkeit sagt, dass die ganze Struktur des Weltalls geändert werden müsse, dass eigentlich alles dem Untergang geweiht sei – macht das überhaupt nichts. Sie lieben ihn.

Und dann taucht Isadora Duncan auf. Gleich nach dem Künstlerfest besuchen die Freunde sie in ihrer pompösen Wohnung, die mit Plüsch und Brokat auf schweren vergoldeten Möbeln ein Albtraum ist. Die Kronleuchter sind mit roter Seide verhängt, weil Madame elektrisches Licht scheut. Zu hell. Marienhof beschreibt die Szene in seinem Buch »Roman ohne Lüge« mit aller Süffisanz. Sie hocken also da zwischen Kissen, Fellen und Matratzen, als Jessenin sagt: *Und jetzt, Isadora tanze ... Verstehst du mich, Isadora? Tanze für uns!* Er habe sich ganz offenbar wie Herodes gefühlt, schreibt Marienhof, wie Herodes, der Salome befiehlt zu tanzen. Da legt sie eine *sinnliche, erregende Musik* auf, und *ein grausiger und wundervoller Tanz* beginnt, in dem die Duncan ihren Geisterpartner so lange mit einem Schal umschlingt und am Ende würgt, bis er leblos am Boden liegt. Von diesem Augenblick an, schreibt Marienhof, war Jessenin ihr Gebieter, dem sie *wie ein Hund* die Hand küsst, und in seinem Blick sei mehr Hass als Liebe gewesen.

Er hat sich in ihren Weltruhm verliebt. Ruhm ist sein Credo. Und er findet es aufregend, mit der berühmten Tänzerin durch Moskau zu flanieren, dieser Sozialromantikerin, die sich für ihre russische Tournee ein Gewand *à la bolschevique* hatte schneidern lassen und ihre Zofe vergeblich darum bat, sie *Genossin* zu nennen und mit ihr zu speisen. Ja, Jessenin liebt das Getuschel der Leute ... Haben sie schon? Oder werden sie noch? Er besucht jede ihrer Vorstellungen. Am 7. November 1921, dem Jahrestag der Revolution, tanzt die Duncan im Bolschoi-Theater die Internationale. Lenin applaudiert in der Regierungs-Loge. Jessenin jubelt im Parkett. Danach soll die Dame aus dem Land des Kapitals in Petersburg tanzen. Ob Jessenin mitkommt? Ja, sie umschmeichelt ihn, sagt, dass sie gemeinsam auftreten würden, sein Wort und ihr Tanz – zusammen könnten sie doch die ganze Welt beherrschen! Ach, das gefällt ihm. Natürlich kommt er mit und verbringt in Petersburg, im Zimmer 5 des ungeheizten Hotels Angleterre, die erste Liebesnacht mit ihr. Seinem Tolja Marienhof hatte er zum Abschied ein ein Leb-wohl-Gedicht geschrieben, das mit den Zeilen endet: *Und doch, von den bebend Lebenden rings / Bist Du der Beste gewesen.*

Der Dichter und die Tänzerin heiraten am 2. Mai 1922, fliegen am 10. nach Berlin, steigen im Adlon ab, fahren zur Kur nach Wiesbaden, reisen im Automobil nach Lübeck, nach Leipzig, nach Weimar. Jessenin hasst den Westen, und er sieht Oswald Spenglers Untergang des Abendlandes direkt vor sich. Sieht keine Chance für eine Revolution. Zu tot sei alles in den Köpfen der Westeuropäer. Im Berliner Haus der Kunst schmettert er die Internationale und hämmert den russischen Emigranten seine Verse ins Hirn: ... *ich möchte heute, möchte sehr / Vom Fenster den Mond anpissen ...*

Aber was ist das für ein Leben, das er da führt? Der Hooligan in Gamaschen und Seidencape? Seine Frau tanzt, und er versteht kein Wort im fremden Land. Und was will er da im feinen Adlon? Mit einem jungen Russen verschanzt er sich in einer Pension in der Uhlandstraße. Sie trinken und dichten. Dichten, das ist es doch, was er will. In der vierten Nacht steht Isadora Duncan da: Eine Amazone mit Reitpeitsche. Schlägt sich den Weg frei. Peitscht sich durch Nippes. Gläser fliegen, Scheiben klirren. Jessenin flüchtet im Pyjama hinter die Garderobe. Versteckt sich. *Suivez moi*! brüllt sie knapp, komm mit! Da setzt er den Zylinder auf, wirft das Cape um und trottet ihr schweigend hinterher.

Und was will er im weißen Anzug am Lido von Venedig mit Zofe und Dolmetscher? Ja, da protestiert er denn auch, schreit die Duncan an, will seinen eigenen Schlüssel, sofort. Und andere Frauen will er auch, wenn ihm danach ist. Und damit sie glaubt, was er sagt, zertrümmert der junge Wilde das Hotelzimmer. Später, in Russland, wird er dichten: *Nacht, ach Nacht / Was hast du verpfuscht und verschwiegen? / Ich steh im Zylinder, / Niemand ist bei mir ... / Allein bin ich ... / Und der zerschlagene Spiegel*

Ein Fiasko auch die Tournee durch Amerika. Sie feiert Triumphe. Aber wer kennt schon den Dichter aus Russland? Er ist die Brosche am Busen der Duncan. Was sonst. Das macht ihn rasend. Sergej, der wie der antike Narcissos mit unstillbarer Selbstliebe gesegnet und verflucht ist, hat sein Bild im Brunnen verloren, sein russisches Publikum, das ihm huldigt und in dem er sich spiegelt. Auf einer Party sagt er scharf in den small talk hinein, von dem er kein Wort versteht: Isadora, nach Hause! Sie wird den Rest des Abends später einmal seinem Freund Marienhof erzählen: Im Hotelzimmer – sie noch in Hut und Mantel – habe er sie bei der Kehle gepackt, habe sie gewürgt wie Othello Desdemona, und gebrüllt: Die Wahrheit, Hündin! Was hat dein amerikanisches Pack über mich gesagt? Und sie habe nur noch: Gutes! röcheln können. Er glaubt ihr kein Wort. Und trinkt. Was zur Zeit der Prohibition lebensgefährlich ist. Trinkt Schmuggelware, Industriealkohol, der mit Glyzerin und Wacholder verschnitten ist. Ein Teufelszeug. *Ist's, dass der Wind so singt / überm leeren, menschenlosen Land, / Oder entlaubt mir der Schnaps / das Gehirn wie den Nussbaum der Schnee?*

Raus. Bloß raus aus diesem Land der Rockefeller und der Wolkenkratzer. Und dann ein letztes Aufbegehren im alten Europa, in Paris, im eleganten Hotel de Crillon. Ein kleines Essen zu dritt. Jessenin trägt Gedichte vor. Verschwindet. Kommt zurück. Liest weiter. Verschwindet wieder. Er brauche noch Zigaretten, sagt er. Aber schwankt man von Zigaretten? Er trinkt natürlich. Was denn sonst. Betrinkt sich bis zur Besinnungslosigkeit, weil er nicht mehr in seinem alten Leben steckt. In der Nacht fliegen dann Möbel aus dem Fenster, Stühle, eine Couch sogar und ein Toilettentisch. Schreiende Hotelgäste glauben, es sei wieder Krieg und Bomben fallen.

Die Duncan muss ihren Dichter im Polizeirevier auslösen. Sie haben Hotelverbot. Sie reisen ab nach Berlin. Sein letzter Schlag im 8-Uhr-Abendblatt: Er würde lieber in Sibirien leben wollen als mit der Duncan verheiratet zu sein. Aus. Alles ist aus. Sie bringt das Kind zurück nach Russland. Sie sagt, sie habe ihm die Welt zeigen wollen, aber er habe gar nicht hingeschaut. Und warum nicht? Weil seine europäischen und amerikanischen Eroberungsträume zerplatzt waren. Nichts von dem, was er sich erhofft hatte, war eingetreten. Ein paar Lesungen gab es, ja, auch Verlags-Verhandlungen über eine Gedichtauswahl. Aber das waren keine Siege. Das waren Kränkungen seines Egos.

Zurück in Moskau trennen sie sich, die Ehe wird geschieden, und Jessenin zieht zu Galina Benislawskaja, die seine Geliebte, Vertraute und Amme wird. Sie ordnet seine Finanzen und seine Manuskripte, und als Isadora Duncan dramatische Liebesbriefe und Telegramme von ihrer Tournee aus dem Kaukasus schreibt, kabelt Galina: Sie solle keine Briefe und Telegramme mehr an Jessenin senden. Er sei jetzt bei ihr. *Zu Ihnen kommt er nicht zurück.* Das sei ja wohl seine Hausangestellte gewesen, telegrafiert die Duncan zurück. Sie wünsche Aufklärung von ihm. Er antwortet kühl und knapp: Er liebe jetzt eine andere, sei wieder verheiratet und glücklich. Jessenin. Doch das Glück mit Galina ist kurz. Er ist rastlos, verausgabt sich, strapaziert seinen Kopf und seine Seele. Er will doch noch so viel sagen, schreiben, dichten, herausschreien. Und dafür muss er frei sein. So verlässt er Galina, auch wenn sie seine Vertraute bleibt. Sie aber wird die Trennung nicht verkraften, wird sich ein Jahr nach dem Selbstmord ihres Geliebten auf seinem Grab mit einem uralten Bull-Revolver erschießen. Und Jessenin? Hadert inzwischen auch mit dem Kommunismus wie sein literarischer Anarchist Nomach, dieser Einzelgänger in seinem lyrischen Drama »Das Land der Schurken«. Der möchte sich lieber vom Galgen aus die Zigarette an den Sternen anzünden als sich weiterhin das Geschwätz von der Herdengleichheit anzuhören.

1923, kurz vor Weihnachten, wird Jessenin in ein Sanatorium für Nervenkranke eingeliefert. Man erinnert sich dort später an einen sehr liebenswürdigen Patienten, der Abends beim Schach- oder Damespiel wie aus dem Ei gepellt in seinem eleganten grauen Anzug durch den Saal geht, freundlich grüßt und gerne auch dem Personal und den Patienten Gedichte vorliest. Und wenn er gefragt wird, warum er soviel Alkohol trinkt, dann sagt er: *Ich trinke, um im Rausch in mir zu finden, was ich im nüchternen Zustand nicht herausfinden kann.*

Dann lernt er die Nichte von Tolstoi kennen. Er liebt sie nicht, aber er heiratet sie. Wegen des ruhmreichen Namens Lew Tolstoi, sagen die Freunde. Wie er auch einmal erwog, die pummelige Tochter von Fjodor Schaljapin zu heiraten. Wegen des ruhmreichen Sängers. Wie er auch den Ruhm der Duncan geheiratet hat. Die Hochzeit mit Sofja Tolstaja feiert er drei Monate vor seinem Tod. Marienhof wird später schreiben, dass aus dem charmanten, schlagfertigen Gelegenheitstrinker, der die Leute mit Küssen und Liedern und flammenden Reden entzückte, längst ein Gewohnheitstrinker geworden war. Schlampig, streitsüchtig, ein hochkarätiger Flucher. Und am Ende sei er dann der unberechenbare Säufer gewesen mit Delirien und Halluzinationen und Schaum vorm Mund. *Ja*, schreibt Marienhof, *er konnte verlieren und hat alles verloren. Das Geld aus der Tasche, die Scham aus der Seele ... die Mütze vom Kopf und den Kopf in der Kneipe.* Aber nie, nie habe er seine Worte verloren, die er in so schöne Bilder hineinzauberte: *Euch zum Schur trag ich ungekämmt / Den Kopf hoch auf den Schultern als Laterne über Land ...*

Zu Lesungen pudert Jessenin sein Gesicht jetzt ganz blass. Er liest seine Verse mit ersterbender Stimme und ist noch nicht mal dreißig Jahre alt. Berauschte Mädchen tragen ihr Idol verzückt vom Podium. Und wie vielen hat er seine Liebesgedichte gewidmet. Und wie oft hüllt ihn die schwarze Braut Schwermut ein. *Wer geliebt hat, kann schon nicht mehr lieben, / wer verbrannt ist, kommt nicht mehr in Brand.* Er ist einer, der nicht alt werden wird, weil er an seiner Begabung zerrt, sie strapaziert und überfordert. Er sei ekelhaft dick geworden, schreibt er an Galina. Und morgens gerate er in Schweiß, wenn er sich die Schuhe anziehe. Und alles passe ihm nicht mehr – *weiß der Teufel, woher das kommt.* Er hat Halluzinationen und spuckt Blut, eine Lampe brennt Tag und Nacht bei ihm, weil alle Angst haben, er könnte sich umbringen. Marienhof schreibt, er sei nur noch eine Stunde am Tag ein Mensch. In dieser Stunde entstehen seine Gedichte. Er trägt sie lange im Kopf spazieren, bevor er sie niederschreibt. Jessenin sagt immer: *In der Kuh wird die Milch nicht sauer.*

Ja, er säuft sich langsam die Seele aus dem Leib. Die Ärzte sagen, wenn er so weiter macht, ist er in drei Monaten tot. Und dann wird er von Leuten angezeigt, die er mit unflätigen Flüchen beleidigt hat. Er entkommt der Anklage nur durch Flucht in die Moskauer Universitätsklinik. Dort erklärt man dem Gericht: Der Mann trinkt. Und Betrunkene sind unzurechnungsfähig. Er könne nicht aussagen. Im Krankenbericht der Poliklinik für Inneres heißt es, der Patient spucke seit einem halben Jahr Blut, leide unter Delirium tremens, unter Nachtschweiß, Gewichtsverlust, Appetitlosigkeit, und auch die Ärzte fürchten, dass er sich das Leben nimmt. *Doch ich bin krank ... / Ein lila Schneetuch nur / Wird mir jetzt noch / die Seele heilen ... / Seltsame Menschen hier auf Erden.*

Äußerlich erholt Jessenin sich erstaunlich schnell. Er telegraphiert vom Krankenhaus aus einem Freund nach Leningrad – so heißt Petersburg seit Lenins Tod 1924 – dass er käme, sobald er entlassen würde. Schreibt dann seiner Frau Sofja, dass er nicht mehr zu ihr zurückkommen würde. Alles sei aus. Da hat die Ehe gerade mal zwei Monate gedauert. Sie solle das Zimmer bitte auf ihren Namen übertragen lassen. Er fahre jetzt weg, und da wolle er nicht noch weiter das Geld für die Miete zahlen. Zumal bei der Preiserhöhung, schreibt er. Und unterzeichnet nur mit einem S.

Am 21. Dezember 1925 wird er entlassen. Dass er verreisen will, ist nicht ungewöhnlich. Doch anders als sonst verabschiedet er sich jetzt in Moskau sorgfältig von allen Freunden, sogar von der Mutter seines ersten Sohnes, auch von seiner ersten Frau und den beiden Kindern. Er fühle sich schlecht, er gehe fort, vielleicht werde er sterben, wer weiß. Dann der bittere Auftritt bei Sofja Tolstaja und Jessenins jüngeren Schwester Alexandra. Es ist abends nach sechs, es ist dunkel und schneit. Er kommt mit einem Freund nach Hause, sagt kein nettes Wort, nicht mal guten Tag, legt nicht ab, holt nur seine drei Koffer raus, geht grußlos und knallt die Tür zu. Draußen warten zwei Pferdeschlitten. Auf dem Balkon stehen die beiden Frauen. Alexandra ruft ihrem Bruder zu: *Machs gut, Sergej!* Und sie wird erzählen, dass er hoch geschaut, strahlend gelächelt und gewunken habe. Danach verschwinden die Schlitten in Richtung Bahnhof, zum Zug nach Leningrad. *Wer bin ich? Und was? Ein Träumer eben, / dem der Augen Blau in Nacht zerfällt.*

Am 24. Dezember kommt Jessenin in Leningrad an. Er fährt zum Isaaks-Platz und mietet im Hotel Angleterre jenes Zimmer Nummer 5, in dem er die erste Liebesnacht mit Isadora Duncan verbracht hat. Vier Freunde kommen Nachmittags zu ihm. Sie haben alle den Eindruck, er wolle ein neues Leben beginnen. Er erzählt, dass er nicht mehr nach Moskau zurück wolle, seine Ehe sei gescheitert, er schriebe in Zukunft auch keine Gedichte mehr, nur noch Prosa. Wie bitte? Keine Gedichte mehr? Aber er ist doch Dichter. Bis zum Abend liest er ihnen denn auch zehnmal sein letztes großes Gedicht vor, den »Mann in schwarz«: *Elegant war er, / Zudem ein Poet, / Nicht sehr stark, / Doch mit festen kundigen Händen ...*

Die letzten drei Tage vergehen mit Besuchen. Sein Freund, der Dichter Wolf Erlich, ist immer dabei. Man trifft sich wieder am Samowar in Jessenins Zimmer. Einen Stock über ihm wohnt der nette Georgi Ustinow, ein Journalist mit seiner Frau Lisaweta. Sie machen Pläne, wollen eine Wohnung mieten, vielleicht in einer Zeitschrift arbeiten, viel arbeiten, und an Feiertagen faulenzen. Aber dann ist Jessenin wieder von großer Trauer und Unruhe befallen, sagt, er sei eine *Gottesflöte,* die nicht mehr spielen könne, aber das sei ihm auch egal, er glaube ohnehin, seine linke Hand würde steif werden. Dann bittet er den Portier, niemanden mehr zu ihm durchzulassen. Er hat Angst, man spioniere ihm aus Moskau nach.

Dann der letzte Tag, der 27. Dezember, Sonntagmorgen. Jessenin fürchtet, man wolle ihn in die Luft sprengen, irgendwas sei da mit dem Badeofen nicht in Ordnung. Wolf Erlich und Tante Lisa von oben sind zur Stelle und beruhigen ihn. Aber dann sieht die Ustinowa voll Entsetzen das Gedicht auf seinem Tisch. Es ist mit Blut geschrieben. *Ja, Tante Lisa, hörst du!,* sagt er, *ist das nicht unverschämt! Keine Tinte im Zimmer! Verstehst du?* Er wollte ein Gedicht schreiben, und es sei keine Tinte dagewesen. Er habe gesucht und gesucht, aber nichts war zu finden. Dann schaut er zu ihr auf und sagt: *Sieh mal, was ich gemacht habe,* und er schiebt seinen Ärmel hoch – und die Ustinowa schreit auf, als sie den langen roten Schnitt sieht. Jessenin reißt das Gedicht aus seinem Notizblock, faltet es zusammen und gibt es Wolf Erlich. *Für dich,* sagt er. Aber er soll es nicht gleich lesen.

Später sitzen sie wieder um den Samowar herum. Der Hausmeister hat ein paar Flaschen Bier aufgetrieben, dazu gibt es Gänseklein. Jessenin, so erzählen die Freunde später, sei ruhelos und voller Angst gewesen und hätte sich wie ein kleiner Junge auf Ustinows Schoß gesetzt und ihn umarmt. Es ist, als suche der Tod ihn. Am Abend, als sie sich gegen acht Uhr verabschieden, sitzt Jessenin ohne Jackett an seinem Tisch, hat nur seinen Pelz umgelegt. Er lächelt und will noch alte Gedichte durchsehen. Gegen 10 Uhr weist er den Portier an, niemanden mehr in sein Zimmer zu lassen.

Am 28. Dezember um halb elf will Lisaweta Jessenin zum Frühstück holen. Aber er macht nicht auf. Und die Tür ist verschlossen. Sie muss mit einem Ersatzschlüssel vom Hotelportier geöffnet werden. Das Bett – nicht angerührt. Die Chaiselongue – leer. Auch der Diwan. Und dann: Oben am Fenster, am Zentralheizungsrohr, hängt der Dichter an einer Kofferschnur, unter ihm der umgestoßene Nachttisch samt dem Kandelaber. Im Polizeibericht wird stehen: *Er trug graue Hosen, ein Nachthemd, schwarze Socken, und schwarze Lackschuhe.* Wolf Erlich erinnert sich erst jetzt wieder an den Zettel in seiner Tasche. Er faltet das Blatt auseinander. Es ist Jessenins letztes Gedicht, das er mit seinem Blut geschrieben hat: *Freund, leb wohl. Mein Freund, auf Wiedersehen, ... / Gräm dich nicht und werd mir nicht so fahl. / Sterben –, nun ich weiß, das hat es schon gegeben; / doch: auch Leben gabs ja schon einmal.*

PAUL CASSIRER

»Nun bleibst du aber bei mir!«

Er möchte, dass Oskar Kokoschka seine Geliebte malt, diese herrlich erotische Frau mit der lustigen Stupsnase und dem sinnlichen Mund – sein Geschöpf, seine Circe, sein Schicksal. Der Kunsthändler Paul Cassirer, der den jungen Wilden aus Wien gerade entdeckt hat, begleitet ihn zur ersten Sitzung in die Wohnung seiner künftigen Frau. Er ist vergnügt und übermütig, trägt zum sommerlichen Strohhut wie immer den feinen grauen Anzug mit Weste und Nelke im Knopfloch. Als sie ankommen, werden sie gleich ins Boudoir von Tilla Durieux gebeten. Die Schauspielerin steht wie eine femme fatale im knappen Mieder vorm Spiegel und bittet Paul und Oskar, ihr das hübsche Teil doch bitte hinten mal zuzuschnüren. So soll er sie malen? fragt Kokoschka. Warum nicht, sagt Cassirer und zündet sich die obligate Zigarre an. Weil es zu sehr an Manets »Nana« im Spitzenkorsett erinnert, sagt Kokoschka. Und dieses Bild sei nun wirklich nicht zu übertreffen. *Ich malte sie anders,* schreibt er in seinen Erinnerungen. *Ihre Verführungskunst war groß, und ich glaube, ich habe das Bild nicht vollendet und es samt dem Farbkasten bei ihr liegengelassen.*

Cassirer hat Tilla Durieux von vielen seiner eroberten Maler portraitieren lassen, von Lovis Corinth, Franz von Stuck, Ernst Barlach und Olaf Gulbransson, Emil Orlik hat sie karikiert, Max Slevogt skizziert, und im Sommer 1914, kurz vor Ausbruch des Ersten Weltkriegs, wird sogar der im Rollstuhl sitzende Auguste Renoir sie noch in seinem Pariser Atelier malen. Die junge Pflegerin wird ihm die Palette in die gichtgekrümmte Linke drücken und den Pinsel in der rechten Hand festbinden. Max Liebermann hatte nur Tillas exotischen Kopf haben wollen. Den setzt er auf seine nackte Delila aus dem Alten Testament. Er malt den Augenblick, als sie nach einer Liebesnacht dem schlafenden Simson die sieben

Locken abschneidet, ohne die der von Gott Erwählte seine Kraft verliert. Jahre später werden viele sagen, dass sie, Tilla Durieux, den unverwundbaren Cassirer zum Simson gemacht hat, der seine Kraft und sein Leben verlor, weil sie die Scheidung wollte.

Ein viertel Jahrhundert vor seinem dramatischen Ende ist Cassirer bereits der berühmteste Berliner Kunsthändler. Ein Rebell, den Kaiser Wilhelm als seinen persönlichen Feind betrachtet. Denn der vermögende jüdische Großbürger ist es, der einer kunstverdummten Generation das Licht beschert – die Impressionisten: Nackte Knaben am Meer, Gärten mit spielenden Kindern, Blumenbeete, Kohlköpfe und ein Bund Spargel, Wälder mit Sonnenflecken, Wolken, Wellen, Wäsche im Wind, liegende, lesende, schlafende Mädchen, grasende Kühe, duftige Tänzerinnen. Solche Bilder sind es, die Cassirer in seinem Salon in der Viktoriastraße 35 am Tiergarten ausstellt und verkauft: von Liebermann, Monet, Corot, Courbet, Millet, von Degas, van Gogh oder dem jungen Max Beckmann. Dessen Herz schlägt allerdings schon mehr, wie er sagt, *nach einer roheren gewöhnlicheren vulgäreren Kunst.* Und auch Lovis Corinth will dem *Furchtbaren, Gemeinen, Großartigen* in seinen Bildern Platz machen.

Nur zu. Alles interessant. Alles spannend. Cassirer ist neugierig und hat den Blick eines Künstlers. In München sollte der 1871 in Breslau geborene Jura studieren, tat er aber nicht. Er schrieb an einem Maler-Drama und sitzt damals Abend für Abend in den pompösen Säulenhallen des Café Luitpold mit Theodor Wolff zusammen, der Berlins bedeutendster Journalist werden wird, und mit Lovis Corinth, der Pauls Texte für den »Simplicissimus« illustriert. Bis in die frühen Morgenstunden reden sie bei Bier und Zigarettenrauch über japanische Malerei, die Präraffaeliten oder die neuen Franzosen. Cassirer ist begabt und weiß nicht, was er werden soll. Maler? Aktzeichnen macht ihm Spaß. Schriftsteller? Sein Künstlerroman »Josef Geiger« wird bei Albert Langen gedruckt. Der spielt in der Münchner Bohème, und sein pessimistischer Held ist ein Zweifler wie er selbst. Als er aber dann in Paris die in Licht und Farben schwelgenden Impressionisten sieht, weiß er, was er will: Diese Kunst verkaufen. In Berlin.

Berlin platzt zur Jahrhundertwende ja aus seiner alten Haut. Und nichts liebt Cassirer mehr als Tempo – mit Omnibussen, Straßenbahnen, Hochbahnen, Untergrundbahnen, Pferdedroschken und Autos. Er braust doch selbst wie ein Dionysos durch die Welt, feiert Feste, heiratet mit 24, lässt sich ein paar Jahre später wieder scheiden, der Sohn bleibt bei seiner Frau, die Tochter bei ihm. Er liebt diese verruchte Metropole Berlin, dieses Babylon in Brandenburg mit Zeitungsausrufern auf dem Kurfürstendamm, durchliebten Nächten, Halbweltdamen, Proletariern bei Aschinger, Kaufhäusern, Finanzpalästen, Varietés, Bars, Theatern, Revuen, Prostituierten und flanierenden Luxusweibchen auf der Friedrichstraße.

Nein, der Handel blüht 1901 noch nicht auf seiner ersten kühnen Ausstellung mit dem in Deutschland noch unbekannten Paul Cézanne. Sie ist, gelinde gesagt, ein Reinfall. Kein Bild verkauft. Noch hängen spätromantische Poesien, historische Schinken, Paraden und patriotische Hirsche an deutschen Wänden über Plüschsofas, noch darf der Kunstberater von Wilhelm II. faseln, ein Maler dürfe nicht neun Köpfe auf die Leinwand pinseln, wenn in der abgemalten Wirklichkeit nur acht zu sehen waren. Und in allen Amtzimmern und allen Restaurants prangt damals noch das Konterfei des Kaisers mit Blick ins Gottesgnadentum und hoch aufgerichtetem Schnurrbart. Er bestimmt, was Kunst ist und palavert über sie in elend langen Reden: *Eine Kunst, die sich über die von mir bezeichneten Grenzen und Schranken hinwegsetzt, ist keine Kunst mehr.* Und donnert: *Dieser Cassirer, der die französische Dreckkunst zu uns bringen möchte ...,* und in seiner Empörung findet Wilhelm kein Dreckwort für diesen revolutionären Menschen, der ihm seinen dürftigen Kunstsinn durcheinanderwirbelt. Doch was in privaten Salons und Galerien hängt, kann der Kaiser nicht verbieten.

Und Cassirer? Solche Angriffe reizen nur seinen Ehrgeiz, seine Phantasie, seine Gewitztheit. Eine erfolglose Vernissage wird ihm nicht ein zweites Mal passieren. Der Charmeur überredet die Frau des Großindustriellen Franz Oppenheim, ein Blumenstück von Cézanne für 250 Mark zu kaufen. Und schon hängt ein Schild am Bild: Verkauft. An wen? Margarete Oppenheim. Die Kunstsammlerin? Das zieht. Der Kaufrausch beginnt. Der Pionier der Moderne wird zum gefeierten Händler.

Cassirer ist ein Despot, ein Narziss, in der Liebe wie im Geschäft, ehrgeizig ist er und machtbesessen, kränkend und gütig, klug und witzig, geistreich und eitel, einer, der geliebt werden will und der den Auftritt liebt, und wo er auftritt, ist der Raum gefüllt; ein Frauenverschleißer ist er, ein Gourmet, ein Freund großer Weine und guter Zigarren, ein vitaler Bursche, ein Kunstgott, der des Kaisers Kunst langsam auslaufen lässt.

Eines Abends, auf einer kleinen privaten Künstlergesellschaft, bleibt Cassirers Blick auf der knallroten Bluse hängen, die zur Tür herein kommt. Mit einem langgezogenen Aaahhhh ... bringt er die verwirrte Trägerin auch noch zum Erröten. Es ist die 24jährige Tilla Durieux, die ihr erstes aufregendes Engagement bei Max Reinhardt am Deutschen Theater hat. Aahh ..., und als hätte der elegante Verführer sie hypnotisiert, sitzt die Schauspielerin auch schon neben ihm auf dem Sofa. Der neun Jahre ältere Cassirer sprüht Kaskaden, erzählt Anekdoten und Witze: Kommt ein Besucher zu Rothschild, der beschäftigt ist. Nehmen Sie sich einen Stuhl, sagt er ohne aufzuschauen. Entschuldigen Sie, sagt der Besucher, ich bin der Fürst von Thurn und Taxis. Dann nehmen Sie sich zwei Stühle! Und ins Gelächter hinein wendet Cassirer sich an das knallrote Bonbon neben sich, fragt frech, ob sie denn noch mehr solcher Kostbarkeiten besäße? Und ihr steigen fast die Tränen auf, weil sie nicht parieren kann, sondern nur brav wie das liebe Kind vom Lande sagt, dass ihr Mann und sie nicht genug Geld hätten, um schönere Kleider zu kaufen.

Warum ist sie so befangen? Sie hat als Salome von Oscar Wilde ihren ersten Sieg gefeiert, ist Abend für Abend beklatscht worden. Jetzt aber sitzt sie wie die Maus vorm Kater. Dabei ist sie sonst doch nicht auf den Mund gefallen. Aber dieser Cassirer verschlägt ihr die Sprache. Es ist ihr auch peinlich, dass er sich noch für seinen faux pas entschuldigt. Ja, es tue ihm leid, dass er sie so in Verlegenheit gebracht habe. Sie möchte in den Boden versinken! Aber der Blitz hat längst eingeschlagen. Bei beiden. Er sorgt dafür, dass er sie wieder sieht. Und sie wird sich scheiden lassen. Für ihn. Für eine jahrelange wilde Ehe. Für Liebe und Luxus. Aber auch für einen Mann, der endlich das Material gefunden hat, aus dem er ein Kunstwerk machen will. Cassirer, der verhinderte Autor und Maler, verwandelt sich in Cassirer-Pygmalion, der sich wie der Zyprische König in Ovids Metamorphosen sein Frauenideal selbst erschafft: Tilla-Galatea. Und das geht so:

Als der Sommer kommt und die Theater für Wochen schließen, fährt Cassirer mit seiner Liebsten nach Holland. An der Nordseeküste hat er sich auf einsamer Düne ein Haus bauen lassen, gelb, blau, weiß mit rotem Dach, Kamin und alten Kacheln, und von der großen Veranda aus geht es runter zum Meer. Urlaub? Nein, hier wird gearbeitet. Er studiert Texte mit Tilla, Rollen, erklärt, dass eine moderne Schauspielerin nicht nur ihren Part können muss. Alles muss sie über ein Stück wissen. Die ganze Literatur muss sie kennen. Also lesen sie gemeinsam Dostojewski, Tolstoi und Gontscharows »Oblomow«. Er erzählt ihr auch von seinem Freund Frank Wedekind, der ewig Ärger mit der Zensur hat, weil er in seinen Stücken die verlogene Moral der Wilhelminischen Zeit aufdeckt. Sie wird ihn noch kennenlernen, diesen Kämpfer gegen die Spießer.

Und dann fragt er knapp und ironisch, ob sie schon mal gehört hätte, dass es eine deutsche Sprache gibt. Wie bitte? Sie ist platt. Was soll das heißen? Sie ist Schauspielerin. Geht Abend für Abend mit deutscher Sprache um. Aber sie hat noch immer diesen Wiener Slang, sagt Cassirer, der stört, ist nicht modern. Und deshalb treibt er ihr den Akzent aus. Mit Gedichten schleift er ihre Sprache, poliert sie mit Goethe, George, Rilke, Verlaine und Baudelaire. Dann reisen sie rum, besuchen Museen, gucken Rembrandt an und Frans Hals. Sie ist eine folgsame Schülerin, lernt fleißig und hofft, es würde immer so bleiben.

Doch zurück in Berlin sitzt Cassirer so manchen Abend in der Potsdamer Straße in seinem Stammlokal »Winkel« mit Liebermann, Slevogt, Corinth und einer Batterie von Rotweinflaschen. Besucht auch nur noch hin und wieder nach den Vorstellungen seine Galatea, denn er geht zwischendurch mit flotten Eintagsfliegen fremd. *Ich dachte, Untreue gäbe es nur in der Ehe*, schreibt Tilla Durieux in ihren Memoiren »Meine ersten neunzig Jahre«. Wie oft sei sie weinend ins Bett gegangen. Nein, bitte keine Tränen. Und er hasst Aussprachen! Er verspricht ihr alles und hält es schon nach ein paar Tagen nicht mehr. Sie schreibt einen Abschiedsbrief, will die Trennung. Kommt überhaupt nicht in Frage! Er ruft an. Sie hebt nicht ab. Er versucht es ein paar Mal. Nichts. Solche Mätzchen kann er schon gar nicht vertragen. Also hin zu ihr. Sie will nicht öffnen. Der Berserker ist dabei, die Tür einzutreten. Also gibt sie nach. Er stürmt zornig ins Zimmer und reißt die Telefonschnur aus der Wand. Braucht sie ja nicht, wenn sie nicht ran geht! Nach dem Jähzorn schnurrt er wie ein satter Kater und fragt, ob er ihr tatsächlich noch sagen muss, dass sie die Frau seines Lebens ist? Sie weiß es doch! Die anderen bedeuten ihm gar nichts! Also Küsse, Versöhnung – und dann fängt alles von vorne an.

Ernst Barlach hat in seinen Erinnerungen »Ein selbsterzähltes Leben« ein kleines Psychogramm seines Freundes geschrieben. *Der Spieler Cassirer* war der *Sturmbock im Gewühl* der Kunst, *der erfolgreichste Perlenfischer und schlaueste Einfädler.* Es sei so leicht gewesen, ihn zu beglücken, dieses große Kind, das *den bösen Buben-Streichen so arg zugetan war.* Er sei eben auch sein eigener Feind gewesen, sein *böser, auftrumpfender und beinstellender Bruder ... Er sprudelte und schwamm am liebsten im Strom seiner siedenden Rede,* und litt darunter, *Nutznießer von Künstlern genannt zu werden, die ihm so verwandt waren, mit denen er, wie der Hamburger sagt: aus einer Buttel trank.* Er war verwegen, wie selten einer. *Seine Tapferkeit dürstete nach der Nähe der Gefahr, da, wo er die bestmögliche Unmittelbarkeit der Entscheidung witterte, wo kein Schild deckte, keine Anonymität schäbig schützte,* da, in *unmäßiger Risikofreudigkeit,* fühlte er sich wohl.

Wenn Cassirer nicht gewesen wäre, schreibt Barlach, *wäre ich wohl so etwas wie ein Simplicissimus-Zeichner oder dergleichen geworden.* Und wie großzügig geht dieser Herrschsüchtige, der den Kopf eines römischen Imperators hat, mit seinen Künstlern um. Kokoschka ist ein Habenichts, als er aus Wien kommt. Cassirer bietet ihm ein üppiges Jahresgehalt an, und *ich brauchte überhaupt keine ›Ware‹ abzuliefern,* schreibt er, *aber die Bilder, die ich ihm gab, durften nicht unter meinem Niveau sein, das er kannte.* Bis jetzt hatten seine Öle nichts gekostet. Nach seiner ersten Ausstellung in Cassirers Kunstsalon aber steigen sie *wie Aktien der Börse.* Das ist natürlich verführerisch, und so kauft Kokoschka für seinen altersschwachen Vater außerhalb von Wien ein Häuschen, einfach so, zieht das Scheckheft raus, zahlt und weiß, dass die Summe weit über seinem Cassirer-Bonus liegt. Der Scheck ist also nicht gedeckt. Er schreibt einen kläglichen Hilferuf nach Berlin. Und als die Gläubiger sich in seinem Atelier versammeln, steht auch Cassirer da, ist nach Wien gekommen, reicht dem Bruder Leichtfuß die Hand und zahlt ihn aus. Kokoschka wird nie mehr ein Scheckbuch besitzen. Sein Geld versteckt er künftig irgendwo und überall, und wenn er was braucht, *suchte ich unter der Wäsche und in Liebesbriefen nach.*

Im Juni 1910 heiraten Tilla Durieux und Paul Cassirer. Ihre jahrelange wilde Ehe hat zu viele Leute verprellt. Liebermann grüßte die Schauspielerin nicht mehr, weil sie den würdelosen Zustand nicht beendete. Hat er deshalb ihren Kopf von seinem Delila-Gemälde wieder abgekratzt und einen neuen draufgesetzt? Sogar der feine Diener, den Cassirer für seine Geliebte angestellt hatte, kündigt, weil das Lotterleben der Herrschaft, wie er sagt, anfängt, seine guten Manieren zu verderben. Also wird das Verhältnis legalisiert und vorher eine größere Wohnung in der Margarethenstraße hergerichtet. Im Musikzimmer stehen Barlachs »Singende Frauen« neben dem Steinway-Flügel, im Speisezimmer hängen Reiter von Manet, Kinder von Renoir, ein Paar von Cézanne und ein Leuchtturm von Manet. In Tillas Schlafzimmer lässt Cassirer zwei Gemälde von van Gogh anbringen und das schwarze Schloss von Cézanne. Alles Geschenke.

Die Hochzeit ist eine Katastrophe. Die Braut kommt mit dem Nachtzug aus Bochum, wo ihre Tournee endete. Im Schlafwagen macht sie kein Auge zu, weil sie ihre von der Rolle zerzausten Haare auf Lockenwickler gedreht hat. Niemand erwartet sie frühmorgens in Berlin an der Bahn. In der neuen Wohnung wurstelt ein mürrischer Cassirer herum, grüßt nicht, sagt nur: *Macht dich rasch fertig, damit wir es hinter uns bringen!* In Windeseile zieht sie ihr neues Kostüm aus gelber Seide an. Die Trauzeugen versuchen inzwischen, den Bräutigam mit ein paar Witzen aufzuheitern, vergeblich. Kurzer Weg zu Fuß zum Standesamt: Wollen Sie, Paul Cassirer, und Sie Tilla ... Ja, und Ja, und als sie wieder draußen sind, sagt Cassirer: *Ich geh jetzt ins Büro.* Zum Mittagessen ist er zurück, mürrisch wie am Morgen, rennt durch die Räume, reißt die Bilder von den Wänden, brüllt: alles falsch gehängt. Als Freunde mit Blumen kommen, weint die frische Gattin und Cassirer tobt mit der Leiter durch die Zimmer. Auf die Frage der Verblüfften, ob das junge Paar jetzt schon Krach habe, legt der Hausherr den Schalter um, der ihn zum Sunnyboy macht, umarmt seine Frau und sagt: *Jetzt hast du aber Paulchen wieder lieb!*

Bis zum Ersten Weltkrieg gehen die Geschäfte glänzend. Neben der Kunst verlegt das manische Arbeitstier inzwischen auch Literatur. Ediert Carl Sternheim, Ernst Toller, Walter Hasenclever, Else Lasker-Schüler und Heinrich Mann. Für Thomas Manns Bruder ist Cassirer *ein Kenner mehr als ein Kaufmann.* Der gibt die vorhandenen Werke neu heraus. Bis 1914 zahlt er dafür großzügig, *ohne auf Gewinn oder nur Ersatz zu achten.* Cassirers Sicherheit ist allein Manns Roman »Der Untertan«, in dem Held Diederich Heßling, dieser Stammtischagitator der Kaiserzeit, in seiner Hochzeitsnacht, bevor es zur Sache geht, vor dem Bild des Zweiten Wilhelm stramm steht! Und gegen den Kaiser rebelliert Cassirer ja noch immer. So gibt es in der von ihm herausgegebenen Literaturzeitschrift PAN radikale Beiträge gegen die herrschaftliche Kulturpolitik, gegen die Zensur, gegen die Todesstrafe und gegen den Homosexuellen-Paragraphen 175.

Abends wird mit Freunden gefeiert. Feudal mit Kaviar, Champagner, Trüffel, Pasteten und Tilla in neuer Luxusrobe. Wenn der Alkoholspiegel steigt, singt Cassirer: *Ich bin der Kaiser, ich bin der Kaiser, spricht Napoleon* ... Und zum Finale steht er auch schon mal Kopf und läuft eine Runde auf Händen, wobei ihm das Kleingeld aus den Taschen rutscht und auf den Boden prasselt. Manchmal klingelt Else Lasker-Schüler – die glaubt, im früheren Leben Prinz Jussuf von Theben gewesen zu sein – mit Russenbluse und türkischem Fez an der Tür und will einen Zug durch die Nachtlokale machen. Und als Max Slevogt Coopers »Lederstrumpf« für Cassirer illustriert, fahren sie in die holländischen Dünen, spielen Indianer, rauchen Tonpfeifen am Lagerfeuer, und wenn Freunde kommen, stürzen sich der »Große Bär« Slevogt und der »Listige Fuchs« Cassirer mit wüstem Geheul auf sie.

Dann kommt der Krieg. Und Cassirer, der mit 43 Jahren nicht wehrpflichtig ist, meldet sich freiwillig. Er will mitmachen, will dabei sein. Was kann er tun? Autofahren lernen. Macht er sofort. Er ist ja der Mann des Tempos. Er fährt hohe Offiziere zum Einsatz nach Belgien und Frankreich. Manchmal bis an die vorderste Front. Es sind lebensgefährliche Fahrten, für die er das Eiserne Kreuz bekommt. Seine Frau betreut Verwundete. Als sie ein abgesägtes Bein in den Mülleimer werfen muss, ist sie einer Ohnmacht nahe und begreift, was Krieg tatsächlich bedeutet.

Cassirer schreibt bitterböse Briefe an sie. Sie weiß nicht, warum. Weil sie zur Pazifistin geworden ist? Geht doch gar nicht anders, wenn man das Elend der Krüppel sieht. Oder weil sie über Neigungen zum Sozialismus geschrieben hat? Ach, sie mag diesen Ehekrieg mit dauernden Beschuldigungen, sie betrüge ihn, nicht mehr. Es nervt, und sie denkt ernsthaft über Trennung nach und lässt das wohl auch in ihren Briefen durchscheinen. Da stürzt der Ehemann, als er Fronturlaub hat, früh morgens bewaffnet in Tillas Schlafzimmer und will sie erschießen. Sie und sich. So jedenfalls beschreibt die Durieux es. In Panik umarmt sie ihn, beruhigt ihn, alles sei doch gut. Aber was sollten bloß diese aggressiven Briefe? Ja, ja, die Briefe seien unmöglich gewesen, sagt er. Oder hat sie ihn etwa doch betrogen? Aber nein!

Seine krankhafte Eifersucht bleibt. Bei der nächsten Vermutung zerschlägt er mit der Faust die fürs Abendessen gedeckten Teller auf dem Tisch und brüllt: *Ich kann nicht länger mit dir leben!* Und zieht ein Röhrchen mit Gift aus der Tasche. Sie will es ihm entreißen, die beiden rennen um den Tisch herum, wieder und wieder, er trinkt dabei den tödlichen Saft, und das hat etwas Hochemotionales, Mutwilliges, fast Wollüstiges, als wollte er nicht sich, sondern sie treffen, bestrafen, für was auch immer, für eine Ahnung, eine Vermutung, und er riskiert tatsächlich sein Leben dabei. Tilla Durieux brüllt nach dem Hausmädchen. Sie soll den Arzt rufen, die Rettung, sofort! Und da liegt Cassirer auch schon ohnmächtig in ihren Armen. Sie holen den Bewusstlosen ab, pumpen seinen Magen aus, es geht ihm bald besser, er ist wieder im Büro, muss sich dringend selbst um die Geschäfte kümmern. Der Verlag ist in die Brüche gegangen. Cassirer verkauft ihn. Und all die schönen Franzosen? Die Monets, Manets, Renoirs? Hängen unberührt da. Wer will schon im Krieg Bilder vom ›Erbfeind‹ kaufen? Das alles ist für den erfolgverwöhnten Weltmann eine Katastrophe.

Als er wieder an die Front muss, wird er krank. Er will nicht mehr, ist ja längst geheilt von anfänglicher Euphorie. Er wird dienstuntauglich geschrieben und fährt zurück nach Berlin. Was er im Lazarett und an der Westfront erlebte, hat ihn zutiefst erschüttert. Nein, es ist nicht süß und ehrenvoll, fürs Vaterland zu sterben! Er hat doch gesehen, wie die jungen Menschen in die Luft gesprengt worden sind, zerfetzt von Schrapnells, wie Soldaten einfach so im Granatfeuer auf dem Schlachtfeld verreckten, schreiend, flehend, wimmernd, ohne Arme, ohne Beine, ohne Beistand und dann im Trommelfeuer und Funkenregen elend krepierten.

Das sind Bilder, die nicht mehr aus dem Kopf gehen. Damit hat Cassirer sein neues Thema gefunden. Er veranstaltet Lesungen mit pazifistischen

Texten. Der Erfolg ist gewaltig, die Gäste im Saal rufen nach Frieden und wollen auf der Straße demonstrieren. Doch das hat Folgen für Cassirer. Kriegstreibende Journalisten berichten von Intellektuellen die sich beim Kunsthändler zusammenrotten, um den Sieg zu verspielen! Friedenstauben sind unerwünscht. Jüdische allemal. Der Antisemitismus geht ja längst wieder um. Cassirers Wohnung wird durchsucht, und er muss zurück an die Front. Das ist ein Befehl. Aber er ist doch kriegsuntauglich geschrieben! Nicht mehr. Da tritt er in einen Hungerstreik. Man bringt ihn ins Nervensanatorium. Apathisch sitzt er in seinem Zimmer. Einmal will sich aus dem Fenster stürzen. Man reißt ihn zurück. Als sie nicht mehr fertig werden mit ihm, soll seine Frau ihn mit nach Hause nehmen.

Aber kaum ist er in Berlin, nimmt man ihn fest. Wegen Fluchtgefahr. Mit aufgepflanzten Bajonetten schleppen sie ihn zur Militärdienststelle. Der Befehlt heißt: Ab zum Strafregiment nach Küstrin. Siegen helfen! Aber da ist Deutschland schon aus den Fugen. Und Cassirer schafft es, mit Hilfe des Kunstsammlers und Publizisten Harry Graf Kessler in die Schweiz zu emigrieren. Dort bleiben er und Tilla Durieux bis der Krieg endgültig verloren ist. Und der Kaiser, der bald fliehen wird, hat tatsächlich nichts besseres zu tun, als in Cassirers Akte – in der Kopien all seiner Briefe gesammelt sind – handschriftlich am Rand zu vermerken: *Also doch wahnsinnig.*

Nein, nicht wahnsinnig. Aber hier wurde ein Narziss gedemütigt. Das große Kriegsspiel hat ja auch sein Universum aus den Fugen gebracht. Er ist in den Riss zweier Welten geraten. Die ganze Stadt ist doch dabei, sich zu verändern. Kriegsgewinnler erobern Berlin, Schieber unterwandern die Stadt, Neureiche, die das große Geld wittern, übernehmen den Kunstmarkt. Ernst Barlach hat die Stadt verlassen, ist nach Güstrow gezogen, Frank Wedekind stirbt 1918 an einer Blinddarmoperation, ein Jahr später erschießt sich Cassirers 18jähriger Sohn im Tiergarten. Der Vater ist fassungslos, weiß nicht, warum, wird es nie erfahren, er hat den Jungen doch gar nicht richtig gekannt, und 1922 wird Außenminister Walter Rathenau, auch ein Freund, von zwei Rechtsextremen ermordet. Wo sind sie hin, die erfüllten Tage, die vergnügten Abende, all die beglückenden Gespräche, der Spaß und die durchtanzten Nächte? Alles verloren, auch, wenn sein Kunstbetrieb weiter läuft. Und Tilla Durieux entfernt sich endgültig aus der Ehe. Sie hat Trost beim Brauereidirektor Ludwig Katzenellenbogen gefunden, der Cassirer oft in Gelddingen beraten hat. Er ist verheiratet, aber was macht das schon. Sie haben doch alle ihre Geliebten gehabt.

Cassirer ahnt den Betrug und macht seiner Frau, wie sie schreibt, das Leben zur Hölle. Was soll sie tun? Sich umbringen? Sie fährt nach Potsdam, nimmt sich dort ein Hotelzimmer, will nachdenken, und denkt, wie sie schreibt, auch an Suizid. Hat das Gift sogar dabei. Geht nachts spazieren, um die Gedanken zu ordnen. Verwirft dann den Selbstmord und entscheidet sich für ein Ende der Ehe. Verletzt und voller Zorn schickt Cassirer ihr Pakete mit mutwillig zerstörten Lieblingsstücken, die ihr gehört haben. Von da an ist nichts mehr zu retten. Sie schreibt: *Mein elendes kleines bisschen Ich hatte sich in einen Schlupfwinkel verkrochen, Pauls Wünsche, Pauls Launen, Pauls Freunde hatten es dorthin gescheucht.* Zwanzig Jahre haben sie miteinander gelebt. Jetzt will sie ihre Ruhe haben und frei sein. Für Katzenellenbogen? Sie wird ihn vier Jahre nach dem Freitod ihres Mannes heiraten. Jetzt reicht sie erst einmal die Scheidung ein. Das bedeutet für Cassirer den Zusammenbruch aller Werte und Lebensregeln. *Der Zweifel an allem führte ihn in den Tod,* wird Max Liebermann in seiner Trauerrede sagen. Diese unglaubliche Figur Cassirer, die mit Temperament, Witz, Liebe, Jähzorn, Klugheit, Charme, Seitensprüngen und krankhafter Eifersucht jeden Roman zum Bestseller gemacht hätte, hat sich zu Tode gelebt und braucht nun ein Ende mit Paukenschlag.

Der Scheidungs-Vertrag wird aufgesetzt. Tilla Durieux verzichtet auf alle Bilder, die Cassirer ihr einmal geschenkt aber jetzt wiederhaben will. Vielleicht kommt sie dann zurück? Nein, sie kommt nicht zurück. Sie ist einverstanden mit einer Rente. Nur Schluss mit dieser Ehetragödie. Alles ist nun geklärt. Das Ehepaar ist beim Anwalt eingetroffen. Als der die Parteien an den Tisch bittet, um ihre Unterschrift unter das Dokument zu setzen, murmelt Cassirer irgendetwas, geht ins Nebenzimmer – und dann fällt der Schuss.

Tilla Durieux stürzt nach nebenan. Cassirer liegt blutend am Boden und ruft: *Nun bleibst du aber bei mir!* Die Kugel ist an einer Rippe abgerutscht und in die Wirbelsäule gedrungen. Er wird ins Krankenhaus transportiert, sie muss bei ihm bleiben, muss ihren Kopf auf sein Kissen betten, er bittet sie um Vergebung, und sie verspricht, ihn nie mehr zu verlassen. Dann schläft sie ein. Und er stirbt. Es ist der 7. Januar 1926. Cassirer ist 55 Jahre alt. *Aus seinem Tod,* schreibt sein Freund Ernst Barlach, *spricht ein Pathos, dem nichts gewachsen ist.*

KURT TUCHOLSKY

»Wenn ich jetzt sterben müsste, würde ich sagen: Und das war alles?«

Er ist erst sieben oder acht Jahre alt, da schreibt er die kleine Erzählung »Der echte Deutsche«. Der steigt von der Wartburg herab und will mal nachsehen, wie es denn mit der Schlacht bei Sedan so läuft. Er nimmt sich eine Laterne, versteckt sich hinter einem Busch, beobachtet das wilde Kriegstreiben, denkt an Heldentod und singt: *Mit Gott für König und Vaterland. / So klingts durchs ganze Heer. / Nun haut auf den Feind / Er flieht ja schon …* und da trifft ihn eine Kugel. *Ade, ach – o Welt – ich scheide ja schon,* stöhnt der Durchschossene, singt aber brav noch die Strophe zu Ende – ehe er stirbt.

Das schreibt der kleine Patriot Kurt Tucholsky, der einmal der große Pazifist werden wird und einer der größten Gesellschaftskritiker und Satiriker des 20. Jahrhunderts. Doch damals, um 1898 herum, bringen chauvinistische Lehrer ihre Zöglinge stramm auf Kurs, auf Kriegslust, Mannestreue und Liebe zum Zweiten Wilhelm. Bismarck hatte über den Kaiser gesagt, er sei ein Mann, der gern jeden Tag Geburtstag hätte. Hat er in deutschen Klassenzimmern.

1932, als Tucholsky 42 Jahre alt ist und schon lange nicht mehr in Deutschland lebt, weil ihm das Land, das die Nazis doch längst vor 1933 erobert hatten, unerträglich geworden war, weil er begriffen hatte, dass der braune Abschaum *zum Teil den tiefsten Instinkten des deutschen Volkes* entspricht, also 1932 erscheint sein berühmter, mit dem Florett geschriebener Schulaufsatz »Hitler und Goethe«. Es geht darin um zwei ›Helden‹. Der eine ist gerade hundert Jahre tot, der andere lebt, und der ist natürlich der größte Deutsche – also Hitler. Goethe dagegen war ja nicht mal Patriot und hat auch keine so große Partei wie Hitler. *Hitler zerfällt in 3 Teile: in einen legalen, in einen wirklichen und in Goebbels, welcher bei ihm die Stelle u. a. des Mundes vertritt.* Beide sind Schriftsteller. Aber Hitler ist *Schriftsteller und zugleich Führer einer Millionenpartei ... Goethe war Geheim, Hitler Regierungsrat. Goethes Wirken ergoss sich nicht nur auf das Dasein der Menschen, sondern erstreckte sich auch ins kosmetische.* Hitler dagegen wird die Arbeitslosigkeit abschaffen und das schlechte Wetter. *Goethe hatte mehrere Liebesverhältnisse mit Frau von Stein, Frau von Sesenheim und Charlotte Puff. Hitler dagegen trinkt nur Selterwasser und raucht außer den Zigarren, die er seinen Unterführern verpasst, gar nicht.* Außerdem sei klar, dass Goethe kein nordischer Mensch war, *sondern egal nach Italien fuhr und seine Devisen ins Ausland verschob.* Und wenn Hitler an die Macht gelangt, *schaffen wir Goethe ab.*

Das ist noch einmal der große Tucholsky, kurz vor dem Verglühen, der Satiriker mit einem glanzvollen Stück deutschen Ungeistes. Hier leuchtet noch einmal sein jüdischer Witz auf, mit dem er so sehr gesegnet war. Vielleicht hat er ihn von seiner geistreichen Mutter geerbt. Geliebt aber hat er seinen humorvollen Vater, der so herrlich Klavier spielen konnte und ihm diese lustigen Postkarten von seinen Geschäftsreisen schickte, ihn *Hochwohlgeboren* nennt oder auch mal *Schmierpeter*, weil die Handschrift seines Ältesten kaum zu entziffern war. Tucholsky wird sich frühzeitig eine Schreibmaschine anschaffen, weil er selbst ja oft seine hingeschmierten Sätze nicht mehr lesen konnte.

Der Familie geht es gut. Sie gehört zum jüdischen Bürgerstand. Der Vater ist ein angesehener und vermögender Kaufmann und wird Anfang des 20. Jahrhunderts Direktor der bedeutenden Bank »Berliner Handelsgesellschaft«. Und er ist ein Wegweiser für seinen Sohn, wenn er sagt: *Krieg heißt doch schließlich auf Deutsch privilegierter Mord.* Und wenn die Herrschaften da oben nicht mehr weiter wüssten, dann würde mal wieder *aus der Rumpelkammer die Puppe Patriotismus herausgeholt und ihr Kleid und Mantel – Erbfeind und Heldenmuth – umgehangen, und dann ist der Popanz fertig.*

Während Tucholskys Jura-Studiums an der Berliner Universität erscheint mitten in den Vorbereitungen zu seiner Doktorarbeit ein kleines Buch von nicht mal hundert Seiten, das sofort von der Presse bejubelt wird: »Rheinsberg, ein Bilderbuch für Verliebte«. Zwei Studenten, Claire und Wolfgang, fahren für ein Wochenende raus ins ländliche Rheinsberg. Die unverheirateten Berliner mieten sich im Hotel als Ehepaar Gambetta aus Lindenau ein, erschrecken den Hausknecht mit losem Mundwerk: *Pass auf, Frauchen, wo ist der Koffer mit dem falschen Geld? – Ah, da ...,* nennen sich *honey-suckle* und *Hulle-Pulle*, umarmen sich und ersticken auch schon mal fast an ihren Küssen, albern im Schlafzimmer herum, frech und frivol, schlafen lang und frühstücken spät, machen Bootstouren, sprechen in erfundener Babysprache miteinander – *ihr Deutsch war ein wenig aus der Art geschlagen* – besichtigen Schloss Rheinsberg, gehen ins Kintopp, machen Spaziergänge, liegen am lauen Sommerabend im Gras und träumen in den Himmel hinein, fragen sich nach der Liebe aus, und Claire sagt: *»Sehssu, mein Affgen, das is nu deine Heimat. Sag mal: würdest du für dieselbe in den Tod gehen?«* Nein, das würde er nicht. In den Tod gehen würde er nur für sie. *Amor patriae ist nicht gleichzusetzen mit der »amor« als solcher.*

Dieses duftige, luftige Liebesidyll ist ein Spaß für die Jungen und ein Schock für die Alten. Das Buch verstößt doch gegen alle wilhelminischen Sitten! Erotik findet in der zugeknöpften Zeit, wenn überhaupt, doch nur bei Dunkelheit und hinter sieben Schleiern statt. Und nun dieser köstliche Liebesausflug – ungehemmt, unsentimental und witzig. Tucholsky kannte Rheinsberg, hatte im heißen Sommer 1911 mit der Medizinstudentin Else Weil ein Wochenende im Ruppiner Seengebiet verbracht. Natürlich unverheiratet, war nicht mal mit ihr verlobt. Verlobt war er ja schon mit einer anderen. Mit Kitty Frankfurter. Aber nur ein bisschen, wie er schreibt. Und die attraktive, selbstironische Else stört es auch nicht, dass Tucholsky das Buch gleich drei *lieben Frauen* gewidmet hat: ihr, seiner Verlobten und einer Ersatzfreundin. Ja, der junge Schriftsteller ist ein homme à femme und wildert ganz schön in der Damenwelt herum. Was hatte er unter ein Foto von sich an seine Tante Berta geschrieben? *Außen jüdisch und genialisch, innen etwas unmoralisch, nie alleine, stets à deux: – der neveu!*

Das heitere Lustspiel wird ein Bestseller. In kurzer Zeit sind 50 000 Exemplare verkauft. Da eröffnet Tucholsky zusammen mit seinem Freund Kurt Szafranski, der die Zeichnungen zu »Rheinsberg« gemacht hat, am Kurfürstendamm eine Bücherbar. Wer ein Buch kauft, bekommt einen

Schnaps dazu. Oder auch zwei. Gemütlich im Klubsessel. Ist aber nur ein flüchtiger Ulk. Wird bald zu teuer. Dafür wird Tucholsky in der »Schaubühne«, die seit 1905 von Siegfried Jacobsohn redigiert wird, der beliebteste Autor. Und weil seine Phantasie blüht, seine Gedichte sprudeln, seine Rezensionen und Glossen leuchten, seine Attacken auf Militär und Justiz blitzen, weil er gegen die Todesstrafe und den Paragraphen 175 kämpft und die Überschätzung von Laster und Liebe mal zurechtrückt – *Über den Bodensee der Sexualität kommt man nur, wenn er zugefroren ist* – weil also seine Schreiblust nicht zu bremsen ist und er nicht vier oder fünf Mal in einer Nummer auftauchen kann, publiziert er unter vier Pseudonymen: Ignaz Wrobel, Peter Panter, Theobald Tiger und Kaspar Hauser. *Ich sah mit ihren Augen ... Wrobel, einen essigsauren, bebrillten, blaurasierten Kerl, in der Nähe eines Buckels und roter Haare; Panter, einen beweglichen, kugelrunden, kleinen Mann; Tiger sang nur Verse, waren keine da, schlief er – und nach dem Kriege schlug noch Kaspar Hauser die Augen auf, sah in die Welt und verstand sie nicht.*

Und doch: Was für einen Spaß werden die Leser noch mit diesen Herren haben. *Hier lasse ich als Rezensent die geforderte Objektivität völlig vermissen. Ich bin verliebt (darf es, weil ich ein Pseudonym bin),* schreibt Tucholsky über die Diseuse Gussy Holl, die vom Scheinwerfer zitronengelb überschüttet dasteht. *Ich liebe alles an ihr: ihr Kleid, ihre dünnen Arme, das Fräulein Holl und die Gussy.* Der echte Tucholsky liebt sie natürlich auch, schreibt Couplets für sie, sagt, dass sie neben Goethe der zweite große Mann sei, den Frankfurt hervorgebracht habe und hat wohl auch ein kleines Trallala mit ihr.

Natürlich weiß Tucholsky, dass diese Homunculi, die er aus Spaß erfunden hat, plötzlich ein Eigenleben führen, dass sie sich emanzipieren und kühn werden. *Pseudonyme sind wie kleine Menschen; es ist gefährlich, Namen zu erfinden, sich für jemand anders auszugeben, Namen anzulegen – ein Name lebt. Und was als Spielerei begonnen, endet als heitere Schizophrenie.* Und das ist dann für den Erfinder nicht mehr so spaßig. Tucholsky nennt seine Schreiber zwar die *fünf Finger an einer Hand.* Aber es sind ja nur vier. Er selbst, der fünfte, der Schöpfer, hält sich zurück, führt die Pseudonyme locker an Strippen – den Politiker, den Rezensenten, den Lyriker und den zarten Literaten. Er traut ihnen, aber sie trauen sich auch was und wollen gefüttert werden, die Individualisten. Das ist am Ende wie Schach spielen gegen vier Unbesiegbare.

Im August 1914 dichtet Theobald Tiger ein Memento für die »Schaubühne«:

Uns Junge hat es umgerissen –
wir stehen draußen so im Feld,
und glaubten schon, zu halten und zu wissen –
und da versank die ganze Welt ...

Der Student Tucholsky hat keine militärische Ausbildung machen müssen, weil er an seiner Doktorarbeit saß. Im April 1915 wird er deshalb als »Schipper« eingezogen, muss also an der Ostfront nicht mit der Waffe kämpfen sondern mit der Schaufel schippen. An seine Schwester schreibt der *alte Soldatenbruder* Kurt: *Wir laufen hier immer herum und fangen Streit an mit die Russen und die Flöhe.* Doch dann hat er Glück mit dem Unglück eines Kameraden. Dessen Selbstmord soll untersucht werden. Ein Schreiber muss her. Tucholsky. Der kann am flottesten auf der Maschine tippen. Ist ja auch schon als Schriftsteller bekannt und könnte doch überhaupt im kurländischen Städtchen Autz die Soldatenzeitung redigieren und die kleine Bibliothek betreuen.

Hier in der Fliegerschule von Alt-Autz trifft er Ende 1917 die Frau, die er umwirbt, bezirzt, heiraten wird, betrügt, verlässt und dann durch alle Wirrnisse, bis zu seinem Tod, nie ganz aus den Augen verliert: Mary Gerold. Die gerade erst neunzehn Jahre alte Baltin – sie wurde von den Deutschen dienstverpflichtet – findet den acht Jahre ältere Tucholsky interessant. Aber wie er mit ihr umgeht, was er ihr so sagt, dass er sie ganz haben will und wie sie sich denn eine Freundschaft vorstelle – *ohne das?* Das erschreckt sie, auch wenn sie nachts schon von ihm träumt. Er schreibt ihr bezaubernde Briefe, schreibt, dem Mond dürfe man nicht böse sein, *dass er scheint. Das ist gewissermaßen – sein Beruf.* Und findet schon, sie soll ihn ruhig mal auf seinem Zimmer besuchen. *Sie überrumpelt man nicht.* Also gut, sie besucht ihn, sie essen gemeinsam zu Abend, küssen sich auch, und er sagt, da sei doch nur ein Graben, der sie voneinander trenne – *tu den Sprung, ich fang dich auf.* Sie schreibt das alles in ihr Tagebuch. Doch nach dem Krieg nennt er sie im Brief plötzlich *Liebe Heilige* und schreibt ihr, sie solle doch besser zurück nach Riga fahren, zur Mama. Was soll denn das? Eine Heilige ist das Gegenteil einer Geliebten. Und hatte er ihr nicht Hoffnungen gemacht? Und er ist doch inzwischen wieder in Berlin, ist Chefredakteur des »Ulk« geworden und schreibt weiterhin für die »Weltbühne« – so heißt die »Schaubühne« inzwischen – und da schreibt er ihr, dass sie bitte nicht kommen soll.

Aber Mary Gerold kommt nach Berlin. Sie liebt Tucholsky und will mit ihm leben. Das will er aber nicht mehr. Er schreibt ihr in ihre kleine Pension, es sei gar keine Verbindung mehr zu ihr da. *Du bist da kalt, wo ich glühe – und Du bist da entflammt – soweit Du das sein kannst – wo ich eiskalt bin.* Und beendet den Brief kühl: *Mit tiefem Dank für zwei Jahre – Kurt.* Er unterschreibt tatsächlich mit »Kurt« – statt mit dem Kosenamen »Nungo«. Und kurz darauf bekommt Mary, die inzwischen im Büro einer Anwaltskanzlei arbeitet, um Geld zu verdienen, den Schock ihres Lebens: Tucholsky heiratet im Mai 1920 Else, die er in »Rheinsberg« verewigt hatte, diese intelligente, emanzipierte Ärztin aus großbürgerlichem jüdischen Hause. Später wird er schreiben: *Ich war ein bisschen mit ihr verheiratet.* Das bisschen dauert nicht mal vier Jahre. Und in dieser Zeit hat Tucholsky so viele Verhältnisse, dass seine Frau ihn noch vor der Scheidung aus der Wohnung wirft. Er lebt nun möbliert in Charlottenburg, trifft auch Mary wieder, schickt ihr Rosen, fährt mit ihr in die Sommerfrische, und sie schreibt ins Tagebuch: *Wir waren zusammen. Das süße Gift der Sünde.*

Aber was hat er nicht in all den Jahren geschrieben. »Wir Negativen« ist sein unvergleichlich bitteres Urteil über Deutschland und die Deutschen. Den Mitarbeitern der »Weltbühne«, schreibt er, würde immer wieder vorgeworfen, sie seien nicht positiv genug. *Ich will einmal die Schubladen unseres deutschen Schrankes aufmachen und sehen, was darinnen liegt* und fängt gleich mal bei der Revolution von 1918 an. *Wenn Revolution nur Zusammenbruch bedeutet, dann war es eine.* Man sollte aber nicht glauben, dass die Trümmer anders aussehen als das Gebäude vorher. Und das deutsche Bürgertum? Sei *ganz und gar antidemokratisch,* das sei der Kernpunkt allen Elends. *Sie kennen zwischen patriarcha-*

lischer Herrschaft und einem ins Räuberhafte entarteten Bolschewismus keine Mitte, denn sie sind unfrei. Und die Offiziere? Sie treibt *die infernalische Lust, den Nebenmenschen ungestraft zu treten.* Der Beamte ist in Deutschland wichtiger als die Maßnahme und die Maßnahme wichtiger als die Sache. *Und dazu sollen wir Ja sagen?* Nein. Es müsse mit eisernem Besen ausgekehrt werden, was in Deutschland faul und von Übel sei. *Lasst uns auch weiterhin Nein sagen, wenn es not tut!*

Es tut Not, wenn er an all die Ermordeten denkt, an Rosa Luxemburg, Karl Liebknecht, Kurt Eisner und Matthias Erzberger. Theobald Tiger kommt aus dem Reimen gar nicht mehr raus. Und als Außenminister Walther Rathenau ermordet wird, mündet Tigers Zorn in einem flammenden Appell an die Republik:

Vier Jahre Mord – das sind, weiß Gott, genug.
Du stehst vor deinem letzten Atemzug.
Zeig, was du bist. Halt mit dir selbst Gericht.
Stirb oder kämpfe! Drittes gibt es nicht.

Und ob es das gibt. Die Republik dümpelt doch lustlos vor sich hin. Was aber immer Konjunktur hat, das ist – die Liste. *Schon der Soldat,* schreibt Tucholsky, *trug in der einen Hand seine Waffe, in der anderen eine Liste. Ich glaube, wenn man unserm Volk seine Listen wegnähme, es wüsste überhaupt nicht mehr, was es noch hienieden sollte.* Und er erinnert sich an einen Traum, den ein Feldwebel ihm im Krieg erzählt hat: Da seien plötzlich lauter gefangene Engländer gewesen. Die mussten ihre Seitengewehre abliefern. Da habe er jede Waffe genau registriert und alles in eine Liste eingetragen, damit nachher nicht etwa einer kommt und fragt, wo denn sein Seitengewehr abgeblieben sei. Ja, ja, Ordnung müsse sein, habe der Feldwebel zu ihm gesagt. Auch im Traum.

Aber Tucholsky sieht ja längst viel weiter in die Zukunft, sieht das Dritte Reich schon im Sommer 1922 dunkelbraun am Horizont emporsteigen. »Was wäre, wenn …« heißt seine hellsichtige Geschichte, die er nicht unter seinem Politik-Pseudonym Ignaz Wrobel, sondern seinem eigenen Namen in der »Weltbühne« publiziert. Wie hatte das denn alles bloß angefangen mit den Nazis, fragt er. Mit Demonstrationen? Nein, das Polizeipräsidium hatte die Leute doch beruhigt. Man konnte friedlich in die Sommerfrische fahren. Na ja, auf Borkum hatten Hunde auf die schwarz-rot-goldene Fahne gepinkelt. Aber alles sei ruhig geblieben. Und dann? *Ja, sie waren einfach eines Nachts da. Woher sie kamen und wie und warum, und wer das vor allem war, der da die Straßen füllte und eine Menge Leute aus den Betten holte – »Sofort öffnen! Oder wir schlagen die Tür ein!« –:das wusste man alles gar nicht. Man wusste nur eins: Sie waren da.* Und dann wimmelt es auf den Straßen von Uniformen, die Monokel sind auch wieder auferstanden, Männer mit Stahlhelmen tragen Binden am Arm, sie tauchen in Rudeln auf, schnauzen und kommandieren, erschießen auch Leute, die auf schwarzen Listen stehen. Ja, da sind sie wieder, die Listen! *Die Leichen der Erschossenen wurden gefleddert, die Wohnungen der Opfer waren verwüstet, ausgeraubt, dann versiegelt worden ... Vom Bürgertum wurde keine gewaltsame Gegenwehr versucht.* Telefone werden gesperrt, Leute verschwinden, und die rechte Presse jubelt, weil endlich alle Juden und Bolschewiken aus den Redaktionsräumen entfernt werden dürfen ... Ach, Tucholsky-Kassandra! Man glaubt ihm 1922 so wenig wie der Tochter des trojanischen Königs Priamos, die den Krieg vorausgesehen hat. Tucholskys aber schreibt: *Dies soll hier nur stehen, um in acht Jahren einmal zitiert zu werden. Und auf dass ihr dann sagt: Ja – das konnte eben keiner voraussehen!*

Er konnte. Er ist ein Seismograph, wenn es um Faschismus geht. Und das macht ihn ganz krank. Er möchte in diesem Deutschland nicht mehr leben und beantragt einen Landeswechsel. Er will nach Frankreich, nach Paris. Und weil Siegfried Jacobsohn weiß, dass sein liebster Autor auch von dort seine großartigen Texte liefern wird, stimmt er zu. So fährt Tucholsky Anfang April 1924 im Zug in die französische Metropole – fährt mit zwei gewaltigen Schrankkoffern und all seinen eleganten Anzügen, der feinen Wäsche und den Strümpfen in der Farbe seiner Hemden.

Der erste Eindruck von Paris: *Berlin in Frieden.* Und auf den Straßen keine Uniformen. Er zieht zunächst ins Hotel, mit der Sprache klappt es – er war ja in Berlin auf dem Französischen Gymnasium – mit dem Geld wird er wohl auch hinkommen. *Nur muss man natürlich mittags nicht frische Erdbeeren fressen, wie ich.* Er flaniert durch die Avenuen, geht ins Theater, besucht Chagall in seinem Atelier, hört Vorlesungen an der Sorbonne, schlendert über den Père Lachaise, und Theobald Tiger kriegt mächtig viel zu tun, denn alles Französische eignet sich für Reime, auch der Park Monceau, den er vom ersten Augenblick an liebt:

Hier ist es hübsch. Hier kann ich ruhig träumen.
Hier bin ich Mensch – und nicht nur Zivilist.
Hier darf ich links gehn. Unter grünen Bäumen
sagt keine Tafel, was verboten ist.

Er schreibt lustige Briefe an Mary, die bald mit von der Partie sein wird, die beiden heiraten nämlich im August 1924, fahren in die Provence und an die Côte d'Azur, mieten in Paris einen Pavillon mit fünf Zimmern und Garten. Aber ist er glücklich? Unruhig ist er. Zieht auch ewig um. Warum? Zu laut, zu klein, und wo ist eine Wohnung, in die auch sein Klavier reinpasst? Was waren das noch für Zeiten, als er mit seinem Freund Walter Mehring in Berlin zusammen saß und Chansontexte schrieb. Nächte lang hockten die beiden zusammen, tranken ordentlich Alkohol, und Tucholsky saß am Klavier und komponierte rum, und wenn er die Pointe schon im Kopf hatte, schwang er seine angerauchte Pfeife, schreibt Mehring, und dann kam der Text wie ein *Blitz aus heiterstem Himmel*.

Wenn er reist, sind kleine Affären inbegriffen. Doch die Briefe an Mary – seinen *Dickmatz*, sein *Mondkalb, Mätzchen, Malchen, Goldknüppel* – sind Lustbriefe aus Liebeslust. Aber immer aus sicherer Entfernung. Und er schreibt über Pariser Laternenanzünder, den 14. Juli und einen Besuch auf den Schlachtfeldern von Verdun. Da habe er *beim Schreiben Rotz und Wasser geheult*. Und wenn er in Berlin ist, graust ihm vor den Aufmärschen dort. Aber seine Waffe ist die Sprache. Er hält die scharf. Auch in den kleinen Edelsteinen, die er »Schnipsel« nennt: *Der Deutsche ist ein ›Bruder Innerlich‹ und entschuldigt gern einen ungepflegten Stil mit der Tiefe des Gemüts, aus der es dumpf heraufkocht ... Gott sieht aufs Herz, sagt er dann. Der Künstler sieht auf den Stil.*

Anfang 1927 ist er wieder mal in Berlin, und da taucht auf einem Künstlerfest zwischen Ernst Toller, George Grosz und Bert Brecht die Journalistin Lisa Matthias mit ihrem kessen Bubikopf auf. Es wird eine heftige Liaison mit literarischen Folgen: Sie, die leicht frivole, wird sein

»Lottchen«. Der Liebhaber im Text sagt nur: *Guten Tag, Lottchen – na, wie ist es denn –?* Und schon plaudert und plappert sie wie ein Wasserfall, seitenlang und egal hintereinanderweg: *Guntach! Halt mal, warte mal … Ich muss hier erst … wartest du schon lange? Wie? Was? Wie? Mach mir mal die Tür hier auf, wartest du schon lange? Wieso hast du dies Hötel genommen, wie?* Und ganz am Ende ihres Monologs fragt sie überrascht: *Du sagst ja gar nichts.* Da ist er, dieser bezaubernde Ton, in dem die Wörter wie Luftgeister herumschwirren, der witzige Tucholsky, aber auch der Betrüger, der Mary in Paris sitzen lässt und mit seiner Geliebten Vortrags- und Urlaubsreisen macht. Da mag Mary nicht mehr. Als er wieder in Paris eintrifft, hat sie bereits die Koffer gepackt, eine Fahrkarte für Berlin gekauft und ihrem Nungo einen Abschiedsbrief geschrieben: Immer wieder sei er fortgefahren, immer wieder habe ihr Herz geblutet, jetzt gehe sie für immer, *auf zitternden Beinen und hat Angst vor dem Leben und vor fremden Menschen und dem Alleinsein …* Tucholsky wird den mit fahriger Handschrift geschriebenen Zettel sieben Jahre lang, bis zu seinem Freitod, in der Brieftasche aufbewahren.

Nun beginnt eine Zeit der Fluchten nach Hamburg, Travemünde, Lugano, Luzern, Paris, Calais, Dover, London. Meist mit Lisa Matthias. Er kann nun mal nicht allein sein. Auf einer Moselfahrt säuft er sich mit Freunden *langsam den Fluss hinab*, und er kämpft noch immer gegen den Ungeist in seiner Heimat. Heimat? *Der Staat schere sich fort, wenn wir unsere H e i m a t lieben.* Es gibt keinen schöneren Text über Heimat als den, den Tucholsky am Ende seines Buches »Deutschland Deutschland über alles« geschrieben hat. *Nein, Deutschland steht nicht über allem und ist nicht über allem – niemals. Aber m i t allen soll es sein, unser Land. Und hier steht das Bekenntnis, in das dieses Buch münden soll: J a, w i r l i e b e n d i e s e s L a n d. Und nun will ich euch mal etwas sagen: Es ist nicht wahr, dass jene, die sich »national« nennen und nichts sind als bürgerlich-militaristisch, dieses Land und seine Sprache für sich gepachtet haben … Wir sind auch noch da … Wir haben das Recht, Deutschland zu hassen – weil wir es lieben. Man hat uns zu berücksichtigen, wenn man von Deutschland spricht, uns: Kommunisten, junge Sozialisten, Pazifisten, Freiheitsliebende aller Grade; man hat uns mitzudenken, wenn »Deutschland« gedacht wird … Und in allen Gegensätzen steht – unerschütterlich, ohne Fahne, ohne Leierkasten, ohne Sentimentalität und ohne gezücktes Schwert – die stille Liebe zu unserer Heimat.*

Wie oft hat er seine Begabung in Zeiten der Freiheitsdämmerung in Hass tauchen müssen. Jetzt sagt er einmal: Ja. Doch bewirkt er überhaupt irgendetwas mit seiner Arbeit? *Ich meine nicht den Erfolg; er lässt mich kalt.* Aber ist irgendjemand freiwillig gegangen oder entlassen worden? Anstaltsweiber? Sadisten? Bürokraten? Nein. Als sein Freund Siegfried Jacobsohn stirbt und Tucholsky für kurze Zeit in Berlin die Leitung der »Weltbühne« übernimmt, schwindet alle Hoffnung auf Rettung der Republik. Er bemüht sich damals um Karten für die Pressetribüne im Reichstag. Die Nazis bekommen so viele sie wollen. Er nicht eine. Das Bollwerk war also endgültig morsch geworden, der Geist vergiftet, ein Stahlhelmaufmarsch im Lustgarten lehrt ihn das Fürchten. Und die Angst und Verzweiflung, die unter all seinem Witz lauert, wird wieder hochgeschwemmt. In einem »Schnipsel« hatte er noch geschrieben: *›Man kann den Hintern schminken, wie man will‹, sagt Karlchen, ›es wird kein ordentliches Gesicht daraus‹.* Doch mit Satire ist schon mal gar nichts mehr zu ändern. Sein Leben lang hat er mit seiner Feder auf Feinde geschossen, auf Militärs und Monokelträger, auf Kirchfürsten und den Kaiser. Aber die Nazis sind für ihn nicht satisfaktionsfähig. Früher hatte er geschrieben: *Was darf Satire? Alles.* Jetzt schreibt er: *Satire hat eine Grenze nach oben: Buddha entzieht sich ihr. Satire hat auch eine Grenze nach unten: In Deutschland etwa die herrschenden faschistischen Mächte. Es lohnt nicht – so tief kann man nicht schießen.*

Nein, nicht mehr Deutschland, auch nicht mehr Frankreich. Tucholsky zieht nach Schweden, nach Hindas bei Göteborg. Er lebt dort zur Miete in einer elegant eingerichteten Villa in totaler Einsamkeit. Seine Bücher hat er aus Paris kommen lassen, er hat auch eine junge Dolmetscherin, die er *monkey* nennt, sie bringt ihm Schwedisch bei, und er schläft mit ihr. Ist wie immer stets à deux. Und noch immer ist er elegant angezogen mit Hut, Weste, Schlips und Kavalierstuch im Maßanzug. Tucholsky, der Botschafter des Geistes. Doch die Zeit der Schwermut rollt auf ihn zu. Lisa Matthias hat sich zurückgezogen. 1932 hat Tucholsky eine neue Geliebte, Hedwig Müller, eine Ärztin, die er in Zürich kennengelernt. Bloß nicht allein sein. Jetzt schon gar nicht.

Und dann trifft alles ein, was er vorausgesehen hat: Im Januar 33 wird Hitler Reichskanzler, im Februar brennt der Reichstag, im März wird die »Weltbühne« verboten, im Mai werden seine Bücher von grölenden Studenten ins Feuer geworfen, im August wird er ausgebürgert – er steht als einer der ersten auf der Liste – wo denn sonst! Sein Besitz in Berlin wird konfisziert. Und die Schweden verweigern ihm die Einbürgerung. Er ist staatenlos. Also vogelfrei. Freiwild. Sein Pass ist abgelaufen. Das ist bitter und demütigend für einen Europäer, der ein Weltmann ist. Für jede Reise ins Ausland muss er nun Behördengänge machen. Er fliegt nach Paris. Auch da, schreibt er an Hedwig Müller, laufen jetzt antisemitische Blauhemden herum. Und Walter Mehring findet an der Rezeption einen Zettel von seinem alten Freund »Tucho« vor: *Lieber W. M., heute früh stand ich eine Stunde vor Ihrem Hotel und bin nicht hineingegangen. Ich habe Sie nicht aufgesucht. Ein krankes Tier verkriecht sich auch.*

Kaspar Hauser, sein Jüngster, der – als er von Tucholsky in die Welt gesetzt wurde – die Welt nicht verstand, hatte sich Ende 1932 tief melancholisch von seinen Lesern verabschiedet. »Worauf man in Europa stolz ist« heißt sein letzter Gruß. Also stolz sei man in Europa darauf, ein Deutscher zu sein, ein Franzose, ein Engländer, oder auch nicht stolz. Aber stolz ist man: *Am deutschen Rhein zu stehen. Und überhaupt. Ein Autogramm von Otto Gebühr zu besitzen. Eine Fahne zu haben ... Deutscher zu sein. Das hatten wir schon. Ein jüdischer Mann sagte einmal: ›Ich bin stolz darauf, Jude zu sein. Wenn ich nicht stolz bin, bin ich auch Jude – da bin ich schon lieber gleich stolz!‹* Der Rest ist Schweigen, so wie Tucholsky es auf seine berühmte Treppe mit den drei Stufen geschrieben hat. Auf der untersten steht *Sprechen*, dann *Schreiben* und auf der höchsten: *Schweigen*.

Und Tucholsky schweigt. Aber Schweigen ist für einen Schriftsteller wie Sterben, wie der Verlust der Identität. Doch für wen soll er denn noch schreiben. Niemand hatte ihm geglaubt. Deutschland ist von Nazis überschwemmt. Nein, er will mit diesem Land nichts mehr zu tun haben. Er, der seine Sprache beherrschte wie ein Musikinstrument, in allen Tönen, in jedem Rhythmus, in Dur und Moll, der seine Sätze vor Vergnügen tanzen ließ, spricht inzwischen kaum noch ein Wort deutsch. Er liest keine deutschen Zeitungen mehr, will die Sprache in sich auslöschen, bezeichnet sich als einen *aufgehörten Deutschen*, lernt weiter Schwedisch und schreibt an seinen Freund, den Kollegen Walter Hasenclever: *Unsere Sache hat verloren. Dann hat man als anständiger Mensch abzutreten.* Und: *Dass unsere Welt in Deutschland zu existieren aufgehört hat, brauche ich Ihnen wohl nicht zu sagen. Und daher: werde ich erst amal das Maul halten. Gegen einen Ozean pfeift man nicht an.* Und die Deutschen? Wissen sie überhaupt, welcher Mörderbande sie da huldigen? *Noch am Laternenpfahl zappelnd, sind sie stinknational*, hatte er geschrieben, und wenn es zum Schlimmsten kommt, werden sie sagen: *Ich weiß gar nicht, was Sie wollen, so schlimm ist es doch gar nicht.* Aber wo soll er nun hin mit all seiner Begabung, seinem Charme, seinem Witz, der so fein und ironisch in Kritik eingesponnen war:

Wo ist der Schnee vom vergangenen Jahr,
Anna-Susanna?
Weißt du noch, was damals Mode war,
Anna-Susanna?
Die Literatur trug man vorne gerafft,
jede Woche gabs ein Genie.
Und alles murmelte: »Faaabelhaft!
Rein menschlich ... irgendwie ...!«

Und das soll es nun gewesen sein? Er ist noch nicht mal 45. Und krank. Das alte Leiden ist wieder aufgebrochen, eine schwere Entzündung der Nasennebenhöhlen. Sieben schmerzhafte Operationen musste er in seinen letzten beiden Lebensjahren überstehen. Ohne schwere Medikamente kann er nicht mehr schlafen. Er hat Schwefelbäder auf Gotland genommen. Hat nichts genutzt. Und all die Enttäuschungen, all der Verrat, all die Umgefallenen, der Dichter Gottfried Benn ist für ihn *ein Stück Weichkäse*, der sich wohl auch einen Zopf stehen lassen würde, schreibt er, wenn die Chinesen Deutschland erobern sollten. Tucholsky hat nicht mehr erfahren, dass Benn 1940 Selbstmörder für *gefährdete Typen* hielt. *Man könnte daher im Selbstmord einen rassischen Eliminationsprozess erblicken.* Doch der schlimmste Schlag kommt von Knut Hamsun, Tucholskys *lieben Gott* aus Norwegen. Ihn hat er mehr als alle

Autoren bewundert. Und nun? Hamsun applaudiert Hitler, der, wie er sagt, Deutschland endlich von Kommunisten und Juden befreien will. Und wenn der Führer Konzentrationslager errichte, wird er wohl gute Gründe dafür haben. Das sagt der weltberühmte Literaturnobelpreisträger in einem Interview. Laut und öffentlich. Niederschmetternd ist das für Tucholsky. Er vernichtet alle Fotografien seines Idols. Er hatte Hamsuns Bild im Schlafzimmer aufhängen wollen. Vorbei. Aus.

Alles riecht nach Endzeit. Auch seine Finanzen lichten sich. Er hat angefangen, regelmäßig Lotto zu spielen. Ein unvermuteter Gewinn füllt die Kasse wieder auf. Doch sein Aussteigen aus der Sprache ist wie ein Aussteigen aus dem Leben. Ist ein vorweggenommener Suizid. *Wenn ich jetzt sterben müsste, würde ich sagen: ›Das war alles?‹ – Und: ›Ich habe es nicht so richtig verstanden.‹ Und: ›Es war ein bisschen laut.‹* Am 19. Dezember 1935 schluckt Tucholsky reichlich Veronal und trinkt Alkohol dazu. Auf einem Zettel soll er – in französischer Sprache – gebeten haben, man möge ihn in Frieden schlafen lassen. Natürlich ruft man Ärzte, als er wie leblos gefunden wird, und natürlich versucht man, ihn ins Leben zurückzuholen. Vergeblich. Am 21. Dezember stirbt der große Tucholsky, der nicht mehr miterleben muss, dass seine Mutter in Theresienstadt ermordet, seine erste Frau Else Weil in Auschwitz vergast und sein Freund Walter Hasenclever sein Leben im französischen Internierungslager mit Gift beenden wird.

Einen Abschiedsbrief hat Tucholsky nicht geschrieben. Aber einen letzten Brief an Mary, den er nicht abgeschickt hat. Wie immer spricht er sie darin als Mann an. Auch das gehörte doch zu seinem Spiel mit der Sprache. In den letzten Nächten, schreibt er, habe er im Bett seine Hand nach rechts ausgestreckt, aber da sei niemand gewesen. Es sei noch immer dasselbe Bett, in dem sie in Paris ihre letzte gemeinsame Nacht verbracht hätten. Damals, als sie beide sich gegenseitig verlassen haben, *und nun stürzen die Erinnerungen nur so herunter, alle zusammen. Ich weiß, was ich in Ihm und an Ihm beklage: unser ungelebtes Leben.* Das sei nun fast auf den Tag sieben Jahre her. Sie sei damals abgereist. Für immer. Und er ging in den Parc Monceau und saß nun da, *wo ich mein Paris angefangen habe – da war ich nun »frei« – und ich war ganz dumpf und leer und gar nicht glücklich. Und so ist es denn auch geblieben.*

Er sei einmal Schriftsteller gewesen, schreibt er weiter, habe gelernt zu zitieren. Wenn sie wissen möchte, wie es bei den Klassikern gewesen ist, soll sie den Abschiedsbrief von Kleist lesen, den er in Wannsee an seine Schwester geschrieben hat. Er meint den Satz: *Die Wahrheit ist, dass mir auf Erden nicht zu helfen war.* Und wenn sie mag, soll sie auch noch ein wenig im »Peer Gynt« blättern. Ganz am Ende, als er an die Hütte kommt, *in der dies Schokoladenbild, die Solveig, sitzt, und sie singt da irgend etwas Süßliches,* und was Peer da sagt, das meine er, das soll sie lesen. Meint er seine letzten Worte, die er in ihrem Schoß spricht, während am Horizont langsam die Sonne aufgeht? *Mutter, Weib; Magd ohne Schuld und Fehde! – Birg mich denn in Deiner Seele.* Angst? Nein, Angst habe er nicht vor dem Ende. *Das ist mir gleichgültig.* Alles um ihn herum sei ihm gleichgültig. *Der Grund, zu kämpfen, die Brücke, das innere Glied, die raison d'être fehlt.* Und er schließt mit den Worten: *und soll verzeihen. Nungo.*

ERNST LUDWIG KIRCHNER

»Ich war immer allein, je mehr ich unter Menschen kam.«

Eines Tages, da muss er drei oder vier Jahre alt gewesen sein, zeigt die Kinderfrau ihm die Einschusslöcher am Haus, in dem sie wohnen. Das waren die Kugeln der Preußen im Krieg von 1866, erzählt sie dem zitternden Knaben, und im Hof lagen lauter tote Soldaten, und die Verwundeten hätten geschrien, und alle Bewohner des Hauses saßen im Keller und weinten. Solche Geschichten wird der Junge nicht vergessen, sie verfolgen ihn bis in die Träume hinein, bis er so laut schreit, dass für Stunden Licht gemacht werden muss. Und am Tag hat er Angst vor Menschen.

Ernst Ludwig, das hochsensible Kind, wurde 1880 in Aschaffenburg geboren und sitzt jeden Tag am Fenster und zeichnet, was er sieht und was sich bewegt: Lokomotiven, Eisenbahnzüge, laufende Schaffner, Frauen mit Kinderwagen, *alles was mir neu und rätselhaft war*. Mit seinen beiden jüngeren Brüdern wächst er in gutbürgerlichen Verhältnissen auf. Der Vater ist Ingenieur, zieht bald mit der Familie nach Frankfurt, dann in die Schweiz, danach ins sächsische Chemnitz, da ist Ernst Ludwig zehn Jahre alt. Er liebt seinen Vater, der so ganz anders ist als Väter im wilhelminischen Deutschland. Er straft nicht, schlägt nicht, er lobt und fördert. *Er sammelte die Kinderarbeiten mit großer Liebe, bezeichnete und datierte sie*. Er besorgt sogar einen englischen Lehrer, der teuer ist und dem kleinen Maler die Aquarelltechnik beibringt.

Als der Sohn aber später Kunst studieren will, sagt der Vater nein. Architektur könne er belegen, das sei schließlich auch eine Kunst, aber keine brotlose. Damit ist der Abiturient erstmal einverstanden. Muss er auch, sonst gibt es keinen monatlichen Wechsel. 1901, im ersten Semester, trifft er in Dresden im Geometriekurs Fritz Bleyl. Mit ihm, Erich Heckel und Karl Schmidt-Rottluff wird er vier Jahre später die Künstlergruppe »Brücke« gründen. Aber erstmal langweilt er sich in München in öden Vorlesungen, geht lieber in Museen. Dürer und Rembrandt beeindrucken ihn tief, Van Gogh ist ihm mit seinen kreisenden Sonnen und den flammenden Büschen zu nervös, und die Rokokodamen in Öl, die noch in vielen Ausstellungen herumtanzen, sind weit, weit weg von der Kunst, die Kirchner meint. Er zieht durch Straßen und Cafés, setzt sich irgendwo in eine Ecke und zeichnet mit Blei oder Kohle in schnellem, hartem Strich, was ihm der Zufall anbietet, *das war es, was ich junger Student so gern auf Bildern gesehen hätte, unser Leben, Bewegung, Farbe.*

Wieder in Dresden wird die Freundschaft mit Bleyl aufgefrischt. Sie wohnen im selben Haus, machen beide ihr Diplom, und Kirchners diplomatisch inszenierte Abschlussarbeit entspricht genau dem, was die Professoren von einem künftigen Architekten erwarten: Ästhetik der Jahrhundertwende. Seine expressive Kunst aber hat überhaupt keinen Erfolg. *Ich eckte mit meinen Bestrebungen und meiner freien Auffassung überall an,* schreibt er zwanzig Jahre später, *und meine Arbeiten wurden überall zurückgewiesen oder als verrückt verlacht.*

Eines Tages stürmt ein junger Mann laut deklamierend die Treppen hoch: *Ach, meine Brüder! Was gehen mich noch die Götter an! Also sprach Zarathustra ...,* klopft an die Tür von Kirchners möblierter Bude – und steht mitten im Akt, denn Ernst Ludwig malt gerade seine Geliebte. Erich Heckel! ruft der Bohèmien vergnügt und wirft seinen Nietzsche aufs Plüschsofa, das übersät ist von Zeichnungen und Holzschnitten. Die nackte Schöne will sich totlachen über den komischen Kauz, der da ohne Hut und Kragen steht und mitmachen will. Entzückt durchwühlt der die Arbeiten. Ja, sagt er, malen in der Natur, den nackten Menschen entdecken, zeichnen auf Pappen, das ist es. Und er habe noch einen Freund, der genauso denkt, Schmidt-Rottluff heißt er. Und den bringt er dann mit.

Es war ein glücklicher Zufall, schreibt Kirchner, *dass sich die wirklichen Talente trafen*. Einmal in der Woche kommen die drei zu ihm. Dann werden Akte gezeichnet, junge Mädchen aus dem *Topflappenviertel*, diesem Arbeiter- und Armeleutebezirk, in dem Kirchner wohnt. Eine viertel Stunde geben sie sich, dann muss die Zeichnung fertig sein. Akte am laufenden Band. Danach wird korrigiert, diskutiert, erzählt, gelacht, geraucht.

Und am 7. Juni 1905 gründen die fröhlichen Rebellen in Dresden die Künstlergruppe »Brücke«. Das heißt, sie wollen eine Brücke zu neuen Kunstufern schlagen. Das finden Kritiker der ersten Ausstellung *Schauderhaft! Wahnsinnig! Grässlich!* Aber es gibt auch Journalisten, die den jungen Wilden gewogen sind und sie *freundlich aus den nicht ganz sauberen Windeln heben* wollen. Ein Jahr später stoßen Max Pechstein und Emil Nolde zur Truppe. Da hat die Zeit der Tabubrüche und der ungezügelten Schaffenslust längst begonnen. *Ich muss zeichnen bis zur Raserei,* schreibt Kirchner. Seinen Wechsel verwendet er *für Malen und Mädchen, die ich auszog, um sie zu zeichnen.* Und mit ihnen zu schlafen. Oft steht er *mitten im Coitus auf,* um eine schnelle Bewegung oder einen Ausdruck zu skizzieren.

Sein erstes Atelier, das noch immer außerhalb des prunkvollen Elbflorenz liegt, sieht aus wie eine orientalische Opiumhöhle. Alles im ehemaligen Krämerladen ist selbst gemacht. Tisch und Hocker hat Kirchner aus Baumstämmen gezimmert, auch die nackten Figuren im afrikanischen Stil, und die bunten Vorhänge und Wandbespannungen sind überflutet von lustvoll vögelnden Figuren, frechen Kamasutra-Szenen unter Palmwedeln, alles gebatikt. Der Vater zahlt inzwischen keinen Unterhalt mehr. Als Maler soll der Junge selbst sehen, wie er zurechtkommt. So wird Kirchner von Freunden und passiven Brücke-Mitgliedern unterstützt, und junge Aktmodelle gibt es für ein Taschengeld auf der Straße.

Seine erste längere Liebschaft hat er mit Line, der Varietétänzerin. Sie kommt aus der Welt, die für Kirchner ein Synonym für Sinnlichkeit ist – Zirkus, Nachtclub, Tingeltangel. Ihr *wunderbares Zusammenleben und Schaffen* endet, als Line wegen Diebstahls ins Gefängnis muss. Ihre Nachfolgerin ist Dodo, die appetitliche Modistin, die ihm die *feine frische Liebeslust* beibringt. Gegen ihre Schönheit, findet er, sei *die Cranachsche Venus eine alte Votze.* Noch zehn Jahre später schreibt Kirchner ins Tagebuch: *Die erste Bedingung im Liebesleben ist doch, dass eine Frau sauber ist, sonst ist es eine Schweinerei. Ich danke Dir Dodo, dass Du mich daran gewöhnt hast, du feine blitzsaubere Katze. Deinen Körper konnte ich ganz küssen, vom Kopf bis zu den herrlichen Füssen. Süß und duftend war er.*

Im Sommer ziehen Kirchner und seine Freunde frühmorgens bepackt mit ihren Malutensilien raus an die Moritzburger Seen, hinterdrein traben ihre Modelle *mit Taschen voller Fressalien und Getränke,* wie Pechstein in seinen Erinnerungen schreibt. An abgelegenen Schilfbuchten baden sie, liegen in der Sonne oder dösen in Hängematten. Kirchner hat seine Lieblingsmodelle Fränzi und Marzella dabei, die, wie alle, nackt herumhopsen und schwimmen und immer wieder in voller Bewegung gezeichnet und gemalt werden. *Es liegt ein großer Reiz in einem solchen reinen Weibe, Andeutungen, die einen wahnsinnig machen,* schreibt er. Und einmal bringt Marzella ihre Freundin mit, die erst zwölf Jahre alt ist. *Das wird was für uns.* Viele hundert Bilder entstehen dort in der Natur: kämmende, lagernde, lümmelnde, spielende Nympfchen, frei und ungehemmt, und Marzella, die kesse Lolita, malt er nackt mit rotem Mund und weißer Schleife im braunen Haar.

Wieder in Dresden schlendert Kirchner selig durch nächtliche Straßen. *Lieber Erich,* schreibt er an Heckel, *heute ist wieder so eine Nacht, wo dieses verfluchte Nest seinen ganzen bestrickenden Reiz entwickelt. Die Weiber gehen mit gestrafften Arschmuskeln. Die Luft ist wie Absinth ... Ich spreche ein Weib an, in einem gelben Mantel, mit schwarz. Ich hatte eigentlich gar nicht die Absicht. Gehe mit ihr in ein Kaffee und wir bummeln dann nach Strehlen nach ihrer Wohnung. Sie hat diesen eigentümlichen Geruch an sich aus Heuduft und Eau de Cologne, schwül aber berauschend, der mich manchmal in diesem halbscharfen Zustand wahnsinnig macht. Ich muss sie küssen.*

Aber es bricht auch immer wieder eine *tiefe Traurigkeit* in ihm aus, eine Melancholie. Er neigt doch zur Einsamkeit, er sucht sie, sehnt sich sogar nach ihr. Dann wieder überkommt ihn *brennende Lust* zu malen, rasend, ohne Pause, damit die depressive Stimmung verschwindet. Aber das hält er nicht lange durch, ist erschöpft, muss sich hinlegen, und schon ist es wieder da, dieses Gefühl der Sinnlosigkeit, der Leere, der Ausgestoßenheit, der Angst, die ihm die Lebensluft nimmt. Kirchner schreibt vom *Wollen zu verschwinden.* Das heißt, sich zu vernichten, umzubringen.

Er muss raus aus Dresden, zieht Ende 1911 ins wilde Berlin, wo er sich auch mehr Anerkennung erhofft. Doch die Malschule, die er mit Pechstein betreibt, muss wieder geschlossen werden. Keine Schüler. Nein, die Stadt gefällt ihm nicht. Zuviel Tempo, zu viel Hektik. *Es ist schrecklich ordinär hier.* Schlaflos und liebesbedürftig kämpft er sich durch die

Nacht, arbeitet bis in die Morgenstunden, raucht und trinkt schwarzen Kaffee. Natürlich locken auch hier Nachtlokale und Varietés, und immer wieder treibt es ihn raus auf die Straße, ins Gewühl, wo er die Bilder skizziert, die zu Hause an der Staffelei zu seinen berühmtesten Kunstwerken mutieren, zu den kunterbunten Kokotten vom Potsdamer Platz mit signalroten Mündern und Federhüten. Und dann sind da noch die Selbstbildnisse mit nackter Erna. *Ich vergesse nie die rührende Hingabe, die in der Bewegung lag, als ich ihr helfen wollte, die Bluse auszuziehen als ich das erste Mal ihren Körper sehen wollte, um zu zeichnen.*

Erna Schilling, die Nachtklubtänzerin, wird seine Geliebte. Er findet sie ziemlich nett und gut gebaut, aber auch melancholisch und traurig. *So kam, was zwischen Menschen zweien Geschlechts natürlich ist, und ich war damals so ausgehungert nach Liebe und Verkehr, dass ich sehr froh war.* Als Kirchner ihr sagt, dass er mit ihr zusammenleben möchte, versucht sie, sich umzubringen, zu ertränken, was nicht gelingt. Und da beichtet sie dem Freund unter Tränen, dass sie Syphilis hatte und voller Angst war, ihn anzustecken. *Sie war aber mit Salvarsan behandelt und auch sonst gut geheilt,* schreibt er. Dann fahren sie raus aus dem Moloch Berlin, reisen auf die Insel Fehmarn. Und weil sie wenig Geld haben, baut er aus angeschwemmtem Holz eine kleine gemütliche Hütte am Strand, päppelt die Geliebte *durch Sonne und Meer und gutes Essen und freies Leben* auf, sammelt das harte Eichenholz eines gestrandeten Schiffs und schnitzt daraus fröhliche Weiber mit vollen Brüsten, oder er liegt mit Erna einfach nur so im Sand und guckt auf Meer und Möwen.

Mit ihr wird er 26 Jahre, bis zu seinem Freitod, zusammenleben. Er wird sie ›meine Frau‹ nennen, aber heiraten wird er sie nicht. Will er nicht. Das Ziel seines Zusammenlebens mit ihr heißt, *in der Malerei und Plastik die größte und höchste Stelle zu erreichen.* Das ist der Beginn einer Ego-Inszenierung. *Wozu sich sonst vereinigen?* fragt er. *Etwa um die Phase des Sexualrausches legitim zu durchlaufen oder legitime Kinder zu zeugen?* Nein, das ist für ihn kein Ziel. Seine Kunst ist das Ziel, und Erna muss sich diesem Ziel unterordnen. Sie wird es bis zur Selbstaufgabe tun, wird seine Launen ertragen, seine Rücksichtslosigkeit, sein Misstrauen, seinen Größenwahn, seinen Stolz, seine Verzweiflung und seine Drogensucht. In den Bergen der Schweiz wird sie am Ende schwermütig werden und langsam vertrocknen. Unterordnen sollten sich auch die Malerfreunde der »Brücke«. Doch die taten es nicht. Die fanden sich alle gleich begabt. Aber Kirchner fand sich gleicher. Und weil niemand ihn als den Auserwählten akzeptierte, lösten sie die Gruppe 1913 endgültig auf. Da schreibt der aufblühende Narziss: *Ich habe natürlich nicht verhindern können, dass die Herren auch weiterhin von meinen Arbeiten lernten.* Für ihn sei die ganze Brückezeit ohnehin nur eine *Jugendeselei* gewesen. Nein, Kirchner denkt nicht sozial, nicht empathisch. Er denkt nur hoch. Sieht nur sich, den Künstler, den Meister. Und der ist *Herr und König über alles Seiende.* Also ein malender Gott, denn *ihm gehören Länder und Meere und Menschen und Tiere, er kann alles haben, indem er es zeichnet.*

Mit Erna zieht er in ein Mansarden-Atelier nach Berlin Friedenau – fünf Stockwerke hoch. Auch hier ist alles wieder selbst gezimmert und gebatikt, und Besucher fühlen sich *wie auf einem anderen Stern.* Kirchner hat inzwischen ein paar Gönner und Sammler, aber leben kann er davon nur sehr bescheiden. Und immer wieder klagt er über Angstattacken. Als er kurz nach Ausbruch des Ersten Weltkriegs eingezogen wird, bricht die Panik wie ein Geschwür auf. Sein Vorgesetzter, Oberleutnant Fehr, ein Freund von Emil Nolde, beschreibt den Rekruten Kirchner: *Eines Morgens erschien auf dem Reitplatz ein Soldat, dem man von weitem ansah, dass man ihn nie in eine Uniform hätte stecken sollen. Es war der Maler Ernst Ludwig Kirchner.* Und der macht auf dem Pferd eine ziemlich traurige Figur. *Im Galopp hing er meist am Hals seines Tieres und atmete erlöst auf, wenn Schritt kommandiert wurde.* Da fragt der Oberleutnant, was ihm denn am Dienst besonders gefalle. Das Pferdeputzen, sagt Kirchner. Er habe sein gutes Tier sehr lieb. Fehr ist gerührt, er mag den blassen, mageren Menschen, schreibt: *Wie ein Bündel Elend tastete er sich durch die Räume der Kaserne.* Und als Kirchner eines Tages zusammenbricht, sorgt Fehr dafür, dass er vom Dienst suspendiert wird. Er soll sich in einem Sanatorium erholen.

Ich bin halb wahnsinnig geworden, schreibt Kirchner an seinen Mäzen Gustav Schiefler. *Der Krieg reißt immer mehr ein. Man sieht fast nur noch Masken, keine Gesichter mehr.* Mit so einer Maske hatte sich Otto Dix 1915 als Kriegsgott Mars gemalt, an dessen Helm alle Schüsse abprallen. Doch um ihn herum kreist schon das Elend: Gräber, Kreuze, blutende

Mäuler, Trümmer, wankende Kirchtürme, Leichen und Totenköpfe. Auch Kirchner versucht, seine Angst vor der entfesselten Gewalt auszubeuten. Die zwei Selbstbildnisse – radiert und in Holz geschnitten – sehen aus wie traumatisierte Gespenster. Er malt sich als Soldat in Uniform wie einen entmannten Künstler mit gelbem Gesicht, totem Blick, erloschener Zigarette im Mundwinkel und abgehackter blutiger Rechten – seiner Malhand! *Bald wird der uniformierte Teufel auch wieder an mich herankriechen und dann muss ich von selbst aus diesem reichen Leben gehen,* schreibt er und versucht, die Gedanken an den Krieg mit Schlaftabletten, Morphium und Alkohol zu verscheuchen. Es ist wie ein vorweggenommener Suizid. Die Ärzte im Sanatorium wissen nicht mehr, was sie mit ihm anstellen sollen, überweisen ihn in die Nervenheilanstalt von Charlottenburg. Ihre Diagnose: Paralyse – hoffnungslos.

Da schalten sich Freunde ein. Sie besuchen den abgezehrten, Kirchner, der kaum eine Nacht mehr durchschläft. Und wenn er ein paar Schritte gehen will, braucht er einen Stock. *Ich bin so furchtbar einsam hier unter den ganz anders fühlenden Menschen,* schreibt er. Natürlich, in seinem Künstlerkopf wirbeln die Bilder vom Krieg wie ein blutiger Karneval. Zeichnen ist seine Rettung. *Ich lebe eigentlich nur noch, weil ich mich an meine Kunst geklammert habe.*

Er muss raus hier, raus aus der Stadt, am besten raus aus Deutschland. Helene Spengler, die Schwiegermutter des Philosophen Eberhard Grisebach, lebt in Davos. Ja, sie würde Kirchner aufnehmen. Aber er sei ein Mensch, der aus der Gesellschaft gefallen sei, er schlafe offenbar auch nicht im Bett, sondern rolle sich am Boden in eine Decke. Macht nichts, sagt sie, er soll nur kommen. Und kaum ist er da, sitzt Frau Spengler auch schon bei ihm am Bett und nicht am Boden. Er sei eine Jammergestalt, schreibt sie dem Schwiegersohn, und das sei doppelt bedauerlich, weil er so wunderbar interessant erzählen könne. Aber *er sagte mir, er habe gar keinen Lebensmut und ein Aufhören des Lebens wäre ihm eine Freude und kein Schreck.* Doch ein bisschen Lebensmut scheint noch da zu sein, denn er will sofort wieder weg, weil es viel zu kalt ist. Frau Spengler muss lachen, als er ihr sagt, er habe gedacht, dieses Davos liege im Süden unter Palmen. Aber Schnee und Eiseskälte, nein, da will er doch lieber zurück nach Berlin an seinen gemütlichen Ofen.

Er reist tatsächlich ab. Aber er ist derart schwach, dass er schon beim Umsteigen fast unter den Zug fällt. Und als er in Berlin ankommt, wird er gleich von einem Auto angefahren. *Der Arzt sagt, ich habe noch Glück gehabt.* Doch in Deutschland holen ihn die Todesträume wieder ein. Er versucht, *aus dem Verworrenen ein Bild der Zeit zu schaffen, was ja meine Aufgabe ist*, versucht, seine Zerrissenheit *in Kunst auszudrücken*, macht mit geradezu wahnsinniger Wucht ein Selbstbildnis im Morphiumrausch. *Wie die Kokotten, die ich malte, ist man jetzt selbst. Hingewischt, beim nächsten Male weg.* Alles halte er aus, schreibt er, *nur das systematische Totmachen nicht, das jetzt in Mode ist und dem ich wohl zum Opfer fallen werde, ob ich will oder nicht.* Er therapiert sich mal wieder selbst mit Schlaf- und Beruhigungsmitteln, was eine verheerende Wirkung hat. *Wenn Kirchner unter Veronal steht,* schreibt sein Gönner Botho Graef, *ist er von einem Irrsinnigen nicht zu unterscheiden.* Er merkt selbst, wie er sich verändert hat. Er kann nicht länger in Berlin bleiben. Wenn er bleibt, krepiert er. Erna soll alles ordnen, das Atelier auflösen und in die Schweiz nachkommen. *Schade, dass unser Leben düster ist wie eine Alchimistenbude.* Er reist im Mai 1917 mit einer Krankenschwester voraus – zurück nach Davos.

Hier wird der Patient von Helene Spenglers Mann, dem Lungenarzt Dr. Luzius Spengler, betreut. Und der kann einfach nicht verstehen, warum Kirchner von Tag zu Tag dünner und schwächer wird. Er bekommt doch so gut und reichlich zu essen! Der Arzt ahnt natürlich nicht, dass es Kirchner selbst ist, der für seinen Zustand sorgt: *Mehr als die Hälfte meiner Ration glitt unbemerkt in meinen Beutel* – den er sich extra dafür genäht hat – *und verschwand dann irgendwo im freien Felde.* Er vernichtet das Essen, weil er Angst hat, er könnte als gesund gelten und von Deutschland aus wieder eingezogen werden. Als bei Kirchner schließlich Lähmungen auftauchen, als er so abgemagert ist, dass Spengler um sein Leben fürchtet, sagt er dem Patienten, dass er nie mehr als Soldat eingezogen werden könne. Er trüge nämlich ein verborgenes Leiden in sich, das nicht zu behandeln sei, das ihn aber auf ewig dienstuntauglich mache.

Das beruhigt Kirchner nicht wirklich. Überall fühlt er sich verfolgt, glaubt auch, dass man ihn in der Pension bestehlen will, er misstraut jedem, fürchtet, dass Intrigen gegen ihn gesponnen werden. Da ist sie wieder, dieses Paranoia, dass man ihn kaputt machen will. Er möchte nicht länger in der Pension wohnen, möchte weg von den Menschen, mietet sich in der Stafelalp bei Davos ein, um mit sich und Erna allein zu sein. Es ist eine Flucht in die Einsamkeit. Da malt er ein Selbstbildnis, einen Kopf, der den Betrachter verstört anstiert. Die Farbe seines Seelenjammers ist ein krankes grüngelb. Und durchs kleine Fenster leuchten die Berge orange. Kirchner wie in Isolationshaft.

Als der Architekt Henry van de Velde ihn besucht, steht ein völlig verschreckter Mensch vor ihm mit *stechendem, fiebrigen Blick, der den nahen Tod vor Augen sah ... Unter seinem Hemd verbarg er seinen Pass wie einen Talisman,* weil er noch immer fürchtet, ausgeliefert zu werden. Er kann seine Hände kaum mehr bewegen und hat doch so viele Bilder im Kopf. Aber wie soll er Stift und Pinsel halten? *So fliegt das frühere Leben an uns vorbei wie ein gemaltes Tagebuch.* Mit Mühe schneidet er ein verzerrtes Selbstportrait mit tanzendem Tod ins Holz. *Meine Arbeit kommt aus der Sehnsucht der Einsamkeit,* schreibt er. *Ich war immer allein, je mehr ich unter Menschen kam.* Van de Velde ist entsetzt über seinen Zustand und sorgt dafür, dass er nach Kreuzlingen ins Nervensanatorium »Bellevue« zu Ludwig Binswanger kommt, einem Freund von Sigmund Freud. Da glaubt Kirchner, dass er sterben muss und bittet um einen Notar. Er macht sein Testament zu Gunsten von *Erna Schilling, genannt Frau Kirchner.* Sie soll über seinen Nachlass verfügen. Doch da hat er noch zwanzig Jahre vor sich.

Und was passiert? Eine geradezu manische Schaffenslust beginnt. Er portraitiert seinen Analytiker und Van de Velde, der eine Monographie über ihn schreiben will. Auch Grisebach bereitet ein Buch über ihn vor. Das weckt die Lebensgeister. Zurück in seinem Bauernhaus malt Kirchner feurige Berge, rote Kühe, blaue Häuser, gelbe Wasserfälle und Akte im Wald. Als Nele, die Tochter van de Veldes, den Künstler besucht, fühlt sie sich wie in einem Märchen aus 1001 Nacht. Das ganze Zimmer hängt voller Bilder, und überall Farbtöpfe, Pinsel, Rahmen, geschnitzte Figuren, und mittendrin, in seinem Bett, sitzt Kirchner in einem weinroten Pyjama, ein orientalisches Tuch über den Knien, und um den Kopf hat er einen weißen Turban geschlungen.

Sein Selbstwertgefühl steigt ins gigantische, ins krankhaft narzisstische. Immer wieder pumpt er sein Ego auf, tankt es voll mit Alkohol und Veronal, um sich in jene Höhe zu katapultieren, die ihm gebührt. Wer sonst feiert ihn denn in der Schweiz? Wer lobt ihn? Wer bewundert und befriedigt ihn? Ob er ahnt, dass dieses künstliche Idealisieren nicht ewig durchzuhalten ist? Und dann stellt er noch eins klar: Niemand habe ihn je beeinflusst, auch nicht Munch, auch nicht Manet. Er war immer nur er. Im Zweifel datiert Kirchner seine Bilder einfach um Jahre zurück. Er korrigiert und retuschiert sie auch, um Ähnlichkeiten mit anderen zu vertuschen. Die anderen, seine Konkurrenten, werden von ihm klein geredet und entwertet. Kandinsky ist *Kitsch*, Marc *indiskutabel*, Heckel hat *immer nachgeahmt*, Kokoschka ist *tragisch*, Beckmann *ekelhaft*. Kirchner sieht sich als Unikat, der nie von jemandem abhängig war, *und wenn es die größten, Dürer oder Rembrandt wären*, schreibt er. Wer das leugnet, ist sein Feind.

Seine Freunde sind die Dörfler. Er lädt sie immer wieder zu sich ein, will sie tanzen sehen, denn er hat ein Grammophon. Und *diese Naturkinder sind berauscht von der Musik*, schreibt er. *Ich werde interessante Sachen zeichnen können*. Er mag die Alpbewohner, die Bauern mit ihren starken Gesichtern, mag die alten Frauen mit den schwarzen Hüten. Er malt sie tagaus, tagein, malt Viehherden, Waldschluchten, Schafherden, Wintermondnächte, Sonnenaufgänge, Sternenhimmel. Und er schnitzt Stühle, Tische, Wandverkleidungen. Alles im Haus ist geschnitzt, jedes Stück Holz wird ein Stück Kunst. Für Erna schnitzt er ein Bett mit weiblichen Akten. Ach ja, Erna. Es ist ein schwieriges Verhältnis mit der Berlinerin im Alpental. Kirchners Melancholie und seine Depressionen sind längst auf sie übergesprungen. Auch sie hat inzwischen Todessehnsüchte, und diese verdammten Berge machen sie ganz verrückt. Ein Besucher aus Deutschland beschreibt das unglückliche, alternde Mädchen, das ihren Charme längst verloren hat: *Diese Frau ist ein eigentümliches Wesen. Mehr Squaw, Sklavin und Ateliertier als Eheweib. Eine eingedrückte Nase, trübe Augen, heisere Stimme und kurzgeschnittene Zottelhaare.*

Hin und wieder gibt es eine Ausstellung. Aber wenig wird verkauft. Und so froh Kirchner auch ist, in der Schweiz zu sein – in der *Wirklichkeit gewordenen Demokratie* – fühlt er sich doch auch fremd; *nie Heimat,* schreibt er, *alles ist Dreck.* Und seine Kunst wird ja auch gar nicht richtig wahrgenommen. Nicht, wie er es möchte. Das ist für einen pathologischen Narzissten wie Kirchner verheerend. Er, der sich in seiner Phantasie grenzenlose Erfolge ersehnt, ist voll Zorn und Neid auf die Erfolge anderer. *Es ist wirklich eine Schweinerei,* schreibt er, *ich arbeite und erfinde Neues und verkaufe nichts, und die Nachtreter machen gutes Geschäft mit meinen Sachen, die sie stehlen.*

Vom Wunsch beseelt, geliebt, bewundert, verstanden und auch gekauft zu werden, erfindet er den Kunstkritiker Louis de Marsalle. Unter diesem Pseudonym schreibt Kirchner nun Elogen, interpretiert seine eigenen Bilder, erklärt, wie irisierende Farben bei ihm *perlmuttrige Nebel* erzeugen, notiert, dass die Werke *mit Blut und Nerven geschaffen sind und nicht mit kalt wägendem Verstand.* So seien seine *reinsten und stärksten Arbeiten* nach dem *uralten Fluche* entstanden: *Im Schweiße Deines Angesichts sollst Du Dein Brot essen.* Es sind pathetische Texte, die für Kataloge und Galerien gedruckt werden. Doch niemand kennt diesen Marsalle. Wer das denn sei, fragen Freunde, die am Werkverzeichnis seiner Druckgraphik arbeiten. Ach, ein französischer Militärarzt, sagt Kirchner, ein Bekannter aus dem Krieg, *der nach meiner Meinung einfach ideal schreibt.* Und kann man den Herrn vielleicht mal erreichen? Ganz schlecht, sagt Kirchner. Der sei irgendwo in Nordafrika stationiert.

Eines Tages, als er die Berge satt hat, reist er noch einmal nach Deutschland zur alten Mutter nach Chemnitz und nach Berlin. *Meine Angst vor dem Vaterlande muss ein Ende haben,* schreibt er. So ist er denn ein viertel Jahr wieder in der Heimat. Besucht den alten Max Liebermann in Berlin – durchs Brandenburger Tor gleich links – zeichnet die Tänzerin Mary Wigman und lernt Otto Dix kennen, *der einen guten Proletarierkopf hat.* Aber leben? Nein, leben möchte er hier nicht mehr. *Ich suche Heimat und finde sie nicht,* schreibt er an Erna. *Ich bin nur Gast und kein erwünschter.*

Als die Nazis an die Macht kommen, schreibt er schon im Mai 1933: *Es liegt Krieg in der Luft.* In Bern gibt es noch eine große Präsentation seiner Schweizer Werke. Das beglückt für Augenblicke. Aber keins seiner Bilder wird verkauft. *Ich bin zu unbekannt hier als Maler. Wer kennt denn meine Arbeit?* In deutschen Museen und Galerien hängt inzwischen nichts mehr von ihm. Und im Sommer 1937 sind seine schönsten Bilder in der berüchtigten Ausstellung »Entartete Kunst« zu sehen, darunter die gelbe Tänzerin, Badende, seine Damen im Café, die herrlichen Potsdamer Straßenszenen, die Meister der ›Brücke‹, Kokotten, Mondlandschaften, Stillleben und auch sein Selbstportrait in Uniform mit der abgeschlagenen Malhand. Der verfemte Kirchner ist mit vielen Bildern in fast jedem Raum der eintrittfreien »Schandschau« in München vertreten. *Ich bin durch die deutschen Ereignisse tief erschüttert*, schreibt er, *und doch bin ich stolz darauf, dass die braunen Bilderstürmer auch meine Werke verfolgen und vernichten. Ich würde es als Schmach empfinden, von ihnen geduldet zu werden.* Und doch empfindet er das Urteil, ›entartet‹ und ›undeutsch‹ zu sein, als ungeheure Kränkung, als Zerstörung seines Lebenswerks. Er ist so verzweifelt, dass er Erna anfleht, mit ihm zusammen von der nahen Brücke in Wiesen bei Davos – diesem Viadukt, das hundert Meter tief in einen Sturzbach führt und das er oft gemalt hat – in den Tod zu springen. Aber das lehnt sie ab. Erneut überwältigen ihn Depressionen und Unruhen, und nachts kann er nicht schlafen und greift wieder zu Alkohol, zu Veronal und Morphium.

Als Hitler im März 1938 Österreich ›heim ins Reich‹ holt, hat Kirchner die Wahnvorstellung, die Nazis könnten auch die Schweiz überfallen und nach ihm suchen. Immerhin ist Davos, das nur ein paar Kilometer von der österreichischen Grenze entfernt ist, der Ort, an dem SS-Männer sich erholen. In einem Anfall von Paranoia zerstört er alle Figuren an seinem Holzhaus, alle Außenschnitzereien, die ihn verraten könnten, vernichtet auch viele seiner Ölbilder und Holzschnitte. Er bringt seine Kunst um, bevor er sich selbst umbringt.

Zwei Monate später, am 6. Mai, hat er Geburtstag. Er wird 58. Doch niemand gratuliert. Kein Brief. Kein Telegramm. Nichts. Er, der große deutsche Expressionist – vergessen. Er bittet Erna erneut, mit ihm in den Tod zu gehen. Die ganze Nacht zum 15. Juni diskutieren sie heftig über einen gemeinsamen Suizid. Nein, sagt sie am Ende, sie will sich nicht umbringen. Doch für Kirchner ist der Kampf beendet. Er ist an dem Punkt angekommen, wo sein verwundetes Ego und sein Größenwahn das Spiel verloren haben. Sein hochgestecktes Ideal kapituliert vor der Wirklichkeit. Erna Schilling wird später an ihre Freunde schreiben, wie grausam Kirchner gelitten habe, bevor er sich zum Freitod durchgerungen hat.

An jenem 15. Juni, einem strahlend schönen Morgen, verlässt nach schlafloser Nacht ein sterbenswütiger Kirchner in Jägerkleidung mit Wadenschützern das Haus und geht in Richtung Wald. Seine Frau weiß, dass er eine Waffe bei sich hat. Sie läuft die zweihundert Meter zu den Nachbarn, die Telefon haben. Sie will mit dem Arzt im Sanatorium sprechen. Er ist Kirchners Freund und versorgt den Kranken, der sich doch von seiner Drogensucht befreien möchte, mit Eukodal, das weniger heftige Nebenwirkungen hat als Morphium. Natürlich könne sie telefonieren, sagt die 16jährige Barbara, die allein im Haus ist und in der Küche backt. Erna hängt nervös an der Schnur, weil der Doktor gerade Visite macht. Ja, das könne ein bisschen dauern. Sie möchte bitte warten.

Da stürmt Kirchner ohne anzuklopfen und ohne Gruß in die Küche und fragt Barbara, wie spät es sei. Zehn Minuten vor zehn, sagt sie und wundert sich, wie aufgeregt er ist. So hat sie ihn noch nie erlebt. Er ist doch sonst so ruhig und höflich. Jetzt lässt er das Mädchen ohne Erklärung stehen und redet im Flur laut auf seine Frau ein: *Es ist zu spät, es hat keinen Zweck, es ist zu spät, in zehn Minuten bist du wieder Fräulein Schilling.* Er hat jetzt nur noch diesen völlig eingeengten Blick des Selbstmörders, schlägt die Tür hinter sich zu und läuft ins Freie. Seine Frau ruft in die Küche: *Geh Herrn Kirchner nach, ich muss immer noch warten, wo ist denn nur dieser Herr Doktor?*

Barbara rennt nach draußen, läuft dem Postboten fast in die Arme – und da fällt ein Schuss. Und sofort ein zweiter. Die Browning Kaliber 7,65 ist nicht immer gleich tödlich. Kirchner weiß das, deshalb der zweite Schuss, der ihn mitten ins Herz trifft. Erna Schilling stürzt aus dem Haus und bricht an der Leiche zusammen. *Zum Glück war der Postbote bei uns*, wird das Mädchen später erzählen. *Welch ein Anblick bot sich uns um die Hausecke unter dem Garten. Ich kann es nie mehr vergessen. Das Blut quoll fast schwarz durch seine Kleider.* Sie und der Briefträgerer stützen Kirchners Lebensgefährtin, bringen sie in die Stube, und da sitzt sie auf dem Diwan und weint und weint. Der Suizid ihres Mannes wird sie noch sieben Jahre, bis an ihr Ende, verfolgen. Und immer wieder wird sie sich Vorwürfe machen, *seinen letzten Weg nicht mit ihm gegangen zu sein, wie er es wollte.*

ERNST TOLLER

»Wenn ich nur schlafen könnte!«

Die Nanny hebt den Kleinen auf den Leiterwagen, und ab geht's durchs Hoftor. Da kommt das Nachbarkind angelaufen, grüßt Ernst und gibt ihm die Hand. Komm sofort her, ruft ihr Kindermädchen, das ist ein Jude! Da rennt die Kleine davon, und ihr Spielkamerad weint bitterlich, ist nicht zu trösten und weiß nicht, was ein Jude ist.

Ernst, der 1893 geboren wird, ist das jüngste der drei Toller-Kinder. Seine Eltern, die einen Gemischtwarenhandel haben, zählen zum gehobenen Bürgertum von Samotschin, das damals noch zum Königreich Preußen gehört. Ernst treibt sich manchmal im Laden herum. Er sammelt Kaiserbilder. Die stecken in den Schokoladentafeln und sind nicht so leicht zu stehlen. Wenn die Mutter ihn morgens weckt, fragt er: *Geht ein Kaiser auch aufs Klo?* Er werde mit solchen Fragen noch ins Gefängnis kommen, sagt die Mutter. *Also geht er nicht aufs Klo.*

Stanislaus, der Sohn des Nachtwächters, ist sein Freund. Wenn die Kinder auf der Straße ›Polack‹ hinter ihm herrufen, ruft Ernst auch ›Polack‹. Hinter ihm rufen die Kinder *Jude, hep, hep.* Ernst fragt Stanislaus, warum die das schreien. Weil die Juden in Konitz einen Christenjungen geschlachtet und das Blut in die Mazzen gebacken haben, sagt er. Und glaubt er das auch, fragt Ernst. Quatsch, sagt Stanislaus. Aber warum rufen sie es dann, fragt Ernst. *Rufst du nicht auch Polack*, fragt ihn sein polnischer Freund und sagt, dass seine Großmutter erzählt, die Juden hätten den Heiland ans Kreuz genagelt. Wenn Ernst bei Stanislaus zu Hause ist, geht er zu Jesus, der dort an der Wand hängt – *das Herz trägt er offen auf der Brust* – und betet: *Bitte, lieber Heiland, verzeih mir, dass die Juden dich totgeschlagen haben.* Abends im Bett fragt er seine Mutter: *Warum sind wir Juden?* Er soll nicht so töricht fragen, soll lieber schlafen, sagt die Mutter. *Ich schlafe nicht, ich möchte kein Jude sein,* schreibt Ernst

Toller in seinen meisterhaften Erinnerungen »Eine Jugend in Deutschland«.

Eines Abends, heißt es dort, laden Bauern den Arbeiter Julius zum Schnaps ein. Julius ist der meschuggene Armenhäusler der Stadt, der von allen Kindern geärgert wird und der trotzdem immer freundlich grüßt. Auch der junge Toller ruft ihm *Tellerlecker* hinterher, weil er täglich von irgendeiner Familie einen Teller Suppe bekommt. Und nun schenken ihm die Bauern Schnaps ein. Kaum ist sein Glas leer, ist es schon wieder voll. Und Julius betrinkt sich, bis er umfällt, bis er sich in epileptischen Krämpfen windet, bis er hilflos zum Bahndamm kriecht und verreckt. Noch in der Nacht hört Toller, der inzwischen aufs Realgymnasium geht, dass Julius tot ist, dass niemand ihm geholfen hat, dass Gassenjungen den Sterbenden noch mit Steinen beworfen und mit Wasser übergossen haben. *Ich bin zum ersten Mal der Grausamkeit der Welt begegnet,* schreibt Toller, *ich fasse das Tun der Menschen nicht, sie könnten gut sein, ohne Mühe, und sie freuen sich am Bösen.*

Dieser Tod ist das Urerlebnis, das Tollers künftiges Leben prägen wird, das ihn zum unerbittlichen Kämpfer für Gerechtigkeit macht. Toller! Das klang wie Schiller! Und leidenschaftlich wie der wird er Elend, Unrecht, Not und Folter geißeln, wird mit Pathos und Melancholie Reden halten, wird mit seiner schönen, dunklen Stimme die Menschen rühren und ihre Geldbörsen öffnen für alle Bedürftigen der Welt. Tollers Freund, der Schriftsteller Walter Mehring, schreibt: *Er hatte ganz das Zeug zu einem Danton einer Deutschen Revolution.*

Doch vor der Revolution kommt der Krieg. Und für den meldet sich der Student 1914 freiwillig. Dabei geht es ihm in Grenoble, *im Lande des ›Erbfeindes‹*, ganz prächtig. Zum ersten Mal kann er machen, was er möchte. Kann die Vorlesungen schwänzen, die er seicht und langweilig findet, kann sich in Bars herumtreiben und Absinth trinken, der ihm nicht schmeckt, aber er kommt sich dabei *sehr lasterhaft vor.* Er kann auch den ganzen Tag im Café sitzen, wie die Franzosen seinen Hut aufbehalten und denken: *Voilà, das ist die verruchte Grande Nation.* Und in der Universität hört er Jura und Philosophie, liest Nietzsche, Dostojewski und Tolstoi. Und dann wird in Sarajewo der Österreichische Thronfolger ermordet.

Toller fährt zurück nach München. Im Englischen Garten gucken Leute auf seinen Hut. Das ist ja ein französischer Hut! Er ist ja ein Franzose! Toller steht auf und geht. Man verfolgt ihn, zeigt mit dem Finger auf ihn, ruft: Ein Franzose! Er rennt nun, stößt auf einen Schutzmann, zeigt ihm seinen Pass. Nein, der Mann ist kein Franzose, sagt der Schupo. Die Meute geht widerwillig auseinander.

Der freiwillige Toller fährt über Metz der Front entgegen. Er wird in der Knochenmühle Verdun, oft an vorderster Linie, das ganze Elend des Krieges erleben. Er schläft mit den Kameraden in schlammigen Unterständen, *an unserem Brot nagen die Ratten, an unserem Schlaf der Krieg und die Heimat.* Die Toten lehnen sie einfach an die Grabenwände. Wenn Toller gebückt durch so einen offenen Stollen schleicht, weiß er nicht, ob er an Toten oder Lebendigen vorbeigeht. *Hier haben Leichen und Lebende die gleichen graugelben Gesichter.* Stinkende Menschenhaufen mit zerrissenen Armen, Beinen und aus Bäuchen quellenden Gedärmen werden mit Kalk überschüttet. Eines Nachts hören sie Schreie, Schmerzensschreie, die langsam leiser werden, zwei Nächte geht das so, sie halten sich die Ohren zu, um das Gewimmer des Sterbenden nicht mehr hören zu müssen. Doch das hat sich längst in ihren Köpfen festgekrallt. *Der Schrei lebt für sich, er klagt die Erde an und den Himmel.* Als der Kaiser kommt, müssen alle, die noch eine saubere Uniform tragen, vortreten. Das sind die Köche, die Schreiber und die Burschen der Offiziere. Sie üben Strammstehen und bekommen eiserne Kreuze an die Brust. *Frontschweine haben da nichts zu suchen.* Und alle müssen ihre scharfe Munition abgeben. Der Kaiser soll ja nicht von einem Durchgeknallten erschossen werden.

Dreizehn Monate verbringt Toller an der Front. *Helden werden Opfer, Freiwillige Gekettete, das Leben ist eine Hölle, der Tod eine Bagatelle.* Er kann an keinem Toten mehr vorbeigehen, ohne in dessen Gesicht zu sehen, das kurz zuvor noch lebendig war. *In dieser Stunde weiß ich, dass ich blind war, weil ich mich geblendet hatte, in dieser Stunde weiß ich endlich, dass alle diese Toten, Franzosen und Deutsche, Brüder waren, und dass ich ihr Bruder bin.* Toller wird krank. Herz und Magen und die Psyche sind beschädigt. In Straßburg wird er viele Wochen im Lazarett gepflegt. Er wird als kriegsuntauglich entlassen.

Er darf nach München und studieren, Staatsrecht, Philosophie, Literatur. Und nur keine Zeitungen lesen, und nicht an den Krieg denken, versuchen zu vergessen. Am liebsten hört er Theaterwissenschaft bei Arthur Kutscher. In seinen Seminaren lesen Max Halbe, Frank Wedekind oder Thomas Mann aus ihren Werken. Einmal ist Toller beim »Zauberer« zum Tee geladen, *meine Rocktasche ist mit Dutzenden von Gedichtmanuskripten vollgestopft*. Und Thomas Mann lobt den jungen Poeten, der natürlich auch vom Ruhm träumt und dabei ist, sein erstes Drama zu vollenden – »Die Wandlung«.

Es ist die Geschichte vom Bildhauer Friedrich, einem Juden, der assimiliert sein möchte, ein alter ego von Toller. Er zieht als Patriot in den Krieg, stürzt sich mit größtem Mut an die vorderste Front, durchtanzt einen Alptraum mit Sterbenden und Skeletten, überlebt den gigantischen Ausbruch von Gewalt, überlebt seine Kameraden und wird nun als ihresgleichen dekoriert. Aber so hat er sich seinen Sieg nicht vorgestellt. Der Tanz durch die Wirklichkeit geht weiter. Die Geschundenen, Irren, Krüppel, Hungernden, Verblödeten, Vergewaltigten klagen an und bereiten Friedrichs Wandlung vor: Er hat begriffen, dass die Welt verändert werden muss. Wie ein Heilsbringer hält er am Ende eine flammende Rede: *Nun geht hin zu den Machthabern und kündet ihnen mit brausenden Orgelstimmen, dass ihre Macht ein Truggebilde sei* ..., und er verspricht ein freies Land – durch Revolution. Im September 1919 ist die Uraufführung. Fritz Kortner wird mit der Rolle des Revolutionärs berühmt werden, der Theaterpapst Alfred Kerr wird das kraftvolle Drama bejubeln, und das Premierenpublikum bringt dem Autor Ovationen dar. Doch Toller ist nicht anwesend. Er sitzt zu der Zeit als Hochverräter im Gefängnis. Und das kam so:

Toller und viele seiner vom Krieg gezeichneten Freunde wollen Vorbilder, die anders sind. Max Weber ist anders. Der Soziologe ist gegen den Obrigkeitsstaat und für Demokratie. Der Kaiser ist für ihn ein dilettierender Fatzke. Das ist der Ton, den sie hören wollen. Der Dichter Richard Dehmel, der verstört aus dem Krieg zurückkommt, sagt zu Toller: *Gehen Sie Ihren Weg, auch wenn die Welt Sie verfolgt und befehdet*. So stürzt sich Toller in das Abenteuer Politik, hält glühende Reden gegen Justizmorde, gegen verbrecherische Militärs, für die betrogene deutsche Jugend, die von ihren Vätern verraten wurde. Er will das Lebendige durchdringen, in welcher Gestalt es sich auch immer zeigt, er will es mit Liebe umpflügen, aber er will auch das Erstarrte, wenn es sein muss, umstürzen, *um des Geistes willen*.

Wer ihn hört, ist betört. Für seinen Freund, den Autor Ernst Niekisch, ist der Feuervogel mit den dunklen Augen, dem stahlblau schimmernden Haar und der melodiösen Stimme *ein bezaubernder Apoll,* der durch seinen Charme bestrickt. Walter Mehring schreibt, er habe ihn eigentlich nie anders gekannt als bis über beide Ohren verliebt: in die Freiheit, in einen Dramenentwurf, in die charmantesten, elegantesten Damen der Elite; *und wie begehrt war bei ihnen sein trotziger Rebellenkopf.* Else Lasker-Schüler schreibt ein Lied für ihn in der »Weltbühne«:

Er ist schön und klug
Und gut.
Und betet wie ein Kind noch:
Lieber Gott, mach mich fromm,
Dass ich in den Himmel komm.

Ein Magnolienbaum ist er
Mit lauter weißen Flammen.
Die Sonne scheint –
Kinder spielen um ihn
Fangen.

Ja, er ist ein Homme à Femme. Die Frauen bewundern ihn, laden ihn ein, schreiben ihm Liebesbriefe. Doch die Frau, die er wenige Jahre vor seinem Tod heiraten wird, die blutjunge, bildschöne Schauspielerin Christiane Grautoff, schreibt in ihren Erinnerungen: *Er wollte die Menschheit glücklich machen. Nicht einzelne, noch weniger einen.* Und von ihr, glaubt sie, sah er womöglich nur das kurze blonde Haar. Wie könnte sie ihn aus dem Himmel seiner Menschenliebe zu sich herunterholen? Es sei diese Liebe, diese echte Liebe für die Menschheit gewesen, die ihn von anderen trennte und auch von ihr selbst.

Toller hält 1918 Ansprachen für die Massen auf der Theresienwiese, er wird beklatscht und – verhaftet. Sitzt Monate im Militärarrest, liest dort die Werke von Marx, Engels, Lassalle, Bakunin, Rosa Luxemburg und schreibt: *Jetzt erst werde ich Sozialist.* Die Zellen sind verschmutzt und verwanzt. *Wir essen Kriegsbrot mit Kleie vermischt, Kohlrübensuppe, Kohlrübenmarmelade, Kohlrübengemüse.* Jeden Tag wird er vernommen. Er soll ein Protokoll unterschreiben. Das ist nicht sein Text. Er weigert sich. Am Ende unterschreibt der Kriegsgerichtsarzt. Und Toller, gezeichnet von Hunger und Krankheit, kommt ins Militärlazarett.

Die bürgerliche Mutter ist entsetzt über ihren Sohn, der für die Arbeiter kämpft. Er muss verrückt geworden sein, sagt sie, will ihm helfen und veranlasst, dass er in einer psychiatrischen Klinik untersucht wird. Also im Irrenhaus. Dort ist er einem Wärter ausgeliefert. Er weiß, dass er nicht schreien und nicht toben darf, sonst ist er verloren. Und die Türen haben keine Klinke. Er wird in einen Saal geführt, *in dem zwanzig oder dreißig ›unruhige‹ Irre liegen, ich muss mich in ein Bett legen, ich beginne, an meiner Vernunft zu zweifeln.* Zwei Tage später wird er verlegt, kommt in den Saal, in dem die Melancholiker liegen. *Aus dreißig Betten starren schweigend zerbrochene Augen in das Grab der eigenen Finsternis.* Der Direktor beschimpft ihn. Der Krieg werde gewonnen, brüllt er, denn Deutschland brauche neuen Lebensraum. Und er, Toller, sei Schuld, dass Paris noch nicht erobert sei! Dann gibt er Order, dass der Kerl entlassen werden soll.

In München bietet Toller sich dem Sozialisten Kurt Eisner an, der im November 1918 die Revolution in Bayern anführt, den König verjagt und den »Freistaat« ausruft. Er wird der erste Ministerpräsident, Toller der zweite Vorsitzende der neuen Arbeiter-, Bauern- und Soldatenräte. Er fährt nach Bern zum Kongress der Internationale. *Nie mehr würde es den Herren des Kapitalismus gelingen, Kriege zu entfachen und Werktätige zu blenden,* schreibt er und macht einen kleinen Abstecher nach St. Moritz, wo die Jeunesse dorée *mit Brillanten und Perlen behängt* ein Theaterstück über Völkerfrieden und Versöhnung spielt, *Gespenster und Lemuren einer wesenlosen Zeit.* Als er wieder in München ankommt, ist Kurt Eisner tot. Erschossen.

Die Räterepublik wird ausgerufen. Auf dem Wittelsbacher Palais weht die rote Fahne. Toller wird zum Vorsitzenden des Zentralrats bestimmt. Im Vorzimmer drängeln sich Bürger, die ihre kuriosen Wünsche vortragen: *Ein Mann will, dass man seinen Hauswirt zwinge, ihm die Miete zu erlassen.* Und eine Partei revolutionärer Bürger hatte sich gebildet und forderte die Verhaftung aller persönlichen Feinde, früherer Kegelbrüder und Vereinskollegen.

Kurz darauf putschen die Kommunisten gegen die Räteregierung, Toller wird Abschnittskommandant der Roten Armee an der Front vor Dachau. Er sorgt dafür, dass am Eisner-Mörder und einem SPD-Führer keine Lynchjustiz geübt wird, er befreit politische Gefangene. Als Freicorps und Reichstruppen anrücken und München erobern, muss er sich verstecken, denn auf seinen Kopf sind nun 10 000 Mark Belohnung wegen Hochverrats ausgesetzt. Sein Steckbrief mit Foto hängt an allen Litfasssäulen: *Toller ist von schmächtiger Statur und lungenkrank; er ist etwa 1,65 – 1,68 m groß, hat mageres, blasses Gesicht, trägt keinen Bart, hat große braune Augen, scharfen Blick, schließt beim Nachdenken die Augen, hat dunkle, beinahe schwarze wellige Haare, spricht schriftdeutsch.*

Ein Freund besucht ihn im Versteck. *Deine Leiche liegt im Schauhaus,* sagt er. *Meine Leiche?* fragt Toller. Der Freund reicht ihm die Zeitung. Vom Chauffeur identifiziert, steht da. Der habe vor Rührung geschluchzt. *Ich lese die Nachricht von meinem Tode und denke an meine alte Mutter,* schreibt Toller. Auch sie hatte die Nachricht gelesen, hatte die Spiegel verhängt und drei Tage lang auf einem Schemel gehockt, *sie trauerte um den Sohn, am vierten Tag erfuhr sie, dass ich noch lebe.* Immer wieder muss er sein Versteck wechseln. Kann Rainer Maria Rilke ihn nicht aufnehmen? Die beiden kennen sich doch. Geht nicht, sagt der Dichter betrübt. Sein Haus sei schon zweimal durchsucht worden. Der Maler Lech wird ihn aufnehmen. Aber wie kommt er da hin? Sein Bild klebt an allen Straßenecken. Ein Schauspieler hilft. Der schminkt ihn, pudert ihm die Haare weiß, und ein *soignierter Herr,* schreibt Toller, *sichtlich Rückenmärker, mit leichtem Knickschritt* macht sich auf den Weg ins Gartenhaus nach Schwabing.

Wer will sich nicht 10 000 Mark verdienen? Plötzlich will jeder Toller irgendwo gesehen haben. Ein Kriminalbeamter, fälschlich für den Gesuchten gehalten, wird erschossen. Der echte ahnt nun, was ihn erwartet. Mit Wasserstoffsuperoxyd entfärbt er seine Haare. Sie sind jetzt eher rot als blond. Eines Abends kommt eine Frau zum Maler. Sie sei Parteimitglied, könne Toller aus der Stadt bringen, sie habe schon vielen geholfen. Toller kommt aus seinem Versteck hinter der Tapetentür hervor. Er ist einverstanden. Aber die Frau ist eine Denunziantin. Am nächsten Morgen wird er verhaftet. Und fotografiert. *Später bringen die Zeitungen das Bild mit retouchierten wulstigen Lippen und stechenden ›Verbrecheraugen‹*. Das Urteil: Fünf Jahre Gefängnis in der Festung Niederschönenfeld.

Hier, in der Zelle 83, wird der Häftling Nr. 44 zum Dramatiker. »Die Wandlung«, die in den ersten Haftwochen in Berlin bejubelt wird, macht Toller über Nacht zum Dichterjüngling, der die Menschheit erlösen wollte und dafür nun im Gefängnis schmachtet. Vieles muss er nachts bei Kerzenlicht auf Klo- und Packpapier schreiben. *Wenn mich Erlebnisse gequält haben, treibt es mich, ein Drama zu schreiben, ein Werk zu bilden, wie im Fieber.* So ist denn das zweite Stück, »Masse Mensch«, Ende 1919 fertig. Jetzt ist eine bürgerliche Frau seine revolutionäre Heldin. Ihr Mann, der an der Börse arbeitet, will sich scheiden lassen, weil sie sich mit dem Proletariat verbündet hat. Nachts träumt sie von einem infernalischen Tanz der Börsenspekulanten, die Krieg entfachen und mit Giftgas prächtige Geschäfte machen. Da ruft sie die Massen zum Streik auf. Im nächsten Traum sieht sie, wie ihr Mann von Revolutionären erschossen wird. Da sagt sie sich von den Massen los, weil Gewalt nur neue Gewalt erzeugt. Sie wird als Rädelsführerin verhaftet. *Wer Masse aufwühlt, wühlt die Hölle auf,* sagt ihr Mann, der sie in der Zelle besucht. Doch sie erklärt ihm, dass er und seine Banker die Hölle ja errichtet haben. Für diese Erkenntnis und ihre Schuld geht sie in den Tod.

An der Wand seiner Zelle flirren Sonnenlichter. Zwei eirunde Flecke haben sich gebildet, und er fragt sich: *wie sähe der Mensch das Leben, den der Krieg entmann hat …? Minuten später schreibe ich die Fabel zu meinem Drama ›Hinkemann‹*. Und dieses Drama wird zu einem Skandal. Dem arbeitslosen Kriegsheimkehrer Eugen Hinkemann wurden die Genitalien weggeschossen. Der *Heldenschuss einer verfluchten Kreatur* hat ihn zum Krüppel, zum Gespött gemacht. Grete Hinkemann betrügt ihren Mann mit seinem Freund und bekommt ein Kind. Und Hinkemann, der von der kläglichen Rente nicht leben kann, verdient sich ein Zubrot auf dem Rummelplatz. In einer Schaubude beißt der scheinbar starke deutsche Mann Ratten und Mäusen die Kehle durch. Als Grete ihn so dastehen sieht, ist sie voller Mitleid. *Wie habe ich an dem Mann gehandelt! Was konnte er für den Schuss.* Sie will zurückkommen. Als Hinkemann das ablehnt, stürzt sie sich aus dem Fenster in den Hof hinunter. Man bringt ihm die Leiche hoch. *Und ich steh noch hier, ich steh hier, kolossal und lächerlich,* sagt Hinkemann und knüpft Bindfäden zu einem Strick zusammen.

Das ist für viele Zuschauer eine Beleidigung aller Kriegsopfer. In Berlin, wo Heinrich George den Hinkemann spielt, finden die Aufführungen unter Polizeischutz statt. In Dresden plündert ein völkischer Kerl die Wohlfahrtskasse, kauft achthundert Karten für junge Nationalsozialisten, drückt allen einen Zettel mit Stichwörtern in die Hand: Wenn die fallen, kann's losgehen. Die Sätze fallen in der zweiten Szene, und schon beginnt das Pfeifkonzert und achthundert Kehlen grölen das Deutschlandlied. Ein Mensch im ersten Rang erleidet einen Herzanfall. Als man die Rowdys um Ruhe bittet, guckt sich einer den Sterbenden an und brüllt ins Parkett runter: *Es ist nur ein Jud.* Da toben die Nazis weiter. *Ich denke an meine frühe Jugend,* schreibt Toller, *an den Schmerz des Knaben, den die anderen Buben ›Jude‹ schimpften, an mein kindliches Zwiegespräch mit dem Bild des Heilands, an die schreckliche Freude, die ich empfand, wenn ich nicht als Jude erkannt wurde, an die Tage des Kriegsbeginns, an meinen leidenschaftlichen Wunsch, durch den Einsatz meines Lebens zu beweisen, dass ich Deutscher sei, nichts als Deutscher.* Er ist entsetzt über die Nationalsozialisten, über deren Rassenhochmut, über Sätze wie: Ich bin stolz, ein Deutscher zu sein. Er sei ja auch nicht stolz darauf, braune Augen zu haben. Und *wenn ich mich fragte, wohin ich gehöre, ich würde antworten: eine jüdische Mutter hat mich geboren, Deutschland hat mich genährt, Europa mich gebildet, meine Heimat ist die Erde, die Welt mein Vaterland.*

Im Juli 1924 war Toller aus der Haft entlassen worden. Ein Tag von fünf Jahren wurde ihm geschenkt. Er ahnt den Grund. Man wollte nicht, dass er vor dem Gefängnistor mit Jubel empfangen wird. Er darf sich von niemandem verabschieden, muss sich splitternackt ausziehen, Körper, Wäsche, Anzug werden peinlichst durchsucht, Kriminalbeamte begleiten ihn zum Bahnhof, wo schwerbewaffnete Gendarmen stehen. *Warum so viel Ehre?* fragt Toller. Weil ein Attentat auf ihn geplant sei, lügen sie.

Dann wird er in einen Zug Richtung Thüringen verfrachtet. Bloß raus mit ihm aus Bayern. Erst an der sächsischen Grenze verlassen seine Bewacher den Zug. *Ich stehe am Coupéfenster und blicke in die Nacht des vertrauten Firmaments.* Nein, er hat sich *in der trostlosen Verlassenheit* seiner Zelle nie allein gefühlt. Er hat die Sonne gehabt, den Mond, den Wind, das Gras im Frühjahr, die Steine im Hof, Kameraden, ein Schwalbenpaar, das bei ihm genistet hat, und den Glauben an die Gerechtigkeit. *Ich bin dreißig Jahre. Mein Haar wird grau. Ich bin nicht müde.*

Die nächsten achteinhalb Jahre werden vielleicht die glücklichsten in Tollers Leben. Drei Tage nach seiner Entlassung sieht er zum ersten Mal ein Stück von sich: Hinkemann in Berlin. Berlin wird sein neuer Wohnsitz. Von hier aus startet er wie ein Komet in die Welt, denn alle wollen ihn reden hören, den sanften Rebellen, zahlen hohe Honorare für seine Vorträge über Justiz, Theaterzensur, Bühnenrevolution oder die Räterepublik. In Moskau sieht er seine Komödie »Der entfesselte Wotan«, zwei Monate später fährt er zur deutschsprachigen Erstaufführung nach Prag, im März fliegt er nach Palästina, im Dezember geht's zum PEN-Club nach London, im Februar 1926 inszeniert Jürgen Fehling den »Wotan« in Berlin, Toller immer dabei, im Herbst steht Frankreich auf dem Programm, es folgen Lesereisen durch Österreich, Dänemark, Norwegen. Und wieder folgt ein neues Stück, eine wilde Szenenfolge über die Weimarer Republik, »Hoppla, wir leben!« In dieses Leben kommt ein Gezeichneter, der acht Jahre im Irrenhaus war. Für ihn ist die Zeit stehengeblieben, er kennt sich nicht mehr aus in einem Land, wo Verrat, Bestechung und Korruption blühen. Erwin Piscator inszeniert das Drama 1927 am Berliner Nollendorfplatz als furiose Revue -hochmodern und avantgardistisch.

Und Toller reist weiter nach Afrika und Italien, nach Mexiko und in die USA. Fünfunddreißig gut bezahlte Auftritte hat er dort als Redner. Er spricht mit Akzent, aber sein Englisch ist gut. Und manchmal passiert es, dass sie ihn nach einer Lesung auf Händen tragen. *Er war ein Liebling in europäischen und amerikanischen Salons und voller Todeslust,* schreibt der Schriftsteller Hermann Kesten, er war *der Freund von Millionären und von Arbeitslosen, einsam und populär.* Als Kesten mit ihm durch Tripolis spaziert, kommt ein arabischer Chauffeur auf sie zu, drückt Toller die Hand und jubelt: ›Sie sind Toller!‹ Im Londoner Osten gehen die beiden in einen Pub, und über die Bar hinweg gibt der Kellner ihm mit einem ›Genosse Toller!‹ die Hand. Dasselbe passiert in einem Pariser Café: Ah, vous êtes Tollèr! *Russen bewunderten ihn,* schreibt Kesten weiter, *chinesische Intellektuelle schwärmten von ihm, spanische Republikaner liebten ihn, und abgebrühte amerikanische Journalisten ließen sich von ihm rühren.* In Taormina sollen italienische Geheimpolizisten – die Toller im Auftrag Mussolinis bewachen sollen – aus seinem Schwalbenbuch zitiert haben. Und Ludwig Marcuse erzählt, dass Toller sich in Taormina – nach dem ersten Schock – sogar einem leibhaftigen Hohenzollernprinzen gegenüber recht gesittet verhalten habe.

Zu dieser Zeit steht die blutjunge Schauspielerin Christiane Grautoff in Berlin mit Fritz Kortner auf der Bühne. Die Kleine ist Max Reinhardts Wunderkind. Eines Tages schleppt eine Kollegin das hübsche Ding mit in Tollers Wohnung. Eigentlich will Christiane das nicht. Das sei doch ein Linker, sagt sie, vielleicht sogar ein Kommunist, und Kommunisten sind bei ihr zu Hause unerwünscht. Sie heult sogar, aber das Taxi steht schon draußen, und so geht sie mit. Die beiden sitzen dann in Tollers kleiner Wohnung mit dem winzigen Arbeitszimmer auf einem kleinen Sofa und trinken Cinzano. *ETs Augen waren unendlich traurig.* Das ist der Eindruck, den Christiane von der kurzen Begegnung mitnimmt.

Am nächsten Tag sieht er sie abends im Theater. Anschließend essen beide im »Horcher«, dem Prominenten-Restaurant in der Lutherstraße, in dem Fritzi Massary, Richard Tauber und Franz Werfel Stammgäste sind. Sie möchte anschließend noch mit ihm weiterziehen, aber das will Toller nicht, sie habe keine Ahnung, wie viele Feinde er habe. *Ich kann mich doch nicht mit einem minderjährigen Mädchen sehen lassen, wo denkst du hin.* Es ist Anfang 1932, und Toller ist längst hellsichtiger als die meisten Politiker. Nicht nur Demokraten, auch Sozialisten und Kommunisten finden, dass dieser Hitler ruhig mal regieren soll, *dann werde er am ehesten ›abwirtschaften‹.* Welch ein Irrtum! Sie würden bald sehen, dass der Faschismus eine ansteckende Krankheit ist, eine Seuche, die Krieg und Untergang bedeutet: *Diesmal wird die Phrase Wahrheit: Die Uhr zeigt eine Minute vor zwölf,* schreibt er Silvester 1931.

Christiane ist heillos verliebt und besucht Toller nun oft in seiner

Wohnung am Fehrbelliner Platz. Sie erzählt, was sie alles gelesen hat, dass sie Rilke deklamieren kann und ihn, Toller, natürlich auch. *Ich schwamm in seinen Gedichten herum wie in einem Teich.* Aber *ET und ich hatten eine sehr seltsame Beziehung zueinander. Sie war völlig platonisch. Erstens war ich wirklich noch minderjährig, und zweitens hatte ET Angst vor Jungfrauen.* Bevor er zu einer Lesereise in die Schweiz aufbricht, sagt er zu Christiane, dass er Telegramme an sie mit ›Tante Else‹ unterschreiben würde. Wieso? Ach so. Als dann in der Nacht zum 28. Februar 1933 der Reichstag brennt, ist ihm der Weg nach Berlin versperrt. Die Nazis brechen mit Haftbefehl in seine Wohnung ein und können ›nur‹ noch seinen Besitz konfiszieren. Toller ist damit dem sicheren Tod entgangen.

Seine Bücher aber sterben in Deutschland am 10. Mai, brennen lichterloh auf dem Scheiterhaufen am Berliner Opernplatz. Er schreibt einen offenen Brief an Goebbels. Der endet nach einer Anklage so: *Sie sprechen viel von der Feigheit Ihrer Gegner. Wir versprechen Ihnen, dass Ihre Verfolgungen uns härter, Ihr Hass uns reifer, Ihr Kampf uns kämpferischer machen werden. Wir sind nicht schuldlos an unserem Schicksal, wir haben viele Fehler begangen, der größte war unsere Langmut. Wir werden, dank der Lehre, die Sie uns gaben, unsere Fehler überwinden. Und das ist Ihr Verdienst.*

Für Toller beginnt nun die Zeit des Exils, der atemlosen Reisen, der Ängste, der schlaflosen Nächte, der Sitzungen beim Psychiater. Und Christiane fährt nach einem Telegramm von ›Tante Else‹ Hals über Kopf, ohne Mantel, nur im dicken Kostüm, in die Schweiz. Zu ihm. Sie will bei ihm bleiben, will ihn heiraten. *Es war Januar 1934. Ich war siebzehn Jahre alt. ET war einundvierzig.* In Zürich verleben sie eine glückliche Woche im »Baur au Lac«, gehen in feinen Restaurants essen, er mochte den Luxus ja, war immer elegant angezogen, liebte schöne Hemden mit Manschettenknöpfen. Christiane erinnert sich aber auch schon in dieser Zeit, dass Toller unter Depressionen litt, dass er manchmal nur so dasaß und aus dem Fenster starrte, dass er einmal sogar mit seinem Revolver gespielt hat und dann doch nicht abdrücken konnte.

Toller und seine hübsche Freundin reisen im Frühsommer nach London. Er ist dort Mitbegründer des Deutschen Exil-PEN und arbeitet mit Hermann Kesten an einer Ausgabe seiner Gefängnisbriefe. Im

Spätsommer fährt er nach Leningrad zum sowjetischen Schriftstellerkongress. Seinen Freunden wird er erzählen, dass er vierundzwanzig Stunden mit einem Rasiermesser in der Hand in seiner Kabine verbracht hat, als das Schiff durch den Kieler Kanal fuhr. Ja, er hätte sich die Kehle durchgeschnitten, wenn die Nazis an Bord gekommen wären. *Mich holt keiner lebend vom Boot*, sagte er. Sein Flugzeug hat dann Verspätung, er betritt den Saal, als Maxim Gorki gerade seine Rede hält. Da stürzen sich alle Fotografen mit Blitzlicht auf ihn. *Sehen Sie nicht, wer da spricht?*, sagt Toller verärgert und verdeckt sein Gesicht mit den Händen. Der bayerische Schriftsteller Oskar Maria Graf, der im Exil sein Heimweh am besten erträgt, wenn er Lederhosen anzieht, ist ebenfalls auf dem Kongress. Wo immer er sich mit Toller triff, telefoniert der, verabredet sich mit aller Prominenz und telegrafiert *stündlich ellenlange Botschaften in alle Windrichtungen, denn nichts ist ja in der Sowjetunion so billig wie Telegraphieren.* Und jeden morgen bringt der Postbote Stöße von Briefen und Zeitungen. *Sein Zimmer sah aus wie ein gewichtiges Pressebüro*, schreibt Graf. Aber längst schon hat der manische Arbeiter diese Traurigkeit im Blick.

Nach Tagen großer Aktivität folgen Tage und Wochen schwerster Depressionen. Tollers Verleger Fritz Landshoff erinnert sich an diese trostlosen Zeiten, wo sein Autor im verdunkelten Zimmer liegt, nachts plötzlich wie ein Gehetzter aufsteht und durch die Straßen von Zürich oder London läuft und dann wieder apathisch in sein Zimmer zurückkommt. Christiane, sagt er, war *immer bereit, ihn auf seinen plötzlichen nächtlichen Irrjagden zu begleiten.* Aber niemand soll etwas von diesen Zuständen erfahren. Sie darf nicht einmal sagen, dass er Kopfschmerzen hat. Schon das wäre Verrat für ihn gewesen, schreibt sie. Er hatte schlaflose Nächte, in denen er nur weinte und weinte. Am nächsten Morgen war davon nichts mehr zu spüren. Da war er vollkommen normal. Aber dann passierte es wieder, dass er stundenlang vor dem Gaskamin saß und hineinstierte und sagte, er müsse sich das Leben nehmen. Jetzt. Sofort. Sie versucht dann, ihn zu beruhigen, ihn von diesem Gas wegzukriegen, aber wenn das alles nichts half, wenn seine Not zu groß schien, lässt sie ihn ganz ruhig den Gashahn aufdrehen und sagt: *›Gut, dann nehmen wir uns beide das Leben.‹ Nach wenigen Momenten sprang er* *dann auf und drehte den Hahn selber wieder zu.* Und wenn er auf Reisen geht, erinnert er sie jedes Mal dran, nicht zu vergessen, den Strick in den Koffer zu packen. Für alle Fälle.

Im Mai 1935 heiratet Toller in London Christiane Grautoff, und ein paar Ladys, Earls und eine Princess richten den beiden ein feudales Dinner aus. Der Diener, der am Eingang des Saals die Gäste mit seinem langen Stock vorstellt, hat keine Ahnung, dass der gutaussehende Bräutigam im Frack ein revolutionärer Dramatiker mit Gefängniserfahrung ist. Er kündigt ihn souverän mit drei kräftigen Stockschlägen als »Earl of Toller« an. Und der hofft, dass wenigstens ein paar der Gäste gute Kontakte zur Regierung haben und weitersagen können, was er ihnen über die verfolgten Juden in den Konzentrationslagern erzählt.

In dieser Zeit schreibt Toller das Lustspiel »Nie wieder Friede!« mit einer Rolle für seine Frau. Sie soll in London wieder Theater spielen. »No more peace« beginnt sehr vergnüglich im Olymp, wo Franz von Assisi und Napoleon miteinander plaudern und einen Engel fragen, wer denn da gerade im Radio spricht. Das sei Darwin mit dem Thema: *Mein Irrtum auf Erden. Warum der Mensch nicht vom Affen abstammt.* Sonst gibt es in dieser Komödie mit der rasanten Dialogtechnik und der Musik von Kurt Weill wenig zu lachen, denn sie ist eine Warnung vor einem Hitler-Krieg und endet mit der bitteren Einsicht, dass es Frieden erst dann gibt, *Wenn die Klugen schweigen. Wenn die Toren handeln.*

Im Herbst 1936 reisen Tollers zu einer großen Vortragsreihe nach Kanada und in die USA. Fünfzig Auftritte sind verabredet und generalstabsmäßig vorbereitet. Toller ist glücklich, Reden halten zu können. Er will das mörderische Elend seiner Landsleute in die Welt tragen, denn *jeder Tod bedeutet mir ein Vermächtnis.* Unermüdlich reist er durchs Land. Spricht täglich in einer anderen Stadt, manchmal auch öfter. Alles auf bestem Englisch. Und der politische Aufklärer ist gleichzeitig der helfende Sozialist. Er redet nicht nur, er tut auch was. Er sorgt dafür, dass Spenden an bedürftige Emigranten gezahlt werden. Der Maler George Grosz weiß, dass Toller dieses wahnsinnige Tempo braucht, auch dieses Gefühl des *Begehrt- und Benötigtwerdens.* Er sieht ihn noch nach der Ankunft in New York in seinem Hotelzimmer. *Ein halbes Dutzend Journalisten waren da, als ich eintrat; zwei Sekretärinnen schrieben, Toller schil-*

derte gerade eindringlich die Hinrichtung eines nazifeindlichen Arbeiters namens André, ein Page brachte Telegramme, es war Betrieb, Toller war glücklich.

Und dann bekommt er ein Angebot aus Hollywood. Er soll für Metro-Goldwyn-Mayer einen Film über Lola Montez schreiben, die irische Geliebte des Bayernkönigs. Das bringt 1000 Dollar die Woche. Der Film wird nie gedreht, aber seine Einkünfte summieren sich langsam auf gewaltige 50 000 Dollar. Und Christiane? Sie möchte eine schöne Wohnung und ein Kind. Eine schöne Wohnung war für Toller nie wichtig. Er braucht einen Arbeitsplatz, ein Telefon, Papier und Bücher. Und im Shakespeare-Band »Hamlet«, immer auf der Seite des Monologs »Sein oder nicht sein«, liegen die Geldscheine, die er täglich benötigt. Aber ein Kind? Nein. Er ist kein Mann für eine Familie, er ist besessen von seiner Mission, treibt Raubbau an seiner Gesundheit, verausgabt sich bis zur Erschöpfung. Schon bald nach der Ankunft in Amerika bemerkt seine Frau, dass er täglich um halb zehn verschwindet. Wohin gehst du da immer, fragt sie ihn. Zu einer Psychologin, sagt er. *Dann erzähl ihr mal, dass du nicht schlafen kannst, und wenn du nicht schläfst, kannst du nicht arbeiten, und wenn du nicht schreibst, glaubst du, du wirst nie mehr schreiben ...* Deshalb gehe er ja zu ihr, sagt Toller.

Jetzt, 1938, als sie wieder in New York angekommen sind und im Hotel »Mayflower« am Central Park wohnen, ist Toller offenbar ständig in analytischer Behandlung. Eines Abends sagt er zu seiner Frau, er müsse nach Spanien, sagt: *Ich kann nicht hier herumsitzen, wenn sie dort geschlachtet werden.* Christiane ist fassungslos. Nein, das mache sie jetzt nicht mehr mit. Sie liefen ja nur noch durch die Welt. Immer den Katastrophen hinterher. Und jetzt müsse er auch noch an die Front nach Spanien. *Du musst an überhaupt keine Front,* sagt sie, *Du bist Dichter, kein Soldat,* sagt: *Ich bin nicht mehr da, wenn du wiederkommst.* So trennen sie sich denn, sie fliegt nach Hollywood und er ins belagerte Madrid. Übers Radio bittet Toller den amerikanischen Präsidenten Roosevelt um Hilfe für das hungernde Volk. Alle Länder sollten sein humanitäres Projekt unterstützen, Frankreich, England, Norwegen, Schweden, Dänemark. Wie ein Besessener sammelt er Geld. Doch die spanische Mission scheitert, als Diktator Franco sein Volk in den Tod siegt.

Erschöpft, kaputt, verzweifelt kehrt Toller nach New York zurück. Wie soll das alles enden? Immer neue Kämpfe, immer neue Enttäuschungen, und immer schlaflos. Am 11. Mai 1939 holt Thomas Manns Sohn Klaus ihn ab. Sie haben eine Einladung beim amerikanischen Präsidenten im Weißen Haus – als Höhepunkt eines internationalen Schriftstellerkongresses. Sie fahren im Zug nach Washington. *Toller,* schreibt Klaus Mann im »Wendepunkt«, *schien den Besuch im Weißen Haus zu genießen. Ein paarmal klagte er freilich über Müdigkeit. ›Wenn ich nur heute Nacht etwas schlafen könnte!‹ Es war ein leiser Seufzer, nur für mich bestimmt, denn wir waren Freunde.* Und beim Essen sagt Toller ihm noch einmal sehr leise und auf Deutsch: *Es ist schlimm, wenn man nicht schlafen kann. Es ist das schlimmste.* Und plötzlich sieht er ganz verfallen aus.

Auf der Rückfahrt sitzen sie noch in Tollers Pullmann-Compartment zusammen. *Es ist ein schöner, reicher Tag gewesen,* sagt er zu Klaus und erzählt ihm lange von einer Europareise, die er jetzt im Mai gemeinsam mit seinem Verleger machen wird, der für kurze Zeit aus Amsterdam gekommen war. Die Tickets auf der »Champlain« seien schon gekauft. Auch einer seiner Ärzte habe zur Reise geraten, ein anderer sei allerdings der Meinung, er sollte lieber in ein Sanatorium gehen. Als die beiden sich am späten Abend verabschieden, weil Klaus Manns Bett in einem anderen Abteil ist, *rief er noch mit einer flehenden Stimme, in der plötzlich ein Weinen zitterte: ›Wenn ich jetzt nur schlafen könnte!‹* Er kann aber nicht schlafen. Als die beiden am nächsten Morgen noch in einer Cafeteria am Bahnhof frühstücken, ist Tollers Gesicht grau und *verwüstet.* An einer Station der Subway umarmen sie sich herzlich.

Es ist das letzte Mal, dass die Freunde sich sehen. Klaus Mann begreift sehr gut, dass die wunderbare Begabung Tollers nicht gegen die Qual der Schlaflosigkeit ankommen kann. Und er ahnt, dass schlaflose Nächte nicht Vergessen sondern Erinnerung bringen. Erinnerung, schreibt er, an *die Räterepublik, die Tage der Aktion, der Jugend, des gläubigen Überschwangs; die lange Festungshaft, Arbeit, ... dann die Berliner Zeit, Theatererfolge, Ruhm, Frauen, Geld, mehr Aktion, aber kein Schlaf; Kongresse, Versammlungen, Premieren, mehr Frauen, mehr Erfolge, auch Niederlagen ... und kein Schlaf; immer neue Kämpfe, neue Enttäuschun-*

gen, man bleibt zur Tat verpflichtet, die doch vergeblich ist; immer neuer Aufschwung, und kein Schlaf ...

Elf Tage nach dem Besuch im Weißen Haus hilft Tollers Sekretärin ihm beim Packen. Sie wird später erzählen, dass er dabei im Zimmer hin und her gelaufen sei, immer mit der Frage: *Soll ich fahren? Soll ich nicht fahren?* Und wenn, für wen? Für was? Und alles habe doch gar keinen Sinn. Um die Mittagszeit herum schickt er sie dann zum Lunch. Als sie eine Stunde später ins Hotel Mayflower zurückkommt, packt sie ruhig weiter. Aber dann beschleicht sie ein merkwürdiges Gefühl. Wo bleibt der Herr Toller? Ist er weggegangen? Oder vielleicht im Badezimmer? Es ist nicht abgeschlossen. Sie klopft. Keine Antwort. Die Tür ist nur angelehnt, aber schwer zu öffnen. Sie drückt sie auf – und da hängt ein Arm über dem Griff, und Toller sitzt hinter der Tür auf einem Stuhl. Tot. Er hat sich mit dem Gürtel seines Bademantels aufgehängt. Aber der war mit ihm abgerissen. Toller war runtergefallen und hatte sich das Genick gebrochen.

Fünfhundert Personen kommen zur Trauerfeier. Man trägt den toten Dichter die Fifth Avenue hinauf. Seine Frau ist nicht dabei. Sie hat am Abend auf einer Hollywoodbühne Premiere, spielt eine junge Liebhaberin. Von Tollers Nichte Else lässt sie sich erzählen, dass der Verstorbene geschminkt gewesen sei und im Sarg sehr schön ausgesehen habe. Christiane schreibt, dass Ernst Deutsch, der emigrierte Schauspieler, sie nach der Vorstellung mit in sein Hotel genommen hat. Sie könne dort bleiben, solange sie wolle *und gab einer unwichtigen Nuttenfreundin den Auftrag, mich zu betreuen*. Danach will sie dort *einen Monat lang auf einem Stuhl* gesessen haben. Oskar Maria Graf, Sinclair Lewis, Klaus Mann und Juan Negrín, der Republikanische Politiker während des spanischen Bürgerkriegs, sprechen am Sarg ihres toten Freundes herzzerreißende Worte. *Er lag hinter mir*, schreibt Klaus Mann, *das Würgemal am Hals gnädig verdeckt. Ich wagte nicht, ihm ins Gesicht zu schauen. Ich hatte Angst. Ich schämte mich meiner Tränen. Wem galten sie? Doch nicht ihm, der endlich schlafen durfte?*

Zweieinhalb Jahre später will Else Toller Blumen auf das Grab ihres Onkels legen. Sie sucht und sucht auf dem Ferncliff Cemetery und findet nichts, kein Grab, keinen Stein, keine Inschrift. Sie erfährt, dass die Urne mit seiner Asche nie abgeholt worden ist, dass sie noch immer irgendwo im Aufbewahrungskeller des Krematoriums steht. Seine Witwe hätte nicht zahlen können, sie sei verarmt. 150 bis 250 Dollar würde die Sache kosten, sagt man ihr. Sie will eine Sammlung unter den Freunden anregen. Wer am Ende die einfache Marmornische mit der Inschrift »Ernst Toller 1893 – 1939« gespendet hat, ist nicht bekannt.

VIRGINIA WOOLF

»Ich muss diesen Tanz auf heißen Ziegeln weitertanzen, bis ich sterbe.«

Was für ein Haushalt: Vater und Mutter Stephen, acht Kinder aus drei Ehen, George, Stella, Gerald, Laura, Vanessa, Thoby, Virginia und Adrian, sieben Dienstboten, Hunde, Ratten, Wanzen und Verwandte, die dauernd im Anmarsch nach Kensington sind, 22 Hyde Park Gate. Die Stephen-Töchter sind so bezaubernd, dass die Leute sagen: Nach euch gucken sich sogar die Hunde auf der Straße um.

Und was für ein Jubel, wenn die Familie mit Kind und Kegel, Köchin und Gouvernante nach Cornwall aufbricht, in die Sommerfrische nach St. Ives. Mit gewaltigem Gepäck und Bergen von Butterbroten geht es mit zwei Droschken zur Station Paddington. Trubel, wenn der Zug einläuft, Platzsuche, und dann geht es los, von London Richtung Südwesten. Die Reise zieht sich hin. Die Kinder lesen, essen, lutschen Schokolade, mopsen sich, wer mal muss, macht in den mitgenommenen Nachttopf. Und kurz nach Plymouth müssen sie mit Sack und Pack laufen, damit sie die Kleinbahn nach St. Ives nicht verpassen.

Am frühen Abend kommen sie erschöpft in Talland House an, das der Vater für Jahre gepachtet hat mit dem verwunschenen Garten, in dem es Blumen, Trauben, Pfirsiche und Erdbeeren, Bäume, Büsche und unendlich viele Falter gibt. Cousinen, Neffen und Nichten sind inzwischen auch im Haus eingetroffen, das eher ein bisschen schäbig wirkt mit den alten Chintztapeten, Gemälden und mächtigen Sofas. Aber das schöne Leben findet ja draußen statt mit Kricket und Picknick und Federball und Schmetterlingsfangen und Gräberbuddeln für tote Mäuse, und Abends, wenn die Erwachsenen im Garten essen, lassen die Kinder aus ihrem Fenster einen Korb am Band runter, und Sophie, die Küchenperle, packt ein paar Leckerbissen rein, die kichernd hochgezogen werden. Nachts schleichen die Kids mit Flaschen raus, in die sie Rum oder Sirup gefüllt haben, um Falter einzufangen. Virginia erinnert sich Jahre danach an einen Roten Ordensband: *Im schwachen Schein konnten wir den großen Falter sehen – die Flügel geöffnet wie in Ekstase, ... die Augen brennend rot, den Rüssel in den fließenden Sirup getaucht.* Später entkorken sie die Flasche und sehen, wie der scharlachrote Flieger entschwindet. Und am Morgen geht es dann wieder runter zum Strand ans Meer zum Wettschwimmen und Fischen und Paddeln und Segeln. An der See ist es überhaupt am allerschönsten, und Virginia geht das Geräusch der kreischenden Möwen und der klatschenden, wogenden Wellen nicht mehr aus den Ohren und der Erinnerung.

Für sie wird Cornwall das Paradies bleiben. All die unvergesslichen Bilder und Eindrücke schimmern in ihren Werken durch, in »Jacobs Zimmer«, das mit seiner Kindheit in Cornwall beginnt, im Roman »Zum Leuchtturm«, der am *Tellervoll blauen Wassers* lag, *und rechts, soweit das Auge reichte, verloren sich und sanken in sanften, flachen Flechten die grünen Sanddünen mit dem wild wehenden Gras, die immerfort davonzulaufen schienen, in irgendein von Menschen unbewohntes Mondland.* Oder im Roman »Die Wellen«, dieser quälenden Selbsterforschung von sechs Personen, die in Träumen und Rückschauen ihr Leben durchforsten, wobei die Wellen Symbol des Getragen- und Verschlungenwerdens sind. Und Mrs Dalloway dachte: *Was für ein Morgen – frisch, wie geschaffen für Kinder am Strand.*

Virginias Paradies der frühen Jahre wird in London von der Wirklichkeit überschattet. Das hochsensible Kind hatte erst mit drei Jahren Sprechen gelernt. Aber dann versetzt sie ihre Geschwister in Panik, denn sie kann ihr Gesicht vor Wut purpurrot anlaufen lassen. Und mit dieser furchterregenden Maske prophezeit sie, dass gleich aus einer riesigen Wolke Blitze auf sie niederschießen würden. Am brennenden Kaminfeuer aber erzählte sie leckere Geschichten von Riesenportionen Ham and Eggs, und dass im Kinderzimmer ein Goldschatz versteckt sein soll, entzückt Vanessa, Thoby und Adrian.

In eine Schule ist Virginia nie gegangen. Brauchen Mädchen nicht, meint der Vater Sir Leslie Stephen, Herausgeber des »Dictionary of National Biography«. Mädchen sind für ihn in erster Linie zum Dienen da. Aber lernen sollen sie natürlich schon ein bisschen. Die Mutter unterrichtet sie in Latein, Geschichte, Griechisch und Französisch, der Vater in Mathematik. Aber Rechnen hat Virginia nie begriffen. Ihr Leben lang wird sie alles an ihren zehn Fingern abzählen. Lesen dagegen ist ihr schönstes. Sie liest Shakespeare, Dickens, Henry James, Christopher Marlowe und natürlich den großen Thackeray, der ja quasi zur Familie gehört, denn ihr Vater war einmal Thackerays Schwiegersohn. Und wenn sie den Geschwistern aus Romanen der viktorianischen Autorin Charlotte Yonge vorliest, macht sie eine Strichliste über die vielen Toten.

Doch in Hyde Park Gate lauert auch der richtige Wahnsinn. Da ist der Exhibitionist, der sich an einem Laternenpfahl vor Virginia und ihrer Schwester Vanessa bloßstellt. Da ist Laura, die Halbschwester aus der ersten Ehe ihres Vaters. Sie ist geistig zurückgeblieben, bockig und bösartig, spricht krampfhaft quiekend, quasselt ununterbrochen, spuckt beim Essen rum, heult und kräht in teuflischen Tönen und wird später in eine Anstalt für Geisteskranke gebracht. Da ist der Vetter, ein intelligenter Eton-Student, der nach einem Unfall mit Kopfverletzung verrückt geworden ist, seinen süßen Cousinen nachstellt und mit einem Stockdegen in ihr Zimmer stürmt und die Butterbrote aufspießt.

Und da ist George, der 14 Jahre ältere Halbbruder, Sohn ihrer Mutter aus erster Ehe. Virginia ist 13 als er sie missbraucht. Er liebkost und küsst sie, bringt sie ins Bett und fummelt an ihr herum. Was immer am Ende passiert sein mag, wie weit der Inzest bei ihr und der drei Jahre älteren Vanessa ging, bleibt unklar. Virginia aber, dieser ohnehin ängstliche, scheue Teenager, ist von seinen erotischen Wünschen zwar irgendwie elektrisiert, aber dann von Schuldgefühlen wie erstarrt. Zu dieser Zeit beginnt ihr Herzrasen. Ihr Puls schießt so in die Höhe, dass der Hausarzt den Unterricht verbietet und lange Spaziergänge verordnet.

Zwei Jahre vor ihrem Selbstmord wird Virginia Woolf in einem biographischen Bericht über George schreiben: *Er war in einer Position, uns seinen Stempel fest aufzudrücken.* Und er war reich. *Er hatte tausend Pfund im Jahr, und ich hatte fünfzig.* Schon die hatte Sir Leslie seinen Töchtern nur widerwillig zugestanden. Doch damit konnte man natürlich keinen Staat machen. George, der sie in den nächsten Jahren in die Gesellschaft einführt, macht sich über ihre Kleider aus billigen Stoffen lustig, was

Virginia verletzt und unsicher macht. Aber sie ist auch verführbar. George nämlich macht luxuriöse Geschenke. Sie bekommt Schmuck und Kleider und Opernkarten, Vanessa sogar ein Araberpferd. Doch auf den Festen fühlt Virginia sich wie eine Ausgestoßene. Dabei sieht sie hinreißend aus. Aber sie kann nicht richtig tanzen, und das findet sie so bitter, *dass ich all mein Griechisch dafür geben würde, gut tanzen zu können.*

Sie findet auch diese ganzen Gesellschaftsdamen eher schrecklich und wird sich später mit Mrs Dalloway eine liebenswürdige Lady erfinden, die eine glänzende Soiree gibt: *Sie fühlte sich sehr jung; gleichzeitig unaussprechlich betagt. Sie schnitt wie ein Messer durch alles; war gleichzeitig außerhalb und sah zu.* Wie Virginia. Auch sie steht immer irgendwie am Rand und guckt zu. Und wenn sie spät am Abend mit George nach Hause kommt, wundert sich niemand darüber, dass er sie in ihr Zimmer bringt. Wer ahnt denn, dass er sie dort auskleidet, sich zu ihr aufs Bett legt, zudringlich wird und sie überall berührt und küsst. Manchmal kommt er auch mitten in der Nacht noch mal reingeschlichen. Da kann sie doch nicht schreien und Krach schlagen. Und wer hätte ihr, der Geschichtenerzählerin, die schon damals meint, *diese schrecklichen Stimmen* zu hören, überhaupt geglaubt.

Aber was macht es mit einem, wenn solche Erlebnisse verheimlicht bleiben? Sie werden in die Träume gezwungen. Und so verderben sie den Schlaf, weil die Träume zu Albträumen werden. Auch ihr sexuelles Leben ist kaputt gegangen noch bevor es begonnen hat. Sie ist frigide und fühlt sich früh zu Frauen hingezogen. Die etwas überspannte, leidenschaftliche Madge Symonds, mit der sie so wunderbar über Literatur reden kann, wird genau in der Zeit von Virginia, wie sie schreibt, angebetet.

Und verliebt ist sie auch in Violet Dickinson, die temperamentvolle, leicht verrückte, viel zu lange, dürre Dame der High Society; *immer sprach sie, lachte sie, ging sie mit jugendlichem Eifer auf alles ein*, schreibt Virginia über die 37jährige und schickt zärtliche, leidenschaftliche, auch herrlich verrückte Briefe an sie, ihr *Weib*, das sie *Känguru* nennt *mit einem Beutel für kleine Kängurus zum Unterkriechen.* Das kleine Känguru ist sie natürlich. Sie hört das Herz der Freundin durch die Rippen pochen, wenn sie sich an sie schmiegt, sie ist bis in *heiße Vulkantiefen* aufgewühlt und schreibt: *Meine Speise ist Liebe!* Die bedrückenden Gesellschaftserlebnisse mit dem Stiefbruder bleiben aber der Stoff, den sie später in ihren Romanen verarbeitet. Nicht nur Mrs Delloway steht da am Rand und beobachtet alles, auch in »Jacobs Zimmer« heißt es: *Das Amüsante an einer Gesellschaft ist, die Leute zu beobachten.* Und in ihrer frühen Erzählung »Das Mal an der Wand« wirken Tänzer *auf eine quälende Weise wie Fliegen, die in einem Teller mit klebriger Flüssigkeit zappeln.*

Und immer wieder hält der Tod Einzug in Hyde Park Gate. Die Mutter stirbt, als Virginia 13 ist, die Stiefschwester Stella zwei Jahre später mit 28 Jahren. Sie hatte gerade geheiratet und war schwanger. In diesen zwei Jahren zieht Virginia sich völlig zurück. *Ich hatte schreckliche Angst vor Menschen – pflegte zu erröten, wenn man mich ansprach. Pflegte oben in meinem Zimmer zu sitzen und vor Wut zu toben – auf Vater, auf George, und las und las und las.* Aber sie schreibt nicht. Schreibt zwei Jahre lang kein Wort. *Ich hatte die Lust verloren.* Und dann stirbt der inzwischen taube Vater an Darmkrebs. Aber wie langsam! Monate, Jahre. Alles fing mit Schwindelanfällen und Stürzen an. *Vater stürzend, & ich dachte, er stehe in Flammen.* Tag für Tag kommen Verwandte, Freunde, Besucher, wallfahrten ins Sterbezimmer und sitzen dann im Salon und wollen unterhalten werden, was Virginia grauenvoll findet. Und Leslie Stephen lebt und lebt. *Das Warten ist unerträglich,* schreibt sie an Violet. Es wird Winter, Weihnachten, Januar. *Warum muss er sterben? Und wenn er sterben muss, warum kann er nicht sterben?* fragt sie. Erst im Februar geht es zu Ende, und nun träumt die 22jährige nachts vom Vater. Nun möchte sie ihm sagen, was sie im Leben nie gesagt hat – wie gern sie ihn gehabt. Ja, er war ein Tyrann. Ja, er war autoritär. Und wenn er wütend war, sollten seine Töchter weinen. Aber nun fühlt sie sich schuldig. Schuldig, ihn nicht genug geliebt zu haben, schuldig, ihm in seiner Einsamkeit nicht geholfen zu haben. Sie sieht sich auf einem schmalen, absturzgefährdeten Lebensweg davongaloppieren. Und hinter ihr galoppiert die Angst. Der Schock seines Todes paralysiert sie. Sie glaubt, verrückt zu werden. Ja, verrückt. Und da möchte sie sterben.

Virginia Woolf war eine normale Frau, die eine Krankheit hatte, schreibt Hermione Lee in ihrer großen, klugen Biographie. *Sie war oft leidend, aber sie war kein Opfer. Sie war weder schwach noch hysterisch, noch in Selbsttäuschungen befangen, noch schuldig, noch unterdrückt.* Ihre

Krankheit aber ist eine Hypothek: Kopfschmerzen, Rückenschmerzen, Herzschmerzen, Nervosität, Depressionen, Schüchternheit, Erschöpfungszustände, Furcht vor Menschen und dieser Widerwille gegen alles Essen. Ja, sie war dünn, aber nicht, weil sie magersüchtig war, sie konnte, mochte einfach nicht essen.

So kommt es, dass sich ihre Schuldgefühle nach dem Tod des Vaters zu einer regelrechten Phobie entwickeln. Und da bricht sie dann zusammen. Die Krankenschwestern, die sich um sie kümmern, hält sie für Teufel. Und die Stimmen, die sie jetzt deutlich hört, wiegeln sie, wie sie glaubt, zu Wahnsinnstaten auf. Ihre Schwester Vanessa ist völlig überfordert, und so holt Violet Dickinson sie zu sich in ihr Haus. Und da unternimmt Virginia ihren ersten Selbstmordversuch. Sie springt aus dem Fenster. Für den Tod war es nicht hoch genug. Aber sie hat sich verletzt, liegt im Bett, hört die Vögel draußen singen und glaubt, sie reden Griechisch, und zwischen den Azaleen im Garten sieht sie König Edward VII. herumschleichen, den exzentrischen Sohn der toten Queen Victoria, der da draußen ziemlich obszönes Zeug redet. Den ganzen Sommer über dauert die Geistesverwirrung, und als Virginia wieder zu Hause ist, schreibt sie an ihre Freundin: *O Violet, wenn es einen Gott gäbe, würde ich ihn preisen dafür, dass er mich von dem Elend der vergangenen sechs Monate erlöst hat.*

Die Geschwister ziehen um. Raus aus dem Totenhaus, weg von Kensington ins weniger feine Bloomsbury. Da sind auch die Mieten billiger, denn die Stephen-Kinder haben nicht allzu viel vom Vater geerbt. Der Umzug ist wie eine Flucht, der Einzug ins neue Haus wie eine Befreiung. Niemand maßregelt sie mehr. Kein Aufpasser, kein Halbbruder. Sie leben zum ersten Mal ungezwungen. Ziehen sich zum Abendessen nicht mehr um. Warum sollten sie. Sie wollen sich ihren eigenen Kreis am Gordon Square suchen. Intellektuelle, Schriftsteller, Künstler. Thoby bringt aus Cambridge Leonard Woolf mit und den Schriftsteller Lytton Strachey. Aber Woolf ist bereits auf dem Weg nach Indien, in den Dschungel. Ob er je wiederkommen wird, weiß der Teufel. Dann stoßen Desmond Mac Carthy, Saxon Sydney-Turner, Roger Fry und Clive Bell dazu, der Vanessa heiratet und mit Virginia rumflirtet. Ihre geselligen Donnerstagabende sind berühmt, ihre Künstler der Nabel der Welt, ihre Dispute sind scharf und heftig, und manchmal geht man sich auch ziemlich auf die Nerven.

Gelegentlich trinkt Virginia im Golfclub Tee mit Henry James. Über die Umständlichkeit des berühmten Schriftstellers macht sie sich in einem Brief an Violet lustig. *Liebe Virginia,* hatte er zu ihr gesagt, *wie ich höre, wie ich höre, wie ich höre – immerhin bist du ja die Tochter deines Vaters, ja sogar die Enkelin deines Großvaters, der Nachfahr sozusagen eines ganzen Jahrhunderts, Jahrhunderts von Federkielen und Tinte, Tintenfässern, ja, ja, ja, – wie ich höre – ähemm – schreibst du.* Ja, Virginia schreibt wieder, macht sich Gedanken, wie sie den Roman reformieren kann, sucht neue Formen, *aber ich weiß, morgen werde ich wieder über den alten leblosen Sätzen sitzen.*

Den Bloomsbury Club findet Henry James, der ein Herr alter Schule ist, schrecklich. Die jungen Leute sind ihm einfach zu frech und taktlos, führen Gespräche über Sex und Beischlaf, und das Wort *Arschficker* geht ihnen tatsächlich ganz leicht über die Lippen. Was für eine Generation! Sie proklamieren sogar die freie Liebe, auch Nacktbaden bei Mondschein gehört zur Emanzipation. Und auf einem Impressionistenball sollen Vanessa und Virginia – wie entsetzte Damen der Gesellschaft erzählten – halbnackt als gauguinsche Südseemädchen aufgetaucht sein.

Eines Tages macht Lytton Strachey Virginia einen Heiratsantrag, und sie nimmt ihn an. Das erschreckt den Freier. Die Vorstellung, sie könnte in ihn verliebt sein, ihn sogar küssen wollen, irritiert ihn derart, dass er den Antrag am liebsten gleich wieder zurückziehen würde. Seine Homosexualität ist für Virginia aber eher beruhigend. Da würden wenigstens keine erotischen Ansprüche gestellt. Sie würden wie Bruder und Schwester leben. Und Intellektualität ist ihr doch wichtiger als alles andere. Vanessas Sohn Quentin Bell wird 1972 eine Biographie über seine Tante publizieren, und ihm stand damals alles Material zur Verfügung: ungedruckte Texte und Briefe und Tagebücher der ganzen Familie. Virginia hatte also zu Lytton gesagt, dass sie ihn nicht liebe, *und das tat sie wohl auch nicht,* schreibt der Neffe. *Sie war, wie sie später einmal gestand, sexuell immer ein Feigling gewesen, und ihre bisherige Erfahrung mit männlicher Sinnlichkeit war erschreckend und abstoßend. Aber sie wünschte sich, verheiratet zu sein; sie war siebenundzwanzig Jahre alt und war es leid, allein zu leben.*

Mit neunundzwanzig Jahren ist sie noch immer unverheiratet. Dabei hat auch Walter Lamb aus der Bloomsbury Group ihr einen Antrag gemacht. Sie mag ihn, schreibt aber an ihre Schwester: *Ich bekannte mich zu meinem Egoismus, meinen Scheuklappen, meiner Eitelkeit und meinen sonstigen Untugenden.* Sie lehnt also ab. Und dann kommen die Kopfschmerzen wieder, die Depressionen. *Ich konnte nicht schreiben, und die ganzen Teufel – haarige schwarze – krochen hervor. Neunundzwanzig sein und unverheiratet – ein Versager – kinderlos – dazu geisteskrank und kein Schriftsteller.*

Das schreibt sie im Juni 1911. Es ist der Monat, in dem Leonard Woolf aus Ceylon zurückkommt. Der künftige Verleger und politische Autor macht ihr den dritten Heiratsantrag. Und sie zögert und zögert und schreibt ihm erstmal, dass sie aus der Ehe nun wirklich keinen Beruf machen möchte, und *natürlich ärgert mich manchmal die Stärke Deines Begehrens. Möglicherweise spielt auch die Tatsache mit, dass Du Jude bist. Du erscheinst so fremd. Und dann bin ich schrecklich unbeständig. Ich wechsle in einem Augenblick von heiß zu kalt, ohne jeden Grund.* Er müsse auch wissen, dass sie scheu und reserviert sei, und neulich habe sie ihm ja auch *mit brutaler Offenheit* gesagt, dass sie ihn körperlich nicht anziehend fände, und als er sie küsste, habe sie nicht mehr gefühlt *als ein Stein*. Ein Jahr geht das so mit vielen Besuchen, Briefen und Bedenken. Dann endlich kann sie ihm sagen, dass sie ihn sehr mag, ja liebe und heiraten wolle. *Meine liebe Violet,* schreibt sie, *ich muss Dir etwas beichten. Ich werde Leonard Woolf heiraten. Er ist Jude und hat keinen Pfennig.* Aber sie ist glücklich wie nie zuvor, versteht nur nicht, dass *die Leute um Heirat und Beischlaf einen solchen Wirbel* machen. Das mit dem Orgasmus sei wirklich übertrieben. Und Mrs Woolf spielt nach der Hochzeit offenbar auf ihre Frigidität oder gar Jungfräulichkeit an, wenn sie schreibt, sie könnte eigentlich *noch immer Miss S. sein*.

Das Ehepaar verbringt ihren Honey Moon in Frankreich, Spanien und Italien. Leonard wird sie kaum anrühren, wird ihr auch sagen, dass es klüger sei, keine Kinder zu bekommen. Er führt Tagebuch über ihren Gesundheitszustand: Gute Nacht, leidliche Nacht, schlechte Nacht, Wahnvorstellung, heiterer Tag ... Alles ist möglich, und alles wird notiert. Sie leben in London zwischen Asham House in Sussex – mit Plumpsklosett und Petroleumlicht – und Hogarth House in Richmond, wo sie auf ihrer Druckerpresse die bedeutendste Belletristik ihrer Zeit publizieren. Sie machen Reisen durch die Gesellschaft, gehen in die Oper, ins Theater, ins Ballett. Auf dem Lande wird gewandert und geritten, geschrieben, gelesen und Besuch empfangen.

Aber dann ist der Ekel wieder da. Warum isst man eigentlich, wenn das ganze Essen auf so unappetitliche Weise wieder ausgeschieden wird. Da isst sie lieber nichts mehr oder viel zu wenig und wird dünn und dünner. Sie spricht mit ihrer toten Mutter, und die schlaflosen Nächte, die Depressionen, die Schuldgefühle sind noch immer da. Sie braucht Schlaftabletten, ist ja längst abhängig, und Leonard fürchtet einen neuen Suizidversuch. Der passiert auch. Sie findet die Dose, in der ihr Mann das Veronal aufbewahrt. Sie nimmt eine tödliche Dosis, wird bewusstlos in ihrem Bett gefunden, ins Krankenhaus transportiert, der Magen wird ihr ausgepumpt, sie überlebt. Und kaum scheint sie einigermaßen in Ordnung zu sein, werden die Stimmen wieder laut, und die Wahnvorstellungen steigen erneut in ihr hoch. Ist sie tatsächlich geisteskrank? Muss sie in eine Irrensanstalt? Nein, sagt der Arzt. Ein paar ausgebildete Pflegerinnen und der Ehemann könnten es auch so schaffen.

Als 1915 ihr erster Roman »The Voyage Out« – »Die Fahrt hinaus« – erscheint, wird er von vielen Kritikern gefeiert. Was hatte im »Observer« gestanden? *Verglichen mit anderen Romanen ist dieser ein wilder Schwan unter biederen Graugänsen.* Ach, das gefällt ihr. Alle Ängste fallen von ihr ab. Sie isst wieder, nimmt zu, wiegt jetzt 152 Pfund, *und die Folge ist, dass ich kaum noch einen Berg hinaufkomme.* Sie wird langsam, sehr langsam wieder gesund. Und Leonard ist dabei der bad Boy, der jede Aufregung von ihr fernhält. Er hat ihren Tagesablauf festgelegt: Morgens Schreiben, mittags Spazierengehen, oft zehn Kilometer, abends lesen, gelegentlich Freunde besuchen – nicht mehr.

Und da sitzt sie dann in ihrem Arbeitszimmer im zerschlissenen Sessel, aus dem schon die Füllung quillt, immer mit diesem dünnen Holzbrett auf den Knien – und schreibt. Schreibt sich mit »Nacht und Tag«, »Jacobs Zimmer«, »Mrs Dalloway«, »Zum Leuchtturm« oder »Orlando« in den literarischen Zenit. Sie wird berühmt, wird die große Virginia Woolf, aber ihr Mann weiß, dass jeder neue Roman sie wieder an den

Rand des Wahnsinns bringen wird, dass sie jedes Mal wieder mit ihren Teufeln kämpfen muss. Durch die letzten zehn Seiten der »Wellen« taumelt sie geradezu, glaubt, nur noch der eigenen Stimme nachzuwanken – bis es geschafft ist. Bis die letzte Zeile steht. *Ich hatte beinah Angst, weil ich mich an die Stimmen erinnerte, die mir früher manchmal voraus flogen. Jedenfalls ist es geschafft; und ich habe diese fünfzehn Minuten dagesessen in einem Zustand der Verzückung und inneren Ruhe; auch ein bisschen geweint.*

Und was für ein Glück, wenn dann die Entwarnung kommt, das Lob der Presse, der Jubel der Freunde, die steigende Auflage, der Verdienst. Und der bringt dann den Luxus, die wunderbaren Erleichterungen für Monk's House, dem Cottage, das die Woolfs in Rodmell, East Sussex, erworben haben: Zwei Wasserklosetts, und das Plumpsklo im Hof ist Vergangenheit, elektrische Leitungen im ganzen Haus, ein Kühlschrank, ein neues Bett, ein Radio, fließend warmes Wasser in Bad und Küche, ein Grammophon und ein Auto. Ja, Virginia Woolf lernt Autofahren, steuert aber gleich auf eine Hecke zu und fährt hindurch. Also macht lieber Leonard seinen Führerschein. Und sie liebt es, Champagner zu trinken und dabei ein bisschen aufzudrehen. *Ich liebe es, an einem heißen Freitagabend nach Rodmell zu fahren und kalten Schinken zu essen und auf der Terrasse zu sitzen und in Gesellschaft von einer oder zwei Eulen eine Zigarre zu rauchen.*

Anfang der zwanziger Jahre lernt sie die Autorin Vita Sackville-West kennen – aristokratisch, reich, schön, begabt, verheiratet, zwei Kinder, kennt Gott und die Welt, ist lesbisch und zehn Jahre jünger als sie. *Nicht so recht mein Geschmack*, glaubt Virginia Woolf am Anfang, *bunt wie ein Papagei*. Aber schon bald fühlt sie sich enorm von ihr angezogen. Sie bewundert, wie souverän die Lady sich *klunker- und perlen- behangen* in der Gesellschaft bewegt, wie sie mit Herzögen und Dienern umgeht, wie sie sich kleidet, manchmal türkisch und manchmal unverschämt kess in Hosen. *Da ist ihre Reife und ihre Vollbusigkeit; da ist die Tatsache, dass sie mit vollen Segeln die hohe See befährt, wo ich Küstenschifffahrt betreibe.* Aber sie weiß auch: *Diese Lesbierinnen lieben Frauen; ihre Freundschaft ist nie frei von Erotik.* Und das ist sie bald auch nicht mehr bei Virginia Woolf. Wenn ihr Mann nach London zurück fährt, übernachtet Vita schon mal bei ihr in Monk's House. *Es hat wahrscheinlich Zärtlichkeiten zwischen ihnen gegeben*, schreibt ihr Neffe Clive Bell, *sie sind wahrscheinlich auch miteinander ins Bett gegangen; aber was immer auch zwischen ihnen vorgefallen ist, ich bezweifle, dass es Virginia erregt und Vita befriedigt hat.* Vitas Sohn wird später aus einem Brief seiner Mutter an seinen Vater zitieren. Darin steht, dass sie Virginia liebe. Aber wer liebe Virginia nicht! Ja, sie habe zweimal mit ihr geschlafen, das sei alles. Denn: *Ich habe tödliche Angst, körperliche Gefühle in ihr hervorzurufen, wegen des Wahnsinns ...*

Und Virginia Woolfs Gemütszustand ist nun mal labil und unberechenbar. *Wachte gegen drei Uhr auf,* schreibt sie am 15. September 1926 ins Tagebuch. *Oh, es fängt an, es kommt – der Schrecken – physisch wie eine in der Herzgegend anschwellende Woge – die mich hoch schleudert. Ich bin unglücklich, unglücklich! Erledigt – o Gott, ich wünschte, ich wäre tot.* Und so geht es weiter: Die Woge kommt, die Woge zerschellt *mit immer wechselnden Schrecken. Dann, auf dem Höhepunkt, ebbt der Schmerz ab. Ich nicke ein. Ich fahre erschrocken hoch. Die Woge wieder! Die sinnlose Qual; das Gefühl, ein Versager zu sein.*

Eines Tages schreibt Virginia Woolf an Vita Sackville-West: *Gestern morgen war ich verzweifelt ... Ich konnte mir nicht ein einziges Wort abringen und stützte schließlich den Kopf in die Hand, tauchte die Feder in die Tinte und schrieb die folgenden Worte, wie automatisch, auf ein sauberes Blatt: Orlando: Eine Biographie. Kaum hatte ich das getan, geriet ich in eine Art Ekstase, und die Ideen strömten mir nur so zu.* Also was würde Vita sagen, wenn dieser Orlando nun s i e wäre? Und wenn die Geschichte von ihren Lüsten und Verführungskünsten handelte? Würde ihr das etwas ausmachen? *Sag ja oder nein.* Und Vita sagt vor Schreck und Begeisterung: Ja. Sie weiß doch, dass Virginia jeden, den sie kennt und alles, was sie erlebt, zu Literatur machen kann. Nur über ihren Tod, hat sie einmal zu Vita gesagt, werde sie leider nicht mehr schreiben können. Orlando wird die Geschichte eines unsterblichen, ewig lebenden Jünglings, der sich nach zweihundert Jahren in eine emanzipierte Frau umwandelt und mit Literatur und Erotik – bis in Vitas und Virginias Gegenwart – Spuren hinterlässt. Ja, es ist eine Liebeserklärung an die Freundin, und nie wieder wird Virginia Woolf einen Roman so schnell, so leicht, so lustvoll und mit so lockerer Hand schreiben.

Aber die Einschläge kommen näher. Bei einem Spaziergang mit Freunden im Garten hat sie wieder das Gefühl, ihr Kopf klemmte fest in einem Drahtkäfig. *Jawohl, ich bin wahrscheinlich fertig, erledigt, am Ende. Verdammt noch mal!* Und in dem Augenblick fällt sie auch schon um und denkt noch: *Wie seltsam – Blumen.* Sie wird ins Haus getragen, sieht das entsetzte Gesicht ihres Mannes, fühlt noch die rasenden Herzschmerzen – und wird ohnmächtig. Wieder eine neue Erfahrung. Die wird sie am nächsten Tag ihr *Scharmützel mit dem Tod* nennen. Und sie überlegt, was sie wohl Gott gesagt hätte, wenn sie tatsächlich in seiner Gegenwart *mit geballten Fäusten und wutverzerrtem Mund* aufgewacht wäre. Sie hätte gerufen: *Ich will gar nicht hierher!* Und sie fragt sich, ob das vielleicht die Gefühle von Menschen sind, die eines gewaltsamen Todes sterben. *Wenn ja, kann man sich vorstellen, wie es im Himmel nach einer Schlacht aussieht.*

Ihren lakonischen Witz hat sie nicht verloren. Aber als sie 1937 »Die Jahre« beendet, ist sie wieder am Rand des Wahnsinns angekommen. Und kann wieder keine Nacht schlafen, schielt dauernd nach der Flasche mit dem Chloral – und sagt sich dann doch: *Nein, du nimmst nichts.* Aber sie kann sich nicht beruhigen. Sie weiß genau, der Roman ist misslungen. Aber wehe, jemand sagt es ihr. Hören will sie das nicht. Von niemandem. Leonard soll ihn lesen. Soll sagen, wie er ihn findet. Sie gibt ihm den Text. Er kann ihn erst spät am Abend lesen. Sie sitzt dabei und beobachtet ihn. Er liest. Nein, der Roman ist wirklich nicht gut. Allerdings nicht so schlecht, wie er fürchtete. Trotzdem kann er ihr die Wahrheit nicht sagen. Er weiß, sie würde sich umbringen. Also liest er nicht zu Ende, legt das Manuskript scheinbar zufrieden zur Seite und sagt: *Ich halte es für außerordentlich gut.* Und schon fällt die Angst von ihr ab. Leonard belügt sie nicht, denkt sie, ihm kann sie trauen. Sie schreibt ins Tagebuch: *Jetzt bin ich vom Tod – oder vom Nichtsein – wieder zum Leben erwacht.*

Immer wieder versucht sie in den nächsten Jahren, ihre Empfindungen genau zu beschreiben. Sie fühlt sich, als ob sie bei voller Beleuchtung auf einem hohen Sims zur Schau gestellt würde. Sie findet, dass die Angst, das Nichts, sie wie ein Vakuum umgibt. Sie möchte weinen und kann es nicht. Sie schaut sich im Spiegel an und sieht, dass ihre Augen *voller Entsetzen* sind. Sie schreibt: *Und ich weiß, dass ich diesen Tanz auf heißen Ziegeln weitertanzen muss, bis ich sterbe.* Also arbeitet sie. Arbeit sei ihre *Waffe gegen den kalten Wahnsinn.*

Ein anderer Wahnsinn kommt über den Kanal von den Deutschen, die Krieg mit der Welt führen. Virginia Woolf sieht in der Zeitung ein Foto mit SA-Schergen, die einen beschnittenen Juden auf offener Straße demütigen, ihn entblößt den Blicken glotzender Passanten ausliefern. Sie weiß doch längst, dass ein jüdischer Sozialist wie ihr Leonard keine Chance hätte, wenn die Nazis auch England besiegen sollten. Sie siegen im Augenblick ja überall. Wenn die Deutschen also kämen, würden sie – das haben beide beschlossen – gemeinsam in den Tod gehen, würden sich im Auto mit Auspuffgasen vergiften. Sie haben in der Garage genug Benzin in einem Kanister bereitgestellt. Für alle Fälle.

Doch dann endet das Leben der 59jährigen ganz anders und ganz allein. Sie merkt, dass die Vergangenheit wieder mächtig in ihr aufsteigt, dass sie nicht mehr schreiben kann, dass die Stimmen wieder laut und drängend werden. Sie erinnert sich an die schreckliche Zeit ihres Wahnsinns. Nein, nicht noch einmal möchte sie so ein Jahr erleben. Und vor allem möchte sie es Leonard nicht noch einmal zumuten. Er wurde ja so oft schon durch sie aus seinem eigenen Leben geworfen. *Liebster,* schreibt sie ihm, *ich spüre genau, dass ich wieder wahnsinnig werde.* Und sie glaube nicht, dass sie beide so eine Zeit noch einmal durchstehen könnten. *Du hast mir das größtmögliche Glück geschenkt. Du bist mir alles gewesen, was einem einer sein kann. Ich glaube nicht, dass zwei Menschen haben glücklicher sein können – bis die schreckliche Krankheit kam. Ich kann nicht länger dagegen ankämpfen.* Aber eins möchte sie ihm noch sagen: *Hätte mich jemand retten können, wärest Du es gewesen ...* Den Brief behält sie noch für sich. Einen zweiten, sehr ähnlichen, schreibt sie ihm ein paar Tage später, am Morgen des 28. März 1941 im Gartenhäuschen. *Alles, was ich sagen will, ist, bis diese Krankheit über mich kam, waren wir vollkommen glücklich. Und das ist alles Dir zu verdanken. Niemand hätte so gut sein können wie Du gewesen bist. Vom allerersten Tag an bis heute.* Und weil bei den letzten Wörtern die Tinte ganz dünn geworden ist, taucht sie die Feder noch einmal tief ein und schreibt: *Jeder weiß das. V.*

Gegen elf Uhr sieht sie Leonard zum Gartenhäuschen kommen. Sie lässt den Brief liegen und sagt ihm, sie wolle jetzt ein bisschen Hausarbeit machen und vor dem Mittagessen noch etwas spazieren gehen. Es sei zwar kalt, aber doch klar und strahlend. Sie gehen zusammen ins Haus zurück, Leonard will im Arbeitszimmer noch bis zum lunch was tun. Und Virginia läuft ins Gartenhaus zurück, faltet den Brief, schiebt ihn in ein blaues Couvert, schreibt Leonards Namen drauf, geht wieder ins Haus und die Treppe hoch in den ersten Stock, legt den Abschiedsbrief im Wohnzimmer auf den Tisch, zieht unten ihren Pelzmantel an, nimmt den Spazierstock und geht durch die Gartentür hinaus.

Hinter der Kirche läuft sie runter zum Fluss, geht noch ein bisschen am Ufer der Ouse entlang, die ziemlich viel Wasser führt und eine starke Strömung hat und irgendwo bei Brighton in den Ärmelkanal fließen wird. Und weil sie nicht in die Versuchung kommen will zu schwimmen, sucht sie sich einen schweren Stein, stopft ihn in die Tasche ihres Pelzmantels, der sich wohl schnell mit Wasser vollsaugen wird, legt den Spazierstock ans Ufer und steigt in den Fluss hinein – hinab in die Erlösung und den Tod.

Ihre Leiche wird erst am 18. April, weitabgetrieben von Rodmell, gefunden. Ihre Uhr war um 11.45 Uhr stehengeblieben.

PIERRE DRIEU LA ROCHELLE

»Ich habe verloren. Ich beantrage den Tod.«

Der 7-jährige Pierre schleicht sich an einem grauen Wintermorgen ins Esszimmer, geht zum Buffet und öffnet die Schublade. Da liegt es auf rotem Samt: das Messer. Er nimmt es heraus, und *mit einem Schlag begriff ich, was dieser Stahl alles barg.* Der Junge hatte in einem Gespräch der Erwachsenen gehört, dass sich der Mensch den Tod geben kann, und das nennt er dann Selbstmord. Er legt das große Messer zurück und nimmt eins der kleinen spitzen Dessertmesser heraus – *das so schnell in das Fleisch einer Birne oder eines Pfirsichs fuhr* – und sticht sich langsam in den Finger. Er ist wie vom Donner gerührt, als das Blut quillt. Dann hört er draußen Schritte. Er leckt den roten Tropfen ab, legt das Messer zurück und schleicht in sein Zimmer. *Ich war wie ein kleines Tier aus den Wäldern, adrett und flink, widerspenstig, ganz auf sich bezogen, Eichhörnchen oder Wiesel, das beim geringsten Geräusch unsichtbar wurde.*

Das nächste Mal geht er weiter. Da knöpft er sein Hemd auf und richtet die Klinge direkt auf sein Herz. Und noch später öffnet er die Hose und drückt den blinkenden Stahl an sein Geschlecht. Aber da bekommt er plötzlich Angst. Und doch ahnt der melancholische Knabe, dass etwas in ihm schlummert, das *viel tiefer im Tod als im Leben* genossen werden kann. Er spielt nicht nur den Einsamen und Verlorenen, er spielt auch tot sein. Wenn die Eltern ausgegangen sind, kriecht er unter sein Bett oder legt sich in ein dunkles Zimmer und stellt er sich vor, im Sarg zu liegen, im Grab, und das *war ein trauriger und wundervoller Rausch.*

Pierre Drieu wird am 3. Januar 1893 in Paris geboren. Den Beinamen hat ein Vorfahre sich erworben, der einst mit Napoleon in der westfranzösischen Hafenstadt La Rochelle kämpfte. Und Pierres Großmutter drückt ihrem Enkel die Liebe zum Korsen so sehr ins Herz hinein, dass er dreißig Jahre später Adolf Hitler einen *sozialistischen Napoleon* nennen wird. *Ich habe Napoleon gekannt, bevor ich Frankreich, Gott, mich selbst kannte.* Und natürlich ist auch der Held seiner frühen Jugend ein glühender Napoleonverehrer: Julien Sorel aus Stendhals Roman »Le Rouge et le Noir«, Rot und Schwarz, der Priester werden will, Affären hat und in den Pariser Salons umschwärmt wird. Mit 14 ist Pierre dann überzeugter Atheist. Jetzt ist sein Vorbild Friedrich Nietzsche: *In meiner Stube ist es totenstill,* schrieb der mit 18 Jahren. *Vor mir ein Tintenfass, um mein schwarzes Herz darin zu ersäufen, eine Schere, um mich an das Halsabschneiden zu gewöhnen.*

Das gefällt dem jungen Drieu. Er legt ein Heft an, in das er die kleinsten Regungen seines Gemüts schreibt. Jedes Gefühl und jeden Gedanken notiert er, lauter kleine Selbstanalysen. Mit 17 schläft er zum ersten Mal mit einer Prostituierten. Und mit 20 Jahren erlebt er sein Waterloo. Er fällt durchs juristische Abschlussexamen. Schuld sind natürlich die Prüfer, sagt er, aber er laboriert damals auch an einer Liebesaffäre herum. Er fällt also durch, und damit kann er seinen Traumberuf Diplomat vergessen. Da will er sich umzubringen, will sich in die Seine werfen, und bei dem Gedanken gerät er wieder in *diesen Rausch*, der, wie er schreibt, *dem Selbstmord vorausgeht und ihn erleichtert.* Auch zum Suizid hatte ja Freund Nietzsche in der »Götzen-Dämmerung« freie Fahrt gegeben, als er schrieb, dass wir es nicht in der Hand hätten, geboren zu werden, diesen Fehler aber wiedergutmachen könnten: *Wenn man sich abschafft, tut man die achtungswürdigste Sache, die es gibt: Man verdient beinahe damit zu leben.*

Ein Jahr später, 1914, befindet sich der künftige Romancier im Rausch des Ersten Weltkriegs. Und Drieu, der im nächsten Krieg ein Nazi-Kollaborateur wird, geht – wie Goebbels einmal sagen wird – in die Schlacht wie in einen Gottesdienst. Er will die Gewalt sehen, will den Tod ahnen. Gewalt und Tod. Ja. Er ist Unteroffizier und hat bei einem Bajonettangriff in der Schlacht bei Charleroi ein geradezu ekstatisches Gefühl, als er den *Führer* in sich entdeckt, den Chef, den Befehlshaber. Am selben Tag wird er durch einen Granatsplitter am Kopf verletzt, und sein liebster Freund, André Jeramec, wird getötet.

Dann kommt er nach Verdun, und da gibt es keinen Heroismus mehr, Verdun ist der moderne Krieg, ist die Knochenmühle, die Schlachtbank für 170 000 französische Soldaten. Zum ersten Mal in seinem Leben glaubt Drieu, *dass ich eine in einem Ameisenhaufen eingelochte Ameise war.* Verdun heißt: Leben im Graben, im Matsch, im Wasser, zwischen Ratten, im Regen, im Schlamm, mit Hunger. Ohnmächtig versteckt er sich und hat panische Angst vor den Schrapnells. Sie zerplatzen in der Luft und regnen als murmelgroße Stahlkugeln auf die Soldaten herab, zweihundert, dreihundert aus jeder Artilleriegranate. Sie verletzen oder zerfetzen. Ernst Jünger, der auf der anderen Seite kämpft, wird es »Stahlgewitter« nennen. Und Drieu, inzwischen zum Stabsunteroffizier befördert, gerät erneut in den Kugelhagel und wird wieder verwundet. Er hört noch seinen Schrei: *Dieser Schrei entwich mir, kindlich, unvergesslich, unauslöschlich, dieser intelligente Schrei inmitten des tierischen Schweigens der Soldaten.*

1917, mitten im Krieg, heiratet Drieu Colette, die Schwester seines toten Freundes. Colette ist eine reiche Jüdin, in die er sich vor Jahren, als André noch lebte, verliebt hatte. Doch als er sie besitzt, hat er schon wieder Affären, und die Liebe ist verrauscht, leuchtet nur noch ein wenig in seinem Roman »Gilles« auf. Drieu und die Frauen! Als Knabe liebte der kleine Ödipus seine Mutter, und er wird sich im Tagebuch bitter über sie beklagen, weil sie mit seinem Lustleiden gespielt hat. Später ist er ein Don Juan, und die Liste seiner Eroberungen könnte als Arie von Leporello gesungen werden. Er hat alle gehabt: Witwen, Kokotten, Künstlerinnen, Ältere, Jüngere, Reiche und schwer Reiche, Huren und Damen der Bohème, auch zwei Gräfinnen sind dabei, nur keine Jungfrauen. Vor Jungfrauen hat er Angst. Den anderen hat er gegeben, was die ihm gegeben haben: *Ich habe von ihnen nur Passion, nicht Liebe bekommen. Ich habe von ihnen nur das bekommen, was sie von mir bekommen haben.*

Er sitzt gerne im Bordell und guckt den Huren zu, wie sie stricken oder sich die Finger lackieren bevor die Kunden kommen. Er fühlt sich wohl in ihrer Gesellschaft. Weiß ja, dass er eher zum Liebhaber geboren ist als zum Ehemann oder gar Familienvater. Sein Freund, der Schriftsteller Louis Aragon, erzählt: *Durch seine Heirat mit Colette gehörte er zur Bourgeoisie und war reich geworden.* Und von da an kleidet er sich wie ein englischer Snob mit feinem Zwirn, Melone und Spazierstock. Es gibt ein Foto von Drieu, das den eleganten Dandy zeigt: Wie ein gelangweilter

Verführer lehnt er in farbigen Art Deco Kissen, den Blick haarscharf am Betrachter vorbei, die brennende Zigarette im leicht geöffneten Mundwinkel, der graue Anzug mit Weste maßgeschneidert, weißes Hemd mit Manschettenknöpfen, weißes Kavalierstuch, Krawatte mit weißen Tupfen, und als Krönung hält er seine Siamkatze mit der Rechten fest, mit der Linken streichelt er das Tier, das im Fell farblich exakt zur Wand passt und mit seinen himmelblauen Augen genauso arrogant am Betrachter vorbeischaut wie sein Herr.

Ja, Drieu ist ein Snob. Als Jean Cocteau, das surrealistische Multitalent, ein paar hübschen Kerlen in der Rue de Passy die Apotheke von Pierres Onkel zeigt, über der in großen Lettern »Drieu la Rochelle« steht, schäumt der Schriftsteller. Die Vorstellung, ihn, den unverwechselbaren Drieu, für einen Pillenverkäufer zu halten, ist ihm unerträglich.

In den Jahren zwischen dem Ersten Weltkrieg und der Hitler-Diktatur hält Drieu sich in der Surrealistenszene auf. Aragon ist wie er Nachtschwärmer und Bordellbesucher. Einmal, erzählt er, habe Drieu eine Nutte *aufgespießt* vor sich hergetragen und ihm voller Angst zugerufen: *Louis, Louis, ich bin impotent.* Sein ewiges Gerede über Impotenz hält Aragon für einen Verführungstrick. Vielleicht wollte er damit die Rivalität zwischen den Frauen schüren, *dann konnte es sich eine zur Ehre anrechnen, wenn es mit ihr klappte.* Drieu, glaubt Aragon, sei ausschließlich durch seine Frauen zu erklären. Er ging in die mondänen Zirkel, nur um neue Damen kennenzulernen. Und weil er charmant war, bezauberte er zuerst die Männer, und dann verfielen ihm die Frauen.

Drieu La Rochelle hat zweimal reich geheiratet. Das Geld seiner Gattinnen – die zweite war die Tochter eines Pariser Bankiers – hat ihn unabhängig gemacht. Er kann sich allein der Literatur widmen. Über dreißig Bücher wird er bis zu seinem Freitod schreiben. 1931 erscheint sein Roman »Le feu follet«, »Das Irrlicht«, mit dem er seinem Freund Jacques Rigaut ein Denkmal setzt und das Louis Malle später verfilmen wird. Rigaut, der Nihilist, der Surrealist und Dadaist, der sein Leben mit Opium, Kokain, Heroin und Selbstmordtexten füllt, hatte sich mit dreißig Jahren umgebracht: *Ich töte mich, weil ihr mich nicht geliebt habt,* lässt Drieu im Roman den todessüchtigen Alain sagen. Er kennt sich doch aus, hat doch oft genug lustvoll ans Sterben gedacht, weiß doch, dass man im Gedächtnis seiner Freunde besser tot als lebendig lebt, lässt seinen Romanhelden sagen: *Ihr dachtet nicht an mich, nun werdet ihr mich niemals vergessen!*

Rigaut war der Schönste und Mondänste im Club der Surrealisten. Drieu nennt ihn einen Roboter mit einwandfrei gebundener Krawatte, ... *der säuft und feiert wie Brummell.* Brummell? Das war Englands erster Dandy, dieser Beau Brummell, der täglich fünf Stunden zum Ankleiden brauchte und seine Schuhe mit Champagner putzen ließ. Und Beau Rigaut, der sich halb nackt vom Dadaisten Man Rey wie Jesus am Kreuz fotografieren ließ? Drieu beschreibt seine Batisthemden, die Kaschmiranzüge, den seidenen Morgenmantel. Aber auch das graue Zimmer seines Helden, das Heroin, die Spritze im hübschen kleinen Etui, und daneben den Revolver. *Eins konnte nicht ohne das andere sein.* Beschreibt den Spiegel, vor dem sein Alain sich dreht und wendet, in dem er aber auch das leere Zimmer hinter sich sieht. *Ein ungeheurer Schauer schüttelte ihn ... und durchlief ihn von den Füßen bis zum Kopf wie ein eisiger Blitz: Der Tod war ihm ganz gegenwärtig.* Beschreibt die innere Unruhe, die beklemmende Atmosphäre, in der sein Drogenabhängiger wie in einem Gefängnis hockt, beschreibt den Spiegel, das Fenster die Tür. Und die Tür und das Fenster führen bei ihm in ein Nichts, nur der Spiegel *führte ihn zu sich selbst zurück.*

Und was hatte Jacques Rigaut selbst geschrieben? *Versucht doch, wenn ihr könnt, einen Mann festzuhalten, der mit seinem Selbstmord im Knopfloch unterwegs ist.* Mit zwanzig hatte er seinen Tod beschlossen. Und zehn Jahre hat er dann auf den richtigen Augenblick gewartet, der ihn zum *großen Toten* machen soll. Und immer den Revolver dabei, beim Essen, beim Leben, beim Lieben. Nachts schiebt er das Eisen unters Kopfkissen. Er will bereit sein. Am 5. November 1929 ist dann der richtige Moment gekommen: Rigaut inszeniert seinen Abgang, macht – wie so viele Selbstmörder – Ordnung im Zimmer, nichts darf herumliegen, dann arrangiert er sich für seinen Tod, macht Toilette, rasiert sich, kleidet sich aufs Sorgfältigste an, legt sich aufs Bett – und schießt sich eine Kugel ins Herz. *Gut gestützt, den Nacken auf dem Kopfkissen, die Füße fest gestemmt gegen das Ende des Bettes,* heißt es am Schluss des Romans. *Man weiß, wo das Herz sitzt.*

Ein düsterer Text. Keine Sonne, keine Farben, nur ein bisschen Schminke. Der Rest ist grau. *Der Tag glitt über die Nacht, wie ein nasses Tuch über eine schmutzige Fensterscheibe.* Die Geschichte vom trostlosen Anti-Helden in der trostlosen Dritten Republik ist die Kulisse, vor der Drieu seine Sehnsucht zum Totalitären auslebt. Frankreich ist für ihn eine bourgeoise Nation, die sich müde auf dem Sieg von 1918 und dem Versailler Vertrag ausruht. Eine Zeitlang weiß der Schriftsteller nicht, in welche autoritäre Richtung er marschieren soll, zum Kommunismus oder zum Faschismus. Für ihn gibt es nur diese beiden Möglichkeiten. Alles andere wird zermalmt werden: Demokratie, Liberalismus, Katholizismus, Konservatismus. Nichts davon, glaubt er, wird übrig bleiben.

Um das Jahr 1936 herum entscheidet er sich schließlich für seinen sozialistischen Napoleon, für Hitler. Warum? Weil er findet, dass die Faschisten die Zyniker sind und die Kommunisten die Scheinheiligen. Die Faschisten, schreibt er, geben ihre Gewalt, ihre Tyrannei wenigstens zu, die Kommunisten dagegen leugnen ihre schamlos. Sein berühmtester Mitstreiter ist der Antisemit Louis-Ferdinand Céline, Autor der unerhört modernen »Reise ans Ende der Nacht«.

Drieus Reise in die – wie Aragon sagt – *elitär-archaische Utopie* ist die in ein Groß-Europa unter nationalsozialistischer Regie. So appelliert er denn an seine alten Freunde, vor allem an Louis Aragon, sich ihm anzuschließen. Aus Schreibern müssten jetzt Handelnde werden. Heilsuchende. *Aber plötzlich sehe ich euch alle Hals über Kopf türmen*, schreibt Drieu. Aragon, der zusammen mit André Gide, André Malraux und Paul Éluard längst auf der anderen Seite steht, fragt den Kollaborateur, ob er verrückt geworden sei. Fragt: *Bist du denn wirklich der, der mein Freund war?* Das ist der Bruch.

Und Drieu kollaboriert nach der Besetzung Frankreichs mit dem Vichy-Regime, trifft sich immer wieder mit Hitlers Botschafter in Paris, reist nach Berlin in die Höhle der Nazis und berauscht sich 1935 an der Diabolik des Nürnberger Parteitags, wo der nationale »Erlöser« im pompösen Lichter-Circus zu den Massen brüllt. *Was ich sah, übertrifft alles, was ich erwartete,* schreibt Drieu. *Es war berauschend und schrecklich. Der Vorbeimarsch der ganz in Schwarz gekleideten Elitetruppen war von hochmütiger Pracht. Seit den russischen Balletten habe ich keine vergleichbare künstlerische Erschütterung empfunden.*

Und doch schwankt er auch, beklagt die *schlammige Politik* der Deutschen, fühlt sich wie ein Doppelagent, weil er den Kommunisten inzwischen alles Gute wünscht, die erkannt haben, dass die Faschisten nichts anderes als ein bourgeoiser Haufen sind. Aber er will seine Rolle im *faschistischen Traum* bis zum Ende spielen, denn sein bürgerlicher Kern lehnt sich nun mal gegen den Kommunismus auf. Doch die Überzeugung ist dahin. *Ich habe oft das Verlangen, mich auf der Stelle umzubringen*, schreibt er Ende 1942. Im April 1943 wird seine erste Frau, die Jüdin Colette, von der Gestapo festgenommen. Er erreicht ihre Freilassung. Er hatte auch den Schriftsteller Jean Paulhan aus der Haft holen können. Und für die Lebensgefährtin von André Maulraux konnte er ein laissez-passer für ihre Flucht besorgen.

Im August 1944 schreibt er einen Abschiedsbrief an seine Geliebte Christiane Renault. Seit neun Jahren hat er diese Beziehung zu einer der reichsten Frauen Frankreichs, der Gattin des Großindustriellen Louis Renault. Er soll dieser *Königin von Paris* vorgeschlagen haben, alles hinter sich zu lassen und mit ihm zu leben. Wie hätte er die verschwenderische Dame aushalten sollen? Nun, da er nicht mehr leben will, schreibt er ihr, dass er mit dem Mut des Kämpfers abtreten werde. *So wie der Kapitän an Bord bleibt, bleibt der Schriftsteller in seinem Elfenbeinturm.* Er nimmt eine reichliche Dosis des betäubenden Schlafmittels Luminal – und wird noch rechtzeitig von seiner Haushälterin gefunden.

Zwischen dem nicht geglückten und dem geglückten Suizid wird Drieu seinen in Frankreich berühmten »Récit secret« schreiben, seinen »Geheimen Bericht«. In diesem großen Abschiedsgesang wird er all seine Gedanken niederschreiben, die ihm zwischen 1944 und 1945 in den Sinn gekommen sind. Schon als Knabe, heißt es da, habe er immer nur jung bleiben wollen. *Ich hasste und fürchtete das Alter.* Bei seinen Großeltern, die er liebte, konnte er den Verfall erleben: Die Gedanken schrumpften, und die Heiterkeit des Herzens begann. Eine schreckliche Vorstellung für ihn. Und so beschließt er denn, früh zu sterben. Auf keinen Fall später als mit 50 Jahren.

Immer wieder steht der Selbstmord bei ihm wie ein Menetekel an der

Wand. Im Tod sucht er den Rausch und den Zauber, den er im Leben nie hat festhalten können. Seine Lust auf den Freitod ist die Krankheit, an der er sterben wird. Anfangs denkt er noch mit großer Neugier an das, was er wohl jenseits des Suizids vorfände. Später verschwimmen die schönen Vorstellungen des Unbekannten. *Jetzt ist es das Nichts*, schreibt er. Aber was war das Nichts? *War es nicht ... etwas wie der Anfang des Schlafes, etwas wie die grauen elysischen Felder des Vergil?*

Die sehnsüchtigen Träumereien seiner Kindheit hat er sich bewahrt. Die Momente, in denen er mit dem Suizid liebäugelt, sind die kurzen Augenblicke in Telefonzellen oder im Badezimmer. Der Vorhof zum Selbstmord ist für ihn die Einsamkeit. In der Einsamkeit, findet er, könne man Blumen, Bäume, Wolken, Tiere, Männer oder Frauen, selbst wenn sie weit entfernt sind, wirklich erkennen und genießen, *aber es ist auch schon der Abhang, auf dem man der Welt verloren geht.*

Er denkt an den Ersten Weltkrieg, als er sich wie ein Mensch fühlte, der in der Menschheit ertrinkt. Er denkt an den Tag, als er damals in einer Scheune ist, allein, seine Kameraden sind draußen. Und er weiß, wie man sich mit einem Gewehr töten kann. Man zieht Schuh und Strumpf aus, nimmt den Lauf in den Mund und drückt mit der nackten Zehe ab. Zuvor hatte er einen zärtlichen Brief an seinen viel jüngeren Bruder geschrieben. Und beim Schreiben merkt er, wie sehr er ihn mag, diesen liebenswerten Jungen. Und dann schaut er in das kleine schwarze Loch des Gewehrlaufs – und bekommt Angst vor dem Tod. Am nächsten Morgen, schreibt er, war die Angst vorbei. Es war die Einsamkeit vor der Tat, die ihn so geschockt hat. Da will er sich lieber mitten in *einer vollen Fuhre Kameraden* in den Tod stürzen.

Es hat viele Augenblicke gegeben, in denen Drieu sich das Leben nehmen wollte. Einmal wird er von einer Frau verlassen. So eine Demütigung in einem Hotelzimmer von Lyon war ihm noch nie passiert. Also will er sich von der Erde wegstehlen, um sich einen Himmel zu schaffen. *Ich nannte ihn das Nichts.* Doch als er entschlossen ist, es zu tun, stürzt der Gedanke an den Suizid auch schon wieder wie ein Kartenhaus zusammen. Die ewig wiederkehrende Lust auf diesen Todesrausch erinnert Drieu an Friedrich Nietzsches Philosophie der ewigen Wiederkehr. 1942 hatte er ins Tagbuch geschrieben: *Die Schönheit des Sterbens tröstet da-*

rüber hinweg, schlecht gelebt zu haben. Gott, fragt er sich, was sei sein Leben denn schon gewesen? Ein paar Frauen, der Angriff von Charleroi, ein paar Sachen, die er geschrieben habe, ein paar schöne Landschaften, die er sich angeguckt, Bücher, Statuen, Bilder, *und das ist alles.*

Dann kam der 12. August 1944, der Tag, an dem er tatsächlich entschieden war, Schluss zu machen. Zu Hause lagen dreißig Zentigramm Luminal, eine ausreichende Dosis zum Sterben. Warum war er jetzt entschlossen? *Ich wollte nicht bezahlen*, schreibt er. *Ich wollte die Schuld 1944 nicht bezahlen.* Der Kollaborateur hatte Angst vor dem, was nach der Befreiung Frankreichs von der Nazi-Herrschaft auf ihn zukommen würde. Er hatte Angst, geschlagen und von der Menge zerrissen zu werden. Ja, das müsse er jetzt mal herausschreien! Angst vor Polizisten, Angst vor Richtern, Angst, gedemütigt zu werden.

Er schreibt im Geheimen Bericht, er habe alles genau geplant. Am Vormittag ordnete er in seiner Wohnung, was zu ordnen war, und trank eine halbe Flasche Champagner. Seine Haushälterin Gabrielle würde anschließend kommen und sauber machen. In der Zeit wollte er spazieren gehen. Und er, der große Freund der Bordelle, verspürt plötzlich nicht mehr die geringste Lust, seinen Fuß in ein solches Etablissement zu setzen. Die Liebe, schreibt er, bedeutete ihm nichts mehr. Der Wein auch nicht. Nur Tabak brauchte er, den *Geschmack des Lebens.* Er zündete sich eine Zigarette an und ging auf den Boulevard. Hinein in die Menge. Die Leute rannten, waren hektisch und verstört, es waren ja nur noch wenige Tage vor dem Ende der Besatzung. Da musste er lächeln, denn das alles berührte ihn schon nicht mehr.

Er ging durch die Tuillerien, rauchte, dachte daran, dass er bald vor dem größten Augenblick seines Lebens stehen würde. Er fragte sich, wie Friedrich Hölderlin so lange so unglücklich hatte überleben können. *Glücklich die, die jung gestorben sind: Rimbaud, Baudelaire* ... Doch schon setzte sie wieder ein, die Enttäuschung, die auch früher immer dann kam, wenn etwas Großartiges bevorstand: die Erstkommunion, das Gebet, der erste Beischlaf, der Krieg, der Sturmangriff.

Immer kam die große Leere hinterher. Und diese Leere empfand er jetzt wieder in den Gärten der Tuillerien. Er fühlte sich wie ein Reisender zwischen Hotel und Bahnhof. Also los. Und während er durch die Allee lief, rauschte ihm so ein wahnsinniger Gedanke durch den Kopf. Er fühlte sich wie damals im Bombenhagel von Verdun, als er in seiner zerlesenen Ausgabe von Pascal, die er in der Patronentasche bei sich trug, einen Satz über den Tod suchte.

Es war sieben Uhr. Er wollte nach Hause. *Ich wollte die Droge nehmen, sobald meine Haushälterin nach dem Abendessen ... gegangen war.* Am Ende der Allee traf er einen jungen Mann mit einer Frau. Der schien ihn zu kennen. War er vielleicht aus der Résistance? *Er wurde ganz steif, um mir zu zeigen, dass er ein »Feind« sei.* Ach, wozu diese Anstrengung! Er wird doch bald so weit weg sein. Er ging nach Hause und wartete nur noch darauf, dass seine Haushälterin sich verabschiedet. Dann war er allein. Endlich. *Ich konnte nun meine Einsamkeit genießen wie nie zuvor.* Sie war sein Weg zum Tod.

Er ging in sein Arbeitszimmer und betrachtete *mit tiefer Wollust* alles, was auf dem Schreibtisch stand. Und er dachte daran, wie wunderbar Baudelaire über die Schönheit von Gegenständen geschrieben hat. Und so bekam plötzlich auch bei ihm alles einen ganz besonderen Duft: *Sessel, Tintenfass, Sofa, Vasen, Pfeifen, Bücher.* Er hatte dran gedacht, Feuer in seiner Wohnung zu legen. Aber sein kleiner Bruder sollte alles erben, also verwarf er den Gedanken. Und dann war es soweit: Drieu schluckte das Schlafmittel. Und am Morgen, so stellte er es sich vor, würde ihn seine Haushälterin Gabrielle finden. Tot.

Doch sie findet ihn eben schon ein paar Stunden später, weil sie etwas vergessen hatte. Drieu wird also gerettet, glaubt, tagelang geschlafen zu haben, kann sich an nichts mehr erinnern. Und plötzlich findet er sogar wieder Geschmack am Leben. *Ich esse, ich trinke, ich schlafe mit der Verbissenheit des Greises.* Genau das aber hat er nie gewollt. Er wollte dem Tod zuvor kommen. Nie mehr als 50 Jahre wollte er werden. Jetzt ist er 51 und ärgert sich nur, dass es nicht genug zu Rauchen gibt. Und nun sind schon die Russen auf dem Vormarsch. Er ist sicher, sie werden ganz Europa in ihre Klauen kriegen.

Eines Morgens sieht er Sonnenstrahlen auf seinem Chintzsessel. Das entzückt ihn. *Aber man kann den Chintz schließlich nicht eine Ewigkeit anschauen.* In die Ewigkeit hatte er gehen wollen. Und er muss daran denken, dass sich – nachdem er das Luminal genommen – im Hinübergleiten zum Jenseits nichts vor ihm aufgetan hat. Und er war doch so gespannt auf ein Zeichen, ein Signal auf dem Weg in die Unendlichkeit. Er liest die Sonette von Shakespeare. Er ist beglückt, wie gewaltig dabei die starken Gefühle für den Tod wieder aufflammen. Ja, sie wussten Bescheid, die Großen der Literatur und der Kunst. Sie kannten sich aus im Jenseits. Wie Goethe, wie Michelangelo, wie Leonardo. Er will jetzt nur noch mit ihnen leben. *O Tod, ich vergesse dich nicht. O wahrhaftigeres Leben als das Leben.*

Er zieht in sein Landhaus südlich von Versailles, das seiner ersten Frau gehört. Morgens gegen sieben Uhr frühstückt er im Bett Tee und Butterbrote, dann steht er auf, raucht eine Zigarette, *ich wasche mir die Visage, putze die Zähne, rasiere mich nur jeden zweiten Tag, und einmal in der Woche nehme ich ein Bad.* Dann schreibt er weiter an einem Roman, den er nie vollenden wird, hackt Holz, isst, trinkt Gerstenkaffee, raucht und geht *auf einem dicken Teppich aus toten Blättern und Efeu* spazieren. Eine Stunde plaudert er mit dem Verwalter des Guts, dann isst er zu Abend Suppe und Gemüse. Um elf geht er ins Bett und schläft, wie er schreibt, *sehr gut.*

Und doch trauert er, denn nie mehr, da ist er sicher, wird er diesen wunderbaren Zustand erreichen, in dem er sich in den letzten Monaten vor dem Selbstmord befand. Er liest Pascal, Rimbaud, Lautréamont und das Johannes-Evangelium. Es ist Dezember 1944. *Sonne auf nackten Bäumen. Die Bäume sehen tot aus, sind es aber nicht. Das Leben ist ewig.* Er ist glücklich, Weihnachten fern ab von Paris zu verbringen. Früher hatte er, melancholisch wie er war, die Festtage im Alkohol ertränkt oder in irgendwelchen Betten.

Am 1. Januar 1945 kommt plötzlich und mit Macht die Todessehnsucht zurück. Er sucht zusammen, was er noch finden kann: Ein bisschen Laudanum und Schlaftabletten. *Ich sollte es in einem Wald tun, oder in der Nähe eines Flusses und mich in den Fluss legen, wenn ich einschlafe.* Aber er hat Angst vor der Kälte. Und überhaupt widert ihn alles an. Das Haus, Frankreich, Europa, die Welt. Alles. Auch sein begonnener Roman. Am 27. Januar schreibt er: *Ich arbeite nicht mehr ... Ich glaube nicht an die Literatur.* Er fühlt sich alt und ausgelaugt. *Meine Ohren werden größer. Der Mensch zeigt im Älterwerden, dass er nur ein Esel ist.* Ist es Zynismus, dass er jetzt schreibt, zu den wenigen gehört zu haben, die nicht Kollaborateure waren, um zu kollaborieren, sondern um nicht in der angstverschwitzten Herde hocken zu müssen? Er hat ja nie »wir« gesagt. Immer nur »ich«.

Ich bekenne mich nicht schuldig, schreibt er nun in seinem letzten Text »Ich, der Intellektuelle«. Die französische Justiz erkennt er darin nicht an, nicht die Richter und auch die Geschworenen nicht. Eventuell ein Kriegsgericht. Er stellt sich seinen imaginären Gegnern, stellt sich Fragen und antwortet. Dass die Deutschen der Größe ihrer Aufgabe nicht gewachsen waren, habe er ziemlich schnell erkannt. Sie sind *ebenso dumm wie die Franzosen*. Intellektuelle dagegen hätten höhere Rechte als normale Bürger. Er sei stolz darauf, zu dieser Minderheit gehört zu haben. Doch auch da könne es nicht ausbleiben, dass man sich schmutzig macht. *Ich habe mir die Hände nicht schmutzig gemacht. Nur die Füße.* Aber bitte sehr, sollen sie ihn ruhig verurteilen. Ja, er sei ein Verräter. Ja, er habe dem Feind französischen Verstand beigebracht. Dass der Feind ihn nicht benutzt hat, das sei nicht seine Schuld. Er sei kein vernagelter Nationalist gewesen, sondern ein Internationalist. Ein Europäer. Allerdings habe er Europas Mördern den Weg frei gemacht. *Ich habe verloren. Ich beantrage den Tod.*

Die letzten Anweisungen für eine Trauerfeier hat er lange schon festgelegt: Er will kein religiöses Begräbnis, nur das Allernötigste, Blumen ja, aber kein Buchsbaum neben dem Leichnam, kein Trauerbehang und keinen Priester. Er will überhaupt keine Männer am Grab. Außer Malraux, schreibt er, falls der da ist. Am 15. März liest Drieu, der inzwischen wieder nach Paris gezogen ist, in der Zeitung, dass er zum Verhör vorgeladen wird. Die Aufforderung sei schon unterwegs. Am nächsten Morgen findet die Haushälterin ihn auf einem Sessel in der kleinen Küche. Die Arme um den Kopf gelegt. Er hat drei Röhrchen Gardenal geschluckt und zur Sicherheit noch den Gasschlauch abgezogen. Auf einer Notiz steht: *Gabrielle, lassen Sie mich diesmal schlafen.*

ERNEST HEMINGWAY

»Diese Hure namens Ruhm
ist die kleine Schwester des Todes.«

Er steigt die Treppen nach unten, sucht den Schlüssel zum Waffenschrank, findet ihn, holt seine Schrotflinte heraus, lädt sie, schiebt sich den Zwillingslauf in den Mund – und drückt ab. Es ist der 2. Juli 1961. Ein Sonntagmorgen um sieben Uhr. Ernest Hemingway hat sich erschossen. Mit 61 Jahren.

Mary, seine Frau, schreckt durch den Knall hoch, läuft runter ins Vestibül, sieht ihren toten Mann mit zerschmettertem Kopf nah der Eingangstür liegen, ruft einen befreundeten Journalisten in Los Angeles an, sagt, dass »Papa«, wie ihn alle nannten, sich umgebracht habe, er möge eine Presskonferenz organisieren und bitte, bitte erklären, dass Hemingway früh auf die Jagd gehen wollte und dass sich beim Reinigen des Gewehrs ein tödlicher Schuss gelöst habe.

Sie will nicht, dass sein Selbstmord publik wird. So ein Suizid, glaubt sie, fällt ja auch auf die Angehörigen zurück, auf Streit oder Lieblosigkeiten, also es soll ein Unfall gewesen sein. Passiert doch immer wieder. Aber es war kein Unfall. Der Schuss war nicht einfach so losgegangen, er war lange ersehnt. Und Mary Welsh, die einst so fröhliche Blondine, die Journalistin, die Hemingway 1946 geheiratet hat, Mary, die vierte Frau des Schriftstellers, hat doch das Elend der letzten Jahre erlebt, die Depressionen ihres Mannes, weil er glaubte, nicht mehr schreiben zu können, seine Paranoia, die Halluzinationen, den Verfolgungswahn, seine Trunksucht, auch sie, hat er gesagt, stecke doch mit seinen Feinden und dem Geheimdienst unter einer Decke! Und dann die Aufenthalte in der Mayo-Klinik in Rochester, Minnesota, wo er mit Elektroschocks behandelt worden war, die, wie er sagte, sein Hirn zerstört hätten, weggepustet, das alles hat doch auch sie und ihre Ehe kaputt gemacht. Und ja, sie ist unduldsam geworden, richtig zänkisch. Und dann war am Ende diese Angst, dass die Ärzte Hemingway für gesund erklären und nach Hause schicken würden. Sie wusste doch, wie gut er schauspielern kann. Er würde in der Klinik wieder allen etwas vormachen, der nette Mister Hemingway. Und tatsächlich, die Ärzte hatten gesagt, ihr Mann sei zu sechzig bis siebzig Prozent wieder hergestellt. Mehr ginge nicht. Aber damit könne er gut leben.

Gut leben? Mary hatte doch im April erst erlebt, wie zornig, aber auch wie melancholisch er an seinem letzten Buch saß: »Paris – ein Fest fürs Leben«. Das war kurz vor der letzten Einweisung in die Mayo-Klinik. Da hat er ihr gesagt, dass er nicht mehr schreiben könne. Aus und vorbei. Ohne Schreiben aber sei sein Leben sinnlos. Eines Morgens steht er dann mit der Schrotflinte und zwei Patronen in der Hand da, und oben auf dem Waffengestell lehnt ein Brief mit ihrem Namen. Sie fragt ganz freundlich, was denn drin stünde. Da nimmt er den Umschlag weg und sagt, dass für sie gesorgt sei. Das stünde drin. Und dann kam ja Gott sei Dank der Arzt, der ihm das Gewehr vorsichtig wegnahm.

Es war auch nicht das erste Mal, dass er die Flinte in der Hand hatte und voll Trauer vor sich hin stierte. Doch nun steht der Flug nach Rochester in die Klinik bevor. Der Arzt hat ihm ein Beruhigungsmittel gegeben. Aber bald nach dem Start der Propellermaschine versucht Hemingway blitzschnell, die Tür des Fliegers zu öffnen und rauszuspringen. Mit Macht muss man ihn zurückreißen. Und auf dem Zwischenstopp, als alle aussteigen dürfen, will er sich in den rotierenden Propeller werfen und wird gerade noch festgehalten. Während des Weiterflugs tut Hemingway dann so als ob er schläft, springt aber nach einer Stunde ganz plötzlich auf und rennt zur Tür – und wird wieder zurückgerissen. Und nun, nach einigen Behandlungswochen, sagen die Ärzte, er will nach Hause und er darf nach Hause, denn es geht ihm gut. Er hat nach langer Zeit wieder angefangen, ein Buch zu lesen, und er will sogar versuchen, zu schreiben. So kommt er denn zurück nach Ketchum, Idaho – und erschießt sich.

Hemingways Freitod hat schmerzhafte Wurzeln. Sein unheilbar kranker Vater hat sich 1928 mit einer alten Pistole aus dem Bürgerkrieg in den Kopf geschossen. Leicester, der Nachkömmling, der sich 21 Jahre nach dem Freitod seines Bruders Ernest ebenfalls mit einer Pistole in den Kopf schießen wird, hat den toten Vater damals gefunden. Da ist der Junge gerade 13 Jahre alt. Ernest ist zu der Zeit schon zum zweiten Mal verheiratet, hat zwei Söhne, lebt in Key West und ist, nach dem Romanerfolg von »Fiesta«, ein berühmter Schriftsteller. Er hat seinen Vater, der praktischer Arzt in Oak Park, Illinois, war, geliebt. Von ihm hat er die pompöse Statur geerbt, von ihm hat er Schwimmen, Angeln, Rudern, Jagen und Schießen gelernt, mit ihm hat er Abenteuertage auf Vaters Farm in den Wäldern von Michigan verbracht, sie haben am Lagerfeuer Tauben und Fische gebraten und dabei Geschichten erzählt, und der Vater war, wie er dem 16jährigen Sohn einmal schrieb, stolz, *dass Du so ein prächtiges großes Mannsbild geworden bist.* Für dessen Suizid aber schämt Ernest sich. Er ist katholisch. Und ein Katholik bringt sich nicht um. Selbstmord war ein Tabu. Und sein Vater hat ihm doch beigebracht, was Mut bedeutet. Mut ist, alles im Leben ertragen zu lernen. Mit Würde. Egal, wie schwer es auch sein mag.

Mit dieser Haltung hat Hemingway schon zwei Jahre vor dem Freitod des Vaters, als er noch in Paris lebt, ein bitterböses Gedicht über Dorothy Parkers Depressionen und Suizidversuche geschrieben. Parker, die damals aus Paris ihre witzigen und scharfzüngigen Kurzgeschichten für den *New Yorker* schreibt und in Gesellschaft schon mal nach der Devise bechert: *Noch ein Martini und ich lieg unterm Gastgeber*, ist nicht dabei, als Hemingway seine flegelhaften Verse mit Shakespeareeinsprengseln auf einer Party zum besten gibt: *Oh du, die mit einer Rasierklinge*, einer neuen natürlich, damit jede Infektion vermieden wird, *Sich beide Handgelenke aufschnitt,* aber die Narben waren später kaum zu entdecken, und oh, die auch nie genug Veronal nahm, beim Versuch, in die ewigen Jagdgründe zu gehen; und da zeigt Ernest ein Stück seiner Bildung vor, wenn er an Hamlets Suizidgedanken im Monolog ›Sein oder Nicht sein‹ erinnert und dessen Furcht, nicht zu wissen, was in jenem Land passiert, *aus des Bezirk / kein Wanderer wiederkehrt* ... So geht es endlos weiter, sie habe sich noch immer rechtzeitig erbrochen und auch die Handgelenke schnell verbunden.

Fünfunddreißig Jahre später gelingt ihm selber dann – nach vielen Versuchen – der Suizid. Weil er nicht mehr leben will. Weil er depressiv und schwermütig ist und so viel gesoffen hat, dass sein Hirn im Alkohol regelrecht ertrunken ist. Vielleicht konnte er es da auch schon nicht mehr ertragen, sein eigener Mythos zu sein, Hemingway, das Genie, das die Literatur mit knappem Stil so unsentimental revolutioniert hat, der Glückritter, dem alles gelingt, den alle beneiden, den die Frauen lieben, der, wie er erzählte, 1918 sogar Mata Hari *gut durchgebumst* haben wollte, aber das war wieder eins seiner Märchen, denn die Spionin war bereits 1917 erschossen worden. Ernest, der Prahler, der Kraftprotz, der Zotenerzähler, der Verführer, der mit einer Pistole auf das Foto von Marys erstem Mann schoss, als der nicht gleich in die Scheidung einwilligt. Hemingway, der Mann, der Häuser besitzt und eine Jacht, dessen Bestseller mit Hollywood-Stars verfilmt werden, der im Spanischen Bürgerkrieg gegen Franco gekämpft hat und an der Place Vendôme das Hotel Riz – wo er in Zimmer 31 geliebt und an der Bar nächtelang getrunken hat – befreite, noch bevor die Nazis aus Paris gejagt worden waren, der zwei Flugzeugabstürze überlebte und aus einem der Wracks mit einem Bündel Bananen und einer Flasche Gin gekrochen war, als die Falschmeldung von seinem Tod schon um die Welt ging. Ja, er ist der unverwundbare Riese mit dem Seemannsbart, aber auch der Romantiker, der für »Der alte Mann und das Meer« den Pulitzer-Preis erhielt und Millionen Leser zum Weinen brachte. Doch als er 1954 den Nobelpreis bekommt, kann er schon nicht mehr nach Stockholm reisen, um ihn in Empfang zu nehmen. Da ist sein Blutdruck schon viel zu hoch, die Leber zu kaputt, die Aorta entzündet und der Cholesterinspiegel in wilde Höhen gestiegen.

Als dann die Depressionen sein Leben bestimmen, reist er 1956 mit Mary nach Paris, vielleicht, um im Ritz zu überwintern. Mal sehen. Paris, das war doch der Anfang vom Glück. Im Ritz stand ja auch – seit seiner furiosen Befreiung des Hotels – immer ein Zimmer für ihn bereit. Und da sagt der Geschäftsführer zu Hemingway, unten im Keller stünden noch seine zwei kleinen Überseekoffer, die er 1928 dort eingelagert hatte. Das ist für ihn wie ein Wink des Schicksals, denn die Schätze, die er nun nach fast dreißig Jahren zu Tage fördert, versetzen ihn in die Zeit, als er noch mit Hardley Richardson, seiner ersten Frau, in Paris verheiratet war. Sie waren arm und lebten von der Liebe, denn als Europakorrespondent für den *Toronto Star* verdiente er wenig. Was hatte er da in den Koffern alles aufbewahrt! Bücher, Kleidungsstücke, Zeitungsausschnitte, Notizhefte und die vielen Aufzeichnungen aus der Zeit, als er die Hemingway-Melodie erlernte. Das alles kommt bei ihrer Abreise mit an Bord der »Île de France« und wird in seiner Finca auf Kuba geordnet. Es ist das letzte Mal in seinem Leben, dass er mit den Skizzen von damals ein Buch mit jugendlicher Unbeschwertheit schreibt: »Paris – ein Fest fürs Leben«.

Wie oft hat er dort Gertrude Stein in der Rue Fleurus 27 besucht, die Autorin aus Amerika, die den künftigen Großschriftsteller unter ihre Fittiche nimmt, die Kühle und Klarheit in seinen Stil bringt, die alle Schnörkel und allen Schnickschnack aus seinen Artikeln und Kurzgeschichten herausstreicht. Und bei jedem Besuch schenkt ihm die dicke Miss Stein mit den schönen Augen diese tollen Schnäpse ein, das reine Eau-de-vie aus Pflaumen oder Mirabellen und wilden Himbeeren. Aber sie hat auch etwas von einem römischen Kaiser, befiehlt, was er zu lesen hat, nicht Huxley, Huxley sei tot, sagt sie. Und wer in ihrer Gegenwart zweimal von James Joyce schwärmt, wird nicht mehr eingeladen. *Es war, als würde man einem General etwas Gutes über einen anderen General erzählen.* Und als Ezra Pound – den Hemingway bewundert, dem er Boxen beibringt und mit dem er Tennis spielt – sich auf einen ihrer zierlichen Stühle setzt, der unter seinem Gewicht knackt, hat er keine Chance mehr in ihrem Salon. Hemingway dagegen hat plain pouvoir, und Gertrude Stein passt auch schon mal auf den kleinen »Bumby« auf, den Sohn von Ernest und Hadley. Sonst ist der dicke Kater *Puss* der Babysitter.

Damals ist Hemingway noch schüchtern. Und ewig hat er Hunger. Aber das macht nichts. Er glaubt sogar, dass er Bilder von Cézanne mit leerem Magen besser verstehen kann. *Ich fragte mich oft, ob auch er beim Malen hungrig gewesen war.* Im Winter ist es kalt im möblierten Zimmer des jungen Paars. Nachts lieben sie sich warm, tags zieht Hadley ein paar Pullover übereinander an, und Ernest geht zum Schreiben ins Café, wo er bei einer Tasse Café crème so lange bleiben kann, bis sein Artikel für den *Toronto Star* fertig ist. Und wenn er Bücher braucht, leiht er sie bei Sylvia Beach in ihrer legendären Buchhandlung »Shakespeare and Co« aus. Bei ihr trifft Hemingway auch James Joyce, der den armen Journalisten ins Deux-Magots zum trockenen Sherry einlädt und später über ihn sagen wird: *Er ist ein guter Schriftsteller, dieser Hemingway. Er schreibt, wie er ist. Wir mögen ihn. Er ist ein großer, kräftiger Bauer, stark wie ein Büffel.*

Ach, und dann die Zeit mit Scott und seiner kapriziösen Frau Zelda. Einmal, da hat Fitzgerald schon »Der große Gatsby« geschrieben, trifft Hemingway sich mit ihm zum Essen. Scott hatte bereits einiges getrunken, und nun, beim Nachtisch, einem Kirschkuchen, sagte er, dass er nie mit einer anderen Frau als mit Zelda geschlafen habe. Und deshalb müsse er Ernest jetzt mal etwas fragen. Schieß los, sagt der. Und Scott schießt los. Zelda habe zu ihm gesagt, so wie er gebaut sei, könne er niemals eine Frau glücklich machen, das habe sie von Anfang an gestört. Und nun möchte er von Ernest die Wahrheit wissen. Der schickt ihn gleich auf die Toilette und sagt, er käme in ein paar Minuten nach. Und da guckt er sich die Sache an und sagt: *Du bist völlig in Ordnung. Du bist okay ...* Aber Fitzgerald glaubt ihm nicht. *Geh rüber in den Louvre und sieh dir die Statuen an*, sagt Hemingway. Da gehen die beiden die Straße runter und über die Seine und rein in den Louvre und gucken sich die schönen griechischen Jünglinge an. Und als Fitzgerald noch immer unsicher ist, sagt Hemingway: *geh nach Hause und sieh dich von der Seite im Spiegel an.*

Sieben Jahre Paris, das war für Hemingway die Zeit des Aufbruchs, der großen Gefühle, der Gesellschaft berühmter Kollegen, die ihn mochten und förderten, die Zeit, als er sich die Haare wachsen ließ, am Quai saß und in der Seine angelte und die Gewinne vom Pferderennen für Champagner ausgab, die Zeit, die ihn prägte und ihm den Weg zum Schriftsteller frei machte, vor allem aber war es die Zeit, *als Hadely und ich uns für unverwundbar hielten.* Doch das waren sie nicht. Ihre Liebe zerbrach noch in Paris, als er Pauline Pfeiffer, die kesse Journalistin der *Vogue,* kennenlernt, die dem aufgehenden Macho erklärt, dass sie ihn haben wolle. Zwölf Jahre wird die zweite Ehe dauern, fünf Jahre die dritte mit Martha Gellhorn, der intelligenten Kriegskorrespondentin, die, wie er, gegen die Faschisten kämpfte. Sie war die unabhängigste seiner Frauen. Und Hemingway immer mittendrin der mutige Draufgänger, der am liebsten den Guerilla-Führer spielt, der Aufschneider und amüsante Plauderer zwischen Bett und Artillerie und Schnapsflaschen und D-Day. Als der Krieg vorbei ist, heiratet er Mary Welsh, seine letzte Frau. Und er wird keinen Frieden mehr finden.

Doch als er 1957 beginnt, das Buch über Paris zu schreiben, das ihm noch einmal scheinbar so leicht aus der Feder fließt, begreift er, dass Hadley wohl sein Friede gewesen ist. Sie hat er wirklich geliebt, Und seine Schuldgefühle sind groß, als sie damals in die Scheidung einwilligt und die Möbel aufteilt, und weil man den Sohn nicht aufteilen kann, wird Vater Ernest eine Zeitlang mit Albträumen leben müssen. Hemingway hat das Buch über das Fest seines Lebens nicht zu Ende geschrieben. Doch Hadley, schreibt er, *ist die Heldin der Geschichte.* Danach kommt nichts mehr. Die Quelle ist versiegt.

Papa, warum willst du dir das Leben nehmen?, fragt Aaron Edward Hotchner Hemingway kurz vor dessen Entlassung aus der Mayo-Klinik. Vierzehn Jahre zuvor war der Journalist zu ihm auf seine Finca nach Kuba geflogen. Der Autor von »Tod am Nachmittag«, »Schnee auf dem Kilimandscharo« und »Wem die Stunde schlägt« sollte für eine Sondernummer des »Cosmopolitan« über Literatur schreiben. Seitdem sind die zwei Männer Freunde, haben zusammen gefischt und gejagt und getrunken und Reisen nach Europa gemacht. Und A.E. Hotchner wird ein großes Buch über »Papa Hemingway« schreiben, ein ganz wunderbares Portrait. Und nun, so kurz vor dem Selbstmord, besucht Hotchner ihn im Krankenhaus. Hemingway scheint beglückt zu sein, stellt ihn den Ärzten und Schwestern vor, lobt den zwanzig Jahre jüngeren Freund, sagt ihm eine große Karriere voraus, und die Ärzte gestatten dem Patienten eine Autofahrt mit dem Besucher, der ihn so sehr zu entspannen und zu inspirieren scheint.

Doch kaum sind sie im Auto, fällt Hemingway seinem Freund geradezu panisch ins Wort. *Zu meiner Bestürzung,* schreibt Hotchner, *war alles so wie früher: im Auto ein Mikrophon, in seinem Zimmer ein Mikrophon, der gleiche Verfolgungswahn.* Nichts war besser geworden. Er saß wie in einem selbstgesponnenen Kokon mit seinen Zwangsvorstellungen. Irgendwann vor Jahren, als sie zusammen etwas tranken, hatte Hemingway gesagt, die zwei Männer da an der Bar seien vom FBI und hinter ihm her. Sie beobachteten ihn schon lange. Hotch sollte sie einfach nicht beachten. Aber Hotchner geht zum Kellner und fragt, ob der die beiden an der Theke kenne. Natürlich, Handelsreisende seien das, kämen schon seit fünf Jahren einmal im Monat her. Als er Hemingway mit dieser Nachricht beruhigen will, lacht der nur höhnisch und sagt: Natürlich seien es Handelsreisende. Das FBI sei doch berühmt für seine plumpen Verkleidungen. *Als was sollten sie sich denn ausgeben – als Violinvirtuosen?* Und dann scheucht er Mary, die auch dabei ist, hoch, sagt, den Kaffee könne sie zu Hause trinken.

So fing das an. Und dann kam eine Wahnidee zur nächsten. Er sprach von Steuerfahndern, die ihn verfolgten, von abgehörten Telefonen, und die Bundespolizei sei wegen moralischer Gefährdung einer Minderjährigen hinter ihm her. Immer neue Phobien kamen hinzu. Und die vielen Elektroschocks haben die Angst, die ihn seither umgab, vielleicht noch verstärkt. Jetzt, während des Ausflugs von der Klinik, dirigiert Hemingway seinen Freund auf einen Berg in eine schöne Waldgegend. Hotchner parkt den Wagen, und sie gehen spazieren. Es ist Frühling, herrliches Wetter, die Vögel singen, alles ist frisch und grün. Aber nichts davon, sagt Hotchner, nahm Ernest zur Kenntnis. Er betete gleich den ganzen Katalog seiner Plagen runter. Zuerst jammert er über seine Finanzsorgen, und dann folgen Beschuldigungen *gegen seine Bank, gegen den Anwalt, gegen den Arzt, gegen alle Menschen, die bisher sein Vertrauen gehabt hatten.* Dann macht er sich Sorgen darüber, dass er nichts Rechtes anzuziehen hat, und immer wieder stöhnt er über die Steuern. *Oft wiederholte er sich.* Hotchner lässt ihn ausreden. Glaubt, der Druck müsse erst mal aus ihm raus. Aber es wird nicht besser. Hemingway läuft nur mit gesenktem Blick und verzerrtem Gesicht auf und ab. *Papa, es ist Frühling!*, ruft Hotchner ihm zu. *Er sah mich verständnislos an, die Augen umwölkt hinter der alten Brille.*

Dann setzen sie sich auf die Reste einer alten Steinmauer, und Hotchner fragt ganz sanft: *Papa, warum willst du dir das Leben nehmen?* Hemingway zaudert einen Augenblick und sagt dann: *Was glaubst du, passiert einem Menschen, der ins Zweiundsechzigste geht, wenn er merkt, dass er nie mehr die Bücher und Geschichten schreiben wird, die er sich selbst versprochen hat?* Und dass er auch alles andere, was er sich in den guten Zeiten so erhofft, gewünscht und vorgestellt hat, nicht mehr machen kann? Aber er habe doch gerade erst das wunderbare Buch über Paris geschrieben, sagt Hotchner. Hemingway korrigiert ihn müde. Die besten Passagen daraus seien doch die alten Notizen von damals, aus den zwanziger Jahren, die Stücke über Gertrude Stein, Ezra Pound und Scott Fitzgerald. Und das Buch sei noch nicht einmal fertig, würde auch nie fertig werden. Aber er müsse doch auch nicht mehr schreiben, sagt Hotchner. Er habe der Nachwelt doch wirklich mehr als genug geliefert. Er wollte doch immer schon in Kenia einen Wildpark einrichten oder die Welt umsegeln. Das könne er doch jetzt alles tun. *Zieh dich zurück*, sagt Hotchner. Und Hemingway fragt: *Wie soll denn ein Schriftsteller sich zurückziehen? Niemand nimmt an, dass seine Beine wackeln oder dass seine Reflexe nicht mehr blitzschnell funktionieren.* Auf Schritt und Tritt wird man ihm doch immer dieselbe gottverdammte Frage stellen: Woran arbeitest du? Vielleicht hätte er 1954 den Nobelpreis nicht annehmen sollen, hatte er einmal zu Hotchner gesagt. So ein Preis ruiniere das Schreiben. Jean Paul Sartre sei so klug gewesen, dieses verdammte Ding abgelehnt zu haben. Auf diese kühne Tat war Hemingway richtig neidisch. *Weißt du, wer sie ist, diese Hure namens ›Ruhm‹?* fragte er. Und sagte: *Die kleine Schwester des Todes.*

Und nun sitzt er da auf den Mauerresten, wird plötzlich sentimental und sagt: *Armer lieber Hotch* und schenkt seinem gerührten Freund die alte Rosskastanie aus Paris, seinen Talisman. Sagt auch, dass Hotchner sich bitte um Mary kümmern möge, wenn sie Hilfe brauche, irgendwann, sagt: *Was, zum Teufel! Was liegt einem Mann am Herzen? Dass er gesund bleibt. Dass ihm die Arbeit gut von der Hand geht. Dass er im Kreis seiner Freunde isst und trinkt. Dass er im Bett seinen Spaß hat …*

Ja, das vor allem. Es ist ja auch die schleichende Impotenz, die ihn fertig macht, der fehlende Spaß im Bett, Sex hat er wohl längst auch nicht mehr mit Mary. Und wenn ein Macho wie Hemingway nicht mehr mit dem Penis schießen kann, dann erschießt er sich eben. Impotenz ist für ihn Demütigung. Es gibt in seinem späten Roman »Inseln im Strom« eine Szene, die das Dilemma beschreibt. Am Ende des Buches hängt sich der Held der Geschichte, der Maler Thomas Hudson – der wie Hemingway im Paris der zwanziger Jahre Picasso, Braque und James Joyce begegnet und sich in kubanischen Bars mit Schnaps vollaufen lässt – also Hudson hängt seinen Revolver mit dem Gurt so um die Hüfte, dass das Schießeisen wie ein Geschlechtsteil zwischen seinen Beinen baumelt. Als er sich dann müde und erschöpft an den Strand legt, hört er dem

Röhren der Brandung zu und schaut in den Himmel, den der Ostwind leergefegt hat. *»Wie lange haben wir es schon miteinander?« sagte er zu der Pistole. »Sag nichts«, sagte er. »Bleib schön liegen, und wenn es soweit ist, knallen wir etwas Besseres ab als Landkrebse.«* Später schläft er ein und träumt, dass seine Frau ihn verführt, wie damals, als sie jung waren. Aber er kann nicht, er ist schlapp, liegt nur da, er, der Mann unter der Frau. *Dann feuchtete er im Schlaf den Lauf der 357er Magnum mit der Hand an, und sie schlüpfte leicht und richtig hinein, wo sie hingehörte.* Als er aufwacht und begreift, dass alles ein Traum war, spürt er *die Leere in seinem Innern, die sich jetzt verdoppelt hatte, denn durch den Traum war eine zweite Leere hinzugekommen.*

Und nun, auf dem Spaziergang, sagt Hemingway zu seinem Freund, dass auch der sich, wie alle anderen, als Kronzeuge an seine Feinde verkauft habe. Hotchner brüllt ihn an, er solle verdammt noch mal mit diesem Gerede aufhören. Und sieht, wie seinen Freund, diesen hageren, lieben, alten Mann plötzlich ein heftiger Schauer durchzuckt, dann hält er eine Sekunde lang die Hand vor die Augen, besinnt sich und macht sich langsam auf den Weg zurück zum Auto. Auf der Rückfahrt in die Klinik reden die beiden kein Wort miteinander. Ein paar Stunden bleibt Hotchner dann noch bei ihm im Zimmer. *Er war nett, aber distanziert.* Danach haben sie sich nicht mehr wiedergesehen.

Bald darauf wird Hemingway nach Hause entlassen. Am Abend bei Tisch, so erzählt es Mary später, ist »Papa« auch noch ganz vergnügt gewesen, sie haben sogar gemeinsam die alten Lieder gesungen, »Tutti mi chiamano Bionda«, alle nennen mich Blondchen ... Und dann fällt am nächsten Morgen um sieben Uhr der Schuss.

SYLVIA PLATH

»Sterben ist eine Kunst. Ich kann es besonders schön.«

Es ist ein drückend heißer Sommertag, dieser 24. August 1953, als Aurelia Plath sich bei einer Freundin im Fernsehen einen Film über die Krönung von Königin Elisabeth II. ansieht. Zur selben Zeit bricht ihre Tochter Sylvia zu Hause den kleinen Safe ihrer Mutter auf, in dem die Schlaftabletten liegen.

Mrs. Plath hatte sie wohlweislich dort verschlossen. Es war ja noch gar nicht lange her, dass Sylvia eines Morgens blutend mit Schnitten an Beinen und der Wange aus ihrem Zimmer gekommen war. Auf die entsetzte Frage der Mutter hatte sie gesagt, sie könne schon seit zehn, zwanzig Nächten nicht mehr schlafen. Und jetzt wollte sie ausprobieren, ob sie genug Mumm habe, dem ganzen ein Ende zu machen. Kurz darauf hat sie dann verzweifelt gerufen: *Oh Mutter, die Welt ist so verdorben! Ich will sterben! Lass uns gemeinsam sterben!*

Da hatte die Hausärztin Schlaftabletten verschrieben und gesagt, Sylvia müsse dringend einen Psychiater aufsuchen. Die 20jährige wurde dann ambulant einer Elektroschocktherapie unterzogen, die so verheerend gewesen sein muss, dass sie fürchtete, verrückt zu werden. *Die einzige Alternative, die ich sehen konnte, war die Irrenanstalt – unendliche Hölle für den Rest meines Lebens* – und so will sie denn vom letzten Stückchen ihres freien Willens Gebrauch machen und ein schnelles und sauberes Ende wählen.

Sie bricht an jenem Sommertag den Safe ihrer Mutter auf, nimmt sämtliche Schlaftabletten heraus, schreibt einen Zettel: *Mache einen langen Spaziergang. Bin morgen wieder zu Hause*, lehnt das Blatt im Esszimmer an eine Blumenvase und schleicht sich mit einem Glas Wasser in den Keller. Von dort kriecht sie in den kleinen Stauraum mit dem Brennholz. *Spinnweben berührten mein Gesicht, weich wie Motten*, wird sie später schreiben. Dann nimmt sie eine Pille nach der anderen, immer mit einem kleinen Schluck Wasser. Rote und blaue Lichter blitzen vor ihren Augen auf, das Glas rutscht ihr aus den Fingern, sie legt sich hin, und *die billigen Trümmer meines Lebens* dämmern langsam mit ihr dahin.

Aurelia Plath ist nach dem Krönungsfilm voller Unruhe. Sie fährt früher als sie wollte nach Hause, sieht den Zettel und den aufgebrochenen Safe, ruft die Polizei, und Sylvias Bruder Warren und ein paar Nachbarn durchkämmen mit den Beamten den Wald von Wellesley im Staate Massachusetts. Vergeblich. Am nächsten Morgen Fotos und Schlagzeilen in den Bostoner Zeitungen: Hochbegabte Studentin vom Smith College verschwunden. War in Behandlung. Vermutlich Schlaftabletten genommen. War unendlich ehrgeizig. Wollte wohl noch besser sein als sie war.

Am zweiten Tag des Dramas – Mutter und Sohn sitzen verzweifelt in der Küche – dringt Stöhnen aus dem Keller. Warren rennt hinunter und findet seine bewusstlose Schwester. Sie hatte zu viele Tabletten geschluckt. So viele, dass die Betäubte sich übergeben musste. Das hat sie gerettet. Anrufe, Krankenwagen, im Hospital kommt sie langsam wieder zu sich. Beinahe fünf Monate wird Sylvia Plath im berühmten McLean-Hospital auf Kosten einer Schriftstellerin romantischer Romane – die ihr schon das Stipendium fürs College spendiert hatte – behandelt.

Hier wird auch die Lyrikerin Anne Sexton immer mal wieder eingeliefert. Fünf Jahre später werden die beiden erfolgreichen Dichterinnen zusammen im Ritz an der Bar sitzen. Sylvia wird unerlaubterweise in der Ladezone parken. Geht schon in Ordnung, wird sie vergnügt zu Anne sagen. Schließlich wollen sie doch auftanken! Ein paar Mal treffen sie sich dort in elegantem Outfit, sitzen am Tresen, trinken Alkohol, knabbern die kostenlosen Kartoffelchips und erzählen sich gegenseitig ihre Selbstmordversuche. In beiden Frauen lauerte ja der Todeswunsch wie eine Sucht. *Wir sprachen mit einer zornigen Intensität über den Tod, der uns beide anzog wie eine Glühbirne die Nachtfalter*, schreibt Anne Sexton, die sich elf Jahre nach Sylvia Plaths Freitod ebenfalls das Leben nehmen wird. *Wir saugten uns daran fest! Sie erzählte die Geschichte ihres ersten Selbstmordversuchs in hübschen und liebevollen Einzelheiten.* Aber damals fand Anne, dass die Gedichte der Freundin noch in einem Käfig steckten.

Nicht nur ihre Gedichte, auch Sylvia Plath selbst steckt ja lange in einer Art Voliere und führt einen Kampf gegen sich. Ihr »Ich« muss ständig gestreichelt werden, sonst empfindet sie sich als »Null«, als »Nichts«. *Ich dachte, dass ich unverletzlich sei ...*, so beginnt ein Gedicht, das sie schon mit 15 Jahren geschrieben hat. Aber dann wird alles grau und leer und dumpf. Und am Ende heißt es: *... zerstört war da mein Silbernetz aus Glück.* Der Englischlehrer der Highs-School, der das Gedicht in der Klasse vorliest, ist verblüfft über soviel Psychologie und Begabung.

Die Eltern, liberal und voller Unternehmergeist, sind Einwanderer aus Deutschland. Der Vater arbeitet sich – ganz nach dem Geschmack Amerikas – mit fünf Sprachen als Hochschullehrer nach oben. Die beiden Kinder werden geliebt, für gute Noten gibt es Süßigkeiten und Umarmungen. Dem Vater, der an schwerer Diabetes leidet, muss ein Bein amputiert werden. Bald darauf stirbt er an einer Lungenembolie. Da ist Sylvia zehn, ist geschockt, sagt zur Mutter: *Ich werde nie wieder mit dem lieben Gott sprechen.*

Mit den Jahren mutiert der Vater im Kopf der Tochter zum Mythos, zum Monstrum, zum Koloss, zum Vampir, den sie töten muss. *Dein schwarzes Herz durchbohrt jetzt ein Pfahl ...* Auch zum Nazi macht sie ihn, der nie ein Nazi war, zum Mann in Schwarz mit *Meinkampfgesicht*, und sie selbst macht sich in jenem berühmten Gedicht »Daddy« zur Jüdin, sieht sich in einem ratternden, knatternden Zug sitzen, *Der mich forttrug, als wär ich ein Jud. / Ein Jud nach Dachau, Auschwitz, Belsen.* Sie macht ihren Vater im Labyrinth der Gedanken auch zur Vorhut im Hades, schreibt, dass sie mit zwanzig schon einmal den Tod gesucht habe, dass sie aber in seine Obhut zurückkehren wollte, dass sie dachte, ihre Knochen seien noch in Ordnung, *Doch sie holten mich raus aus dem Sack / Und leimten mich wiederum zu...* Also Schluss, aus, Ende. *Papi, bleib liegen, du bist ein Geist.* Und doch bleibt die Trauer, ihn nicht richtig kennengelernt zu haben, bleibt die Sehnsucht: *Ich betete um deine Wiederkehr immerzu. / Ach, du.*

Jeden Tag schreibt sie Gedichte, die sie der Mutter unter den Teller legt. *Ich bin ich,* sagt sie. Und sie möchte allwissend sein. Eigentlich Gott. *Das Mädchen, das Gott sein wollte.* Ja, so würde sie sich gerne nennen. Sie sagt, sie liebe ihr Fleisch, ihr Gesicht, ihre Glieder. Sie will ideal und einmalig werden und hat Angst, dass ihr die Zeit davon läuft. Sie weiß, dass sie ein Narziss ist. Das macht nichts. Sie will chic sein, posiert vorm Spiegel und findet sich von Tag zu Tag hübscher.

Im College ist sie eine der Besten. Was anderes würde sie auch nicht ertragen. Ihre erwachende Sexualität muss im prüden Amerika unterm Deckel bleiben. Mädchen werden in ihrer Zeit auf die Familie vorbereitet: Intelligent sein, ja, aber vor allem geht es um Kinder und Kochen. Und Sylvia Plath wird später zwei Kinder bekommen und gerne kochen. Und natürlich will sie sich als Jungfrau für den Richtigen aufsparen. Sie hat Brieffreunde, die ihre Helden werden. Alles platonische Lieben. Orgiastische Gefühle gibt es im Urlaub aber auch. Sie beschreibt, wie sie auf einem Felsen liegt, wie sie sich ausstreckt und ihren Körper wie auf einem Altar darbietet, wie sie sich spannt und entspannt und schließlich spürt, wie die Sonne sie wundervoll schändet. Dabei stellt sie sich den gemeißelten Körper eines Geliebten vor, der *nicht feucht von Schweiß, sondern trocken, hart, glatt, sauber und rein* unter ihr liegt.

Ihren Brieffreunden erzählt sie romantische Träume. Sagt aber auch, dass sie sarkastisch und manchmal gefühllos sein kann. Sie fürchte sich eben, verletzt zu werden. *Ich habe einen verletzlichen Kern wie jeder Egoist.* Ihrer Mutter dagegen schreibt sie vom College aus nur Sonnenscheinbriefe. Alles ist herrlich, egal, wie mies es ihr geht. Und als W. H. Auden zu einem Vortrag kommen soll, jubelt sie: *Stell Dir bloß vor, man kann von sich behaupten: ›Oh ja. Schreiben habe ich bei Auden gelernt!‹ ... Ehrlich, Mama, ich könnte weinen vor Glück.* Die ganze Welt platze doch zu ihren Füßen auf *wie eine saftige reife Wassermelone.* Das ist die Sonnenseite. Die Mondseite ihres Wesens steht in ihren Tagebüchern. Da überlässt sie sich oft wilden Phantasien und Gewaltszenen. Und wie oft fühlt sie sich wie eine Gefangene. Einmal schleicht sie nachts im Schlafanzug und mit Lockenwicklern im Haar die Stufen hinunter und will raus an die frische Luft. Aber sie kriegt das Türschloss nicht auf. Kann nur durch das kleine Fenster den leuchtend gelben Mond hinter den Kiefern sehen. Da gerät sie regelrecht in Panik, ringt nach Luft, erstickt beinahe, wie sie schreibt, *mit diesem quälenden kleinen Rechteck Nacht über mir.*

In ihrem einzigen, autobiographischen Roman »Die Glasglocke«, sieht Plaths Heldin die Zukunft in einem Feigenbaum. Da gibt es die schöne fette Feige, die für eine glückliche Ehe mit Kindern steht, eine für eine berühmte Dichterin, eine für die ehrenvolle Professur, eine recht verführerische für ein Auslandsstipendium, und ganz oben, in den letzten Zweigen, da hängt die Feige für den Notausgang, für die letzte große Freiheit – den Selbstmord.

Sie ist die beste Schülerin ihres Jahrgangs und erhält mit 1250 Dollar das höchstdotierte Stipendium für das renommierte Smith College. Sie lässt sich jetzt ihre braunen Haare blondieren und sucht nach sexuellen Abenteuern. Sie verliebt sich in Richard Sassoon, schreibt ihm romantische Liebesbriefe, schläft aber eine blutige Entjungferungs-Nacht lang mit einem anderen – sozusagen als Vorbereitung auf ihren Richard. Den trifft sie danach zu *sündigen* Wochenenden in New York. Er bringt ihr die Lust auf Wein und die Liebe bei. Wo sie denn dauernd sei, möchte die besorgte Mutter wissen. Bei einer frisch verheirateten Kommilitonin, sagt die Tochter. Und als plötzlich eine Freundin nach der anderen vor den Traualtar tritt, ist sie geschockt. Sie will auch unter die Haube, aber da macht Sassoon nicht mit.

Also muss ein neuer Liebhaber her. Dem erzählt sie in manischer Lust von den tollsten Affären, von ihren Erfolgen, ihren Gedichten, ihren Preisen und Auszeichnungen, doch erst, als sie von ihrem Suizidversuch berichtet, glaubt der erschrockene Lover ihr. Dabei hat die damals 22jährige tatsächlich in einem Jahr Lob und Preis für viele Poeme bekommen. Hat sogar 470 Dollar mit Veröffentlichungen verdient, hat ihre Abschlussprüfung summa cum laude gemacht und ein Fulbright-Stipendium für Cambridge bekommen. Also was für ein siegreiches Jahr! *Mein Kelch fließt über,* jubelt sie und reist mit ihrem neuen Samsonite-Koffer, ihrem Fahrrad und der braven College-Kleidung, den Pullovern, Röcken, Jacken und Mokassins an Bord der »Queen Elisabeth« nach England.

Sassoon, der in Paris studiert, ist noch immer der Mann ihrer Träume. Doch der hat inzwischen andere Frauen, was Sylvia in tiefe Eifersucht stürzt. Und so fällt sie denn zwischen all den fremden Studenten wieder in die schrecklichsten Depressionen. Geht nachts in den Park, wo sie in der Statue eines Knaben ihren Richard erkennt. Sie spricht mit ihm, spricht mit den Bäumen und dem Mond, dieser, wie sie findet, gleichgültigen, unpersönlichen Macht. Und als ihre Angst zu groß wird, sucht sie den Psychiater der Universität auf. Nur um zu wissen, dass er da ist. Sie spürt, dass sie ihn braucht und schreibt ins Tagbuch. *Ich brauche einen Vater, ich brauche eine Mutter. Ich brauche einen älteren, klügeren Menschen, bei dem ich weinen kann.* Und sie denkt daran, wie nah sie dem Tod schon gewesen, auch damals, beim allerersten Mal, als sie sich überall geschnitten hatte, auch in ihre linke Wange, wo es noch immer diese Narbe gibt.

Doch dann lernt sie im Februar 1956 ihren künftigen Mann kennen, den Dichter Ted Hughes. Ach, wie hatte sie sich danach gesehnt, jemandem zu begegnen, der Sassoon einfach so mit großer Geste davon fegt. Ted tut es. *Dieser große, dunkle, tolle Junge* kommt da auf die Party, und sie schreit ihm gleich eins seiner Gedichte auswendig an den Kopf. *Gefällt's dir?* schreit er zurück und will wissen, ob sie einen Brandy mit ihm trinken will. Klar will sie. Und die beiden schieben sich durch die laute Partymasse, landen im Nebenzimmer, *und peng, fiel die Tür ins Schloss, und er schüttete Brandy in ein Glas, und ich schüttete es dorthin, wo mein Mund zuletzt gewesen war.* Dann brüllen sie sich wie im Sturm an, reden über Gedichte und Kritik, und er erzählt von seinen Jobs in Rosengärten und Lagerhallen in London, wo er zwölf Pfund die Woche verdient und nebenbei eben schreiben und dichten kann, dann küsst er sie *peng, knall* auf den Mund und reißt ihr das Haarband vom Kopf, ihr schönes, rotes Haarband, das, wie sie schreibt, die Sonne und viel Liebe überlebt hatte, so eines, wie sie es wohl nie wiederfinden wird, und schon sind ihre silbernen Lieblingsohrringe dran. *›Ha, die werd ich behalten!‹ brüllte er.* Und als er sie schließlich auf den Hals küsst, beißt sie ihn lange und fest in die Wange, *und als er das Zimmer verließ, lief ihm Blut über das Gesicht.* In jener Nacht schläft sie mit einem anderen Mann, doch schon am nächsten Morgen schreibt der kleine Vampir ein Gedicht für Hughes über *die dunklen Mächte der Lust.*

Sie fürchtet sich jetzt vor nichts mehr. Sie fühlt sich wie Hiob und freut sich an den tödlichen Stürmen dessen, was kommt. Beide sind beglückt von den Arbeiten des anderen. Und sie ist selig, dass ihr Ted sagt, er habe noch nie solche Gedichte von einer Frau gelesen, noch nie. Das schreibt Sylvia Plath in einem ihrer euphorischen Briefe an die Mutter, schreibt, ihre Gedichte seien *stark und voll und reich – nicht zaghaft und weinerlich.* Und sie, die sonst nur an ihre eigene Karriere denkt, schickt seine Gedichte stapelweise an amerikanische Zeitungen. Sie will, dass man sich in den USA *um ihn reißen* soll.

Am 16. Juni 1956 heiraten Sylvia Plath und Ted Hughes. Sie rasen zuvor kreuz und quer durch London, kaufen Hosen und Schuhe für den Bräutigam und vom letzten Geld zwei goldene Trauringe. *Mami steuerte ein bildhübsches zweiteiliges rosa Strickkleid bei.* Nach der Trauung fielen die Tränen *wie Regen aus meinen Augen nieder – ich war so glücklich mit meinem lieben, herrlichen Ted.* Das Hochzeitsdatum ist bewusst gewählt. Der 16. Juni ist der irische Bloomsday, ein literarischer Gedenktag. An jenem 16. Juni 1904 hatte James Joyce das erste Rendevouz mit seiner künftigen Frau Nora, die sehr vergnügt erzählte, dass es der Tag war, an dem sie aus James einen Mann gemacht habe. Dieser 16. Juni wird also der einzige Tag sein, an dem der gesamte Jahrhundertroman »Ulysses« mit all den gedanklichen Irrfahrten des Anzeigen-Akquisiteurs Leopold Bloom spielen wird.

Der junge Ehemann nimmt eine Stelle als Lehrer an. Es muss ja Geld in die klamme Kasse kommen. Er unterrichtet Englisch, klärt die jungen Mittelschulklässler aber auch über den Nationalsozialismus auf, über Judentum und russische Geschichte. Sylvia Plath schreibt an ihre Mutter: Ted sei besser als jeder Lehrer, er fülle sogar irgendwie das riesengroße Loch aus, das sie, die keinen Vater gehabt, immer gespürt habe. Hughes Schwester sagt, Sylvia hing an ihrem Bruder wie ein Kind. Wenn er nur mal beim Bauern nebenan Milch holt, läuft sie gleich hinter ihm her. Aber sie arrangiert auch ihre gemeinsame Zukunft, übersetzt Stendhals Roman »Le Rouge et le Noir«, reicht Teds ersten Gedichtband »The Hawk in the Rain« – der Falke im Regen – beim Harper-Wettbewerb ein, er gewinnt den ersten Preis und wird damit international bekannt. Liegt ihre Zukunft also in Amerika? Sie hat ihr Examen in Cambridge hinter sich und einen Lehrauftrag an ihrem alten Smith-College für 4.200 Dollar Jahresgehalt in der Tasche. So reisen sie denn kurz nach ihrem ersten Hochzeitstag mit allem Gepäck auf der »Queen Elizabeth« von Southampton nach New York, wo Sylvias Mutter für die beiden ein großes Gartenfest mit 70 Freunden und Verwandten ausrichtet.

Aber dann öffnet sich wieder der Schlund der Depression unter ihr, und *ein würgender, seelenauslöschender Strom von Angst* krallt sich fest um ihr Herz. Sie fürchtet sich vor dem Lehramt im College. Sie kann nicht schlafen, obwohl sie müde ist, sie fühlt, wie ihre Nerven sich wund gerieben haben, und sie hört eine innere Stimme, die sie traktiert und ihr allen Mut nimmt und in ihr stöhnt: *Du kannst nicht unterrichten, du kannst gar nichts. Nicht schreiben. Nicht denken*. Und da liegt sie dann in einer eisigen Flut der Verweigerung. Sie kann dieses mörderische »Ich« in sich nicht ignorieren. Es ist nun mal da. Sie riecht es, sie fühlt es, *aber ich werde ihm nicht meinen Namen geben*, schreibt sie in ihrem berührenden »Brief an einen Dämon«.

Voller Demut ist sie darin bereit zu akzeptieren, kraftvoll lernen zu müssen, um eine selbstbewusste Lehrerin zu werden. Und sollte der Dämon versuchen, sie wieder zu besiegen, werde sie ihm *die Nase blutig schlagen*. Ja, sie möchte ein freundliches, liebenswertes Bild von sich entwerfen. Sie habe doch ein gutes Ich, das den Himmel liebt, die Hügel, die Ideen und gutes Essen und leuchtende Farben. Das Leben sei nun mal ein schmerzliches Ausprobieren, das weiß sie. Doch ihr Dämon möchte, dass sie denkt, sie könne alles und sei vollkommen. Aber so ist das nicht. Wenn sie dieses Jahr durchstehe, schreibt sie, und ihrem Dämon einen Tritt gebe, wenn er hochkommt, dann habe sie doch im Kampf um das Leben schon viel geleistet. Sie versinkt in den Traumbildern des Malers de Chirico, erkennt sich in seinen zerfallenen Tempeln wieder, in seinen geborstenen Statuen, seinen sonnendurchfluteten Rätseln. Und wie von Mänaden getrieben schreibt sie wieder Gedichte: *Und in ein solches Reich hinein hast du mich / geboren, Mutter, Mutter ...*

Die Raserei des Schreibens hält an, doch auch die Paranoia, die Panik, die Hysterie schließt sich immer wieder *wie ein transparenter Deckel* über ihr. *Es ist so als sitze mir eine große, starke Eule auf der Brust*, schreibt sie. Wahre Dramen vollziehen sich in ihrem Tagebuch. Sie habe den Glauben an die Menschen verloren. Es gehe jetzt nur noch darum, *mein hartnäckiges, unerklärliches Gefühl von Würde und Integrität* zu wahren. Aber sie wird nicht aus dem Fenster springen, nicht gegen ein Baum fahren oder – um es billig zu machen – die Garage mit Kohlenmonoxyd füllen, nein, sie wird sich auch nicht die Pulsadern in der Badewanne öffnen, denn: *Ich werde schreiben und gut schreiben.* Während einer Analyse-Sitzung sagt ihre alte Psychiaterin, die Sylvia Plath seit Monaten wieder aufsucht: *Ich erlaube Ihnen, Ihre Mutter zu hassen.* Was für ein Satz! Er erweitert ihre Sinne, als habe sie einen *Schluck Brandy* getrunken. Sie fühlt sich wie neugeboren. Nein, nicht dass sie ihre Mutter unbedingt hassen möchte, aber die Aussicht, sie hassen zu dürfen, wenn sie will, die ist wie eine Befreiung.

Mit einem Guggenheim-Stipendium über 5000 Dollar für Ted Hughes reisen Sylvia Plath – die schwanger ist – und ihr Mann zurück nach England, nach London, wo sie in Zukunft leben wollen. Am 1. April 1960 wird die Tochter Frieda geboren. *Genau bei Sonnenaufgang um 5-45 nieste Frieda Rebecca und begann das Leben.* Und das Leben ist schön, das Kind gesund, die Mutter in einem emotionalen Hoch, die Zukunft gesichert, denn der Vater arbeitet inzwischen bei der BBC. Und als Sylvia und Ted an einem Abend bei T.S. Eliot zum Essen eingeladen sind, schreibt sie: *Ich hatte das Gefühl, neben einem auf die Erde herabgestiegenen Gott zu sitzen.* Doch die Albträume kehren bald in ihr Leben zurück. *Die Gewalt in mir ist ungezügelt wie Totenblut.* Sie ist gepeinigt von Eifersucht. Schon in Amerika war Ted für sie ein Betrüger, wenn er nur mit einer Studentin geredet hat. Jetzt klingelt das Telefon. Am Apparat eine Dame von der BBC. Sylvia weiß nicht, dass es eine ältere Mitarbeiterin ist. Schlimm genug, dass sie eine junge Stimme hat. Als das Gespräch beendet ist, und als Ted nicht rechtzeitig zum Mittagessen zu Hause ist, geht sie kaltblütig an seinen Arbeitsplatz und vernichtet alles, was ihr in die Finger kommt: sein Theaterstück, seine Gedichte, seine Notizbücher, seine wertvolle Shakespeare-Ausgabe.

Ted Hughes ist ja inzwischen ein bekannter Autor. Und er ist attraktiv. Ein paar Frauenzeitschriften dichten ihm Verhältnisse an. Und Sylvia Plath glaubt die Regenbogengeschichten offenbar. Jedenfalls liegt in der kleinen Wohnung alles in Fetzen als ihr Mann nach einer erfolgreichen Verhandlung aus dem Sender heimkommt. Es ist der Anfang vom Ende der Ehe. Am folgenden Morgen erleidet Sylvia Plath eine Fehlgeburt: *Ein Schrei, und ich stolpere auf vom Bett, kuhschwer und blumig / In meinem viktorianischen Nachthemd ...* Nein, es ist nicht das erste Mal, dass sie ihren Mann, die Familie, ihre Freunde düpiert. Wenn sie aufbrechen will, soll er mitkommen. Wenn sie ins Bett will, soll auch er müde sein. Wenn er sich weigert, kocht sie vor Zorn. Sie knallt auch Besuchern die Tür vor der Nase zu – mit dem Satz: *Wir arbeiten!* Sie sagt nicht »danke« und nicht »bitte«, sie entschuldigt sich nie, sie ist rücksichtslos gegen andere, wie sie rücksichtslos ist gegen sich selbst.

Auch das zweite Kind, der Sohn Nicholas und das romantische strohgedeckte Gutshaus in Devon, ein paar Stationen von London entfernt, das die beiden erfolgreichen Dichter sich inzwischen – mit Zuschüssen beider Mütter – kaufen können, kitten die Ehe nicht mehr. Ted hat inzwischen tatsächlich eine Geliebte. Und die Rachegöttin Sylvia geht noch einmal ans Werk. Als ihr Mann telefoniert – mit wem auch immer – reißt sie mitten im Gespräch das Kabel aus der Wand. Und sein Verhältnis wird mit einem Autodafé bestraft. Als Ted in London ist, holt Sylvia aus seinem Arbeitszimmer alle Papiere, alle Texte, alle Briefe, schleppt sie in den Gemüsegarten und zündet sie an. Die Asche verstreut sie über Salate und Kohlköpfe. Sie hebt das gesamte Geld vom gemeinsamen Konto ab und schreibt boshafte Briefe an seine Familie.

Da trennt sich das Traumpaar von einst. Die Kinder bleiben bei der Mutter. Und die versucht, sich mit einem Kulturschub, wie sie ihn nie zuvor erlebt hat, aus der Tiefe zu retten. Tag für Tag peitscht sie ihre Begabung in die Höhe, schluckt Abend für Abend Schlaftabletten, wenn die Wirkung gegen fünf Uhr früh nachlässt, steht sie auf, kocht sich einen starken Kaffee, Sohn und Tochter werden vom Kindermädchen versorgt, und Sylvia Plath schreibt jeden Morgen ein Gedicht. 40 Tage lang. Immer vor dem Frühstück. Und immer schwappen Assoziationen, Phantasien und Wortspiele wie eine Flutwelle aufs Papier. *Ich staune und bin sehr glücklich.*

Sie hat gefürchtet, sie könne nach der Trennung nicht mehr dichten, doch sie fühlt, dass ihre Muse nun, wo Ted fort ist, lebt und so richtig aufblüht. Und ihre Poeme? Die seien alle publikationsreif, schreibt sie. Phantastisches Zeug, als hätten das Familienleben und die Hausarbeit sie erstickt. Es platzt jetzt nur so aus ihr heraus. Sie schreibt ein herzloses Lied für ihre Mutter, das sie »Medusa« nennt. *Ich hab dich nicht gerufen.* Aber dennoch sei sie übers Meer zu ihr gedampft, die Mutter, dick und rot – *ein Mutterkuchen.* Hier entsteht auch das Hass- und Liebes-Gedicht für »Daddy«. *Ich betete um deine Wiederkehr immerzu. Ach, du.* Und alle 40 verborgenen und an die Oberfläche gespülten Gefühle werden unter dem Titel von Shakespeares Luftgeist »Ariel« ihre Autorin weltberühmt machen. Zu spät. Nach ihrem Tod.

Vor dem Tod kommt das Sterben. *Sterben / Ist eine Kunst, wie alles. / Ich kann es besonders schön.* So heißt es in ihrem Gedicht »Madame Lazarus«. Sylvia Plath will jetzt ein anderes Leben ausprobieren. Sie zieht wieder nach London, kauft sich neue Kleider, will einen Salon aufmachen, will einen Roman nach dem anderen schreiben. Aber dann wird ihr erster autobiographischer Roman »Die Glasglocke« in Amerika abgelehnt. Das ist ein Schock. Und niemand erkennt die wirkliche Größe ihrer Ariel-Gedichte. Das ist ein größerer Schock. Sie weiß doch, wie gut sie ist. Warum erkennen die Leute das nicht auch! Panisch, manisch fürchtet sie einen Zusammenbruch, meldet sich bei ihrem Arzt, der verschreibt sofort Antidepressiva und sorgt dafür, dass sie einen Therapieplatz bekommt. Für Dienstag. Das ist ein Tag zu spät.

Sylvia Plath flüchtet am Donnerstag, am 7. Februar 1963, in ihrer Angst mit den Kindern zu ihren Freunden Jillian und Gerry Becker. Ja, natürlich kann sie übers Wochenende bleiben. Auch länger. *Das muss ich*, sagt sie und bittet die Freundin, ein paar Sachen aus ihrer Wohnung zu holen, Windeln, Babywäsche, Kosmetika, Manuskripte, Lockenwickler und bitte auch das Cocktailensemble. Am Abend isst sie mit großem Appetit ein Steak, isst überhaupt enorm viel. Dann geht sie ins Bett. Jillian muss sich zu ihr setzen. Die ist erschrocken, wie viele Schlaftabletten sie schluckt. Und immer wieder erzählt Sylvia dieselben Geschichten. Dass sie ihre Mutter hasst, dass sie Ted hasst, dass ihr Vater der erste Mann gewesen ist, der sie verlassen hat, Ted ist der zweite, und das sei ja alles gar nicht auszuhalten, zwei Männer haben zwei Frauen mit zwei Kindern verlassen ... und dann wirken die Pillen endlich, und sie schläft ein. Aber mitten in der Nacht ist sie schon wieder hellwach und ruft laut nach Jillian. Die muss bitte bei ihr bleiben. Depressionen seien morgens am schlimmsten. Wenn der Morgen überlebt ist, sei alles gut.

Am frühen Freitagabend fährt sie in ihrem Auto davon. Sie hätte eine dringende Verabredung. Mit wem? Sie tut geheimnisvoll. In ihrer Wohnung trifft sie Ted Hughes. Nur kurz. Dann wirft sie ihn raus. Weil sie weg will. Sagt sie. Wollte sie sich das Leben nehmen? Hatte er sie dabei gestört? Mit einem Taxi kommt sie spät bei den Webers an. Wo hat sie ihr Auto gelassen? Sie macht einen sehr entschiedenen Eindruck. So, als sei ihr etwas klar geworden. Am nächsten Tag läuft die alte Routine ab. Baden, Essen, Tabletten und die Monologe über Hass und Betrug. Am Sonntag schläft sie zum ersten Mal richtig aus. Ja, sie sei erholt, es gehe ihr bestens, sagt sie, sie wolle nach Hause. Die Freunde sind besorgt. Sie soll doch bleiben. Nein, sie habe Termine. Gerry Becker fährt sie und die Kinder in seinem Wagen nach London. Sie weint während der ganzen Fahrt, lässt sich aber nicht umstimmen, mit ihm zurückzufahren.

Am Abend bringt Sylvia Plath ihre Kinder, die im zweiten Stock schlafen, ins Bett. Obwohl es draußen kalt ist, öffnet sie das Fenster weit. Und sie stellt Milch und Brot an die Gitterbettchen. Im ersten Stock stopft sie dann Lappen und Handtücher in alle Ritzen der Küchentür. Als am Montagmorgen die Krankenschwester, die der Arzt vorsorglich bestellt hat, in der Fitzroy Road Nr. 23 klingelt, macht niemand auf. Mit einem Handwerker, der am Haus arbeitet, öffnet sie gewaltsam die Tür im ersten Stock. Es riecht nach Gas. In der Küche sind alle Hähne voll aufgedreht. Sylvia Plath liegt mit ihrem Kopf auf einem Tuch im Backofen. Sie ist tot. Sie ist erst 30 Jahre alt.

INGE MÜLLER

»Mich trägst du nicht, Tod, ich mach mich schwer.«

Sie sitzen in einer Kneipe in Ostberlin, zwei aufstrebende Autoren, Ingeborg Schwenkner und Heiner Müller. Sie ist 29, charmant und attraktiv, wohnt draußen in Lehnitz, der berühmten Waldsiedlung für Privilegierte und ist in zweiter Ehe mit einem Funktionär verheiratet. Er ist 24, dünn und rebellisch, wohnt ohne Aufenthaltsgenehmigung und festes Einkommen möbliert in Pankow, war vor Rosie aus Frankenberg geflohen, doch die Schwangere verfolgte ihn und zwang ihn in die Ehe. Dabei hat Müller Schwangerschaft immer als Freiheitsberaubung angesehen. Als Rosie ihn dann mit einer anderen im Bett erwischt, lässt sie sich scheiden. Kurz danach heiraten die Versöhnten ein zweites Mal. Und wieder geht die Ehe in die Brüche.

Nun sitzen die zwei künftigen Autoren in einer Kneipe in der Clara-Zetkin-Straße. Und Heiner Müller erzählte mir nach der Wende in seiner witzigen und herrlich brechtschen Art von dieser Begegnung. Weil nämlich der oberste Knopf von Ingeborg Schwenkners grüngestreifter Bluse offen stand, hätte sich seine proletarische Gier auf die Oberschicht geregt, denn für ihn zählt diese Ingeborg zu den zehntausend Auserwählten der DDR. Er ist entzückt von ihrer Sinnlichkeit und Schönheit, aber das Preußische, das ihm so völlig fehlt, irritiert ihn. Und sie? Hat nie einen anarchischen Geist wie ihn gesehen, und nie einen, der so geschliffen mit Sprache umgehen kann. Da wird ihre Liebe zu Müller bald ins Gedicht gesetzt:

Ich kam zu dir
Und habe nicht zurückgedacht
Barfuß kam ich
Den Moralschuhen entwachsen

Jung und spröde
War unsre erste Nacht

Kennengelernt hatten sie sich in der Arbeitsgemeinschaft junger Autoren, wo man Texte liest und diskutiert. Sie schreibt: *Wir trafen uns im Kreis / Von Schreibern und solchen dies werden wollten / Du hocktest da wie ein Greis / Die Reime rollten / Einer las eigenes vor / Ich saß im Phrasenbrei wie angeleimt* ... Nun, wo sie ineinander verliebt sind, treffen sie sich in Berliner Kneipen oder rudern auf dem Lehnitzer See oder spazieren durch die Wälder Brandenburgs und lieben sich in der Botanik. Er nennt sie Tuppa, sie nennt ihn Pepe, und als ein halbes Jahr vorbei ist, nistet sich Heiner Müller im Haus der Schwenkners ein, Thälmann-Ring 19. Die Verliebten und der 7-jährige Sohn aus ihrer ersten Ehe wohnen oben, Herr Schwenkner, der Gatte, lebt unten. Küche, Klo und Bad werden gemeinsam benutzt. Auch das Telefon, das natürlich dem Parteifunktionär zu verdanken ist. Wer sonst hat damals schon Telefon in der DDR. Miete, Heizung, Wasser, Gas sollen geteilt werden.

Aber das klappt natürlich nicht. Die brotlosen Künstler von oben sind Kleinstverdiener. Und danach riecht es auch im Haus – nach Nudeln, Zwiebeln und Speck. Oder nach einem geangelten Fisch aus dem See um die Ecke. Und wenn gar kein Geld mehr da ist, gibt's Brotsuppe. Hauptsache, man produziert und liebt sich. Heiner Müller arbeitet im eigenen Zimmer, Inge Schwenkner schreibt im Bett an Versen und Kinderbüchern. Ihr Ehemann, der vielleicht glaubt, die Liaison mit dem Habenichts wird nicht lange dauern, guckt sich das eine Weile an, ist fair und zahlt. Aber, so erzählt Heiner Müller später, der Funktionär da unten habe auch versucht, ihn, den Rivalen, per Staatssicherheit an die Luft zu setzen.

Gelingt ihm nur nicht. Die Liebenden von Lehnitz verewigen ihre Beziehung in einem Doppel-Gedicht. Ingeborg Schwenkner schreibt:

Da ist die Brücke
Und ich seh dich gehen
Über die Planken aus Holz.
Drei fehlen in der Mitte.

Ich reiche dir die Hand
Und du siehst sie nicht.
Du siehst das Wasser unter dir ...

Und er antwortet:

Ins Wasser blickend sah ich
Deine Augen, die mich suchten. Da
Fand ich mich. Und ich fürchtete den Wind
nicht mehr. Er trägt uns
Die sich an den Händen halten.

Die alte Ehe wird im Sommer 1954 geschieden, die neue – es ist für beide die dritte – ein Jahr später geschlossen.

Und dann beginnen die euphorischen Jahre, in denen Inge und Heiner Müller gemeinsam an neuen sozialistischen Stücken arbeiten. Sie werden in den Schriftstellerverband aufgenommen und recherchieren – wie sich das für brave Kommunistenkinder gehört – im Kombinat »Schwarze Pumpe«. Es ist eine Auftragsarbeit für den Rundfunk und fürs Theater. Sie sollen über den Aufbau des volkseigenen Betriebs mit Gaswerken, Kokereien und Brikettfabriken schreiben. Ein wilder Haufen erwartet sie da auf der Großbaustelle, versoffene Asoziale, Kriminelle, Anarchisten, entwurzelte Bauern, auch alte Nazis sind darunter, schreibt Heiner Müller, allesamt Goldgräber, die gerne über Krieg und Weiber reden. Die beiden Intellektuellen wohnen mit ihnen in Baracken, essen gemeinsam mit ihnen, stehen mit ihnen im Dreck und Schlamm und lassen sich erzählen, wie sie im Schacht absaufen – oder im Schnaps. Und weil Frauen knapp sind, schreibt Müller, ist seine Ingeborg immer umlagert. Sie hört auch am besten zu und stellt die klügsten Fragen. Und sie schreibt alles auf. Einer in der Kneipe lacht die beiden aus: *»Schreiben wollt ihr«, sagte Hannes. »Und ich dachte, ihr wollt arbeiten. Aber verdächtig ward ihr mir gleich.«*

Als sie ihre Arbeit abgeben, ihr Stück, das sie »Die Korrektur« nennen, muss korrigiert werden. Also so gehe das nicht! Zuviel Kritik, zu wenig Lust und Fröhlichkeit am Aufbau des Sozialismus. Es fängt doch bitteschön alles erst an! Also gut, dann überarbeiten die beiden ihre Wahrheit eben. Und als das Stück dann im Rundfunk gesendet und im Gorki-Theater aufgeführt wird, fangen sie gleich mit einem neuen Stück an, das »Der Lohndrücker« heißt, sie immer preußischer als er, er immer locker mit links. Und sie werden gelobt und für beide Stücke mit dem Heinrich-Mann-Preis ausgezeichnet. Endlich fließt Geld in die leere Haushaltskasse. Die Zukunft sieht, so scheint es, hell aus.

Aber da gibt es noch die dunkle Seite in Inge Müllers Leben. So oft klagt sie über Schmerzen, Müdigkeit und Unruhe. *Ich kenne deine Griffe, Schmerz,* schreibt sie. Aber sie kommt nicht dagegen an, nicht mit Yoga, nicht mit Besuchen beim Psychologen. Seit ihrer Kindheit neigt sie zu Traurigkeit und Melancholie. Als sie gerade geboren ist, im März 1925, stirbt ihr kleiner Bruder, der nicht mal zwei Jahre alt geworden ist.

Meine Mutter wollte mich nicht haben
Sie wollte einen Sohn
Und da kam ich schon
Und mein Bruder war noch nicht begraben.

Was für eine Hypothek, zu glauben, nicht gewünscht und nicht gemocht zu sein. Es sind vor allem aber die Erlebnisse aus dem Krieg, die immer wieder Depressionen bei ihr auslösen.

33 war ich ein gläubiges Kind
Meine Eltern warn gut und fleißig
Erwachsen wurde ich 39
Als der Krieg anfing.

Da ist sie vierzehn. Als ihre erste Liebe an die Front muss, weint sie. Und dichtet später:

Bevor er fiel kam er zu mir
Ganz zerrissen vom Morden
Ich wusste nichts beßres als: bleib doch hier
Glücklich sind wir nicht geworden.

Im Januar 1945 wird Inge Meyer noch einberufen. Da ist sie neunzehn.

12-Zeilen-Befehl; Staccato in Phrasen
ein Stempel: Mädchen, du bis Soldat
Weg mit den Locken, den Kleidern. Den Rasen
ob grün oder weiß, zahlt der Staat.

Die Luftwaffenhelferin wird in eine Uniform gesteckt, muss Hitler Treue und Gehorsam schwören, bekommt eine Kurzausbildung als Kraftfahrerin, Marschbefehl nach Küstrin, mit einem Treck zurück nach Berlin, nach Potsdam, nach Jüterbog, nach Werben an der Elbe, sie versucht, zu desertieren, klappt nicht, sie wird strafversetzt, kommt nach Brandenburg zur Flak. Bomben und Granaten, Geschütze, Feuer, Dreck und Donner und Dauerbeschuss. Und die Rote Armee rückt auf ihren Panzern immer näher. Und sie rollt weiter nach Berlin, wo die Trümmer rauchen. Da soll sie Tote wegräumen und sich um Verwundete kümmern. Am Abend spielt sie manisch auf ihrem Akkordeon.

Vier tote Mädchen, eins ohne Gesicht
Legten die Soldaten dazu.
Und einer nahm als Erinnerung mit
Den blutigen Frauenschuh.

Sie hockt jetzt mit den restlichen Flak-Helferinnen, dem Kanonenfutter, in einem Keller in der Schwedter Straße. *Angst vorm Tod, vorm Wasser, vorm Feuer, vorm Ersticken, Kellerangst, Warteangst, Ungewissheit, Neugier.* Sie wird losgeschickt. Soll Wasser holen. Als sie aus der Dunkelheit nach oben kriecht und losläuft, bricht ein von Bomben getroffenes Haus über ihr und einem Hund zusammen. *Und dann fiel auf einmal der Himmel um ...* heißt die poetische Zeile aus dem Gedicht »Unterm Schutt II«, das ihr Universum zum Einsturz bringt. Und es gibt ein drittes Gedicht über die Verschüttung:

Als ich Wasser holte fiel ein Haus auf mich
Wir haben das Haus getragen

Der vergessene Hund und ich.
Fragt mich nicht wie
Ich erinnere mich nicht.
Fragt den Hund wie.

Drei Tage liegt sie unter Schutt und Trümmern und der eingestürzten Zeit. Drei albtraumlange, endlose Tage und Nächte in Angst und Dunkelheit, ohne Wasser, ohne Brot. Aber:

Mich trägst du nicht, Tod, ich mach mich schwer
Bis sie kommen und graben
bis sie mich haben
Du gehst leer.

Und dann kommen sie endlich und graben sie aus.

Die Gerettete sucht ihre Eltern. Es ist ja kaum etwas wiederzuerkennen. Straßen sind weggebombt, und über Häusergerippen hängen Rauchsäulen. Sie läuft durchs brennende Berlin, steigt über verkohlte Leichen, über *Tote ohne Gesicht*, sinnlose Opfer, rennt weiter durchs Labyrinth der Trümmer und kommt in die Fürst-Bismarck-Straße. Das große Haus, das sie sucht, ist zerstört. Da wohnten ihre Eltern. Hinter der verbrannten Tür zum Keller liegen 19 Tote. Sie zieht Vater und Mutter nach oben, legt sie nebeneinander auf den Gehsteig, hat keine Zeit zu weinen und zu trauern, rennt einfach nur los, um eine Karre zu suchen. Die beiden müssen doch auf den Friedhof, müssen doch eingegraben werden. Als sie zurückkommt, ist ein Finger der Mutter abgeschnitten. Der mit dem goldenen Ehering.

Übriggeblieben zufällig / Geh ich den bekannten Weg / Vom Ende der Stadt zum anderen Ende ... und findet die Großmutter, die überlebt hat, Oma Meyer. Drei Kinder hat sie verloren in diesem Gemetzel. Jetzt hat sie nur noch die Enkelin. Die ist zwanzig und lebt mit Bildern im Kopf, die der Verstand nicht aushält. *Da steh ich Tochter von Preußen / Auf Knochenbergen und Staub* ... Also verdrängen, vergraben, wegschließen, sie ist doch so jung, will doch leben. Also meldet sie sich beim Bürgermeister in Friedrichsfelde, wird Trümmerfrau, räumt die Stadt mit auf, wochenlang, jeden Morgen ab sechs Uhr. Und nur nicht nachdenken, schuften bis zum Umfallen. Es gibt Muckefuck zwischendurch, sie kriegen Lebensmittelkarten, es gibt Schlangen und Schwarzmarkt, und abends darf getanzt werden.

Sie wohnt in einem möblierten Zimmer zur Untermiete. Und da klopft eines Tages Kurt Loose an die Tür, den sie von der Flakausbildung her kennt. Er wohnt in ihrer Nähe, trägt im Osten der Stadt die Post aus, ist ein Kümmerer, besorgt, was sie braucht, hilft, wenn sie traurig ist, sie sehen sich täglich, mögen sich, lieben sich. *Küsse im Roggenfeld kurz und heiß wie / Nächte im Juli und kein Erinnern mehr / Vergessen im Mohnrot ...* »Sommer 45« nennt sie das Gedicht, und im Herbst heiraten sie. Doch schon ein Jahr später, als ihr Sohn Bernd geboren und die Ehe festgefahren ist, lernt sie ihren zweiten Mann kennen, Herbert Schwenkner.

Der 21 Jahre ältere Kulturfunktionär gibt der ehrgeizigen und bildungssüchtigen jungen Frau erstmal die richtigen Bücher zu lesen: Marx und Lenin. Von ihnen lernt sie ihren Kommunismus. Dann lässt sie sich scheiden, heiratet Schwenkner, tritt in die SED ein und engagiert sich in der Partei, das heißt, sie spielt Akkordeon in Krankenhäusern und Strafanstalten. Als Stalin am 5. März 1953 stirbt, baut sie noch in der Küche einen Altar auf, der mit rotem Samt ausgeschlagen ist. Und sie geht auch am 17. Juni, dem Tag des Volksaufstands, ziemlich aufgeregt mit ihrem Mann zur Parteiversammlung. Aber sie merkt schon bald die Verlogenheit der Bonzen. Das wichtigste aber in ihrem neuen Leben ist, dass sie anfängt, zu schreiben. Nein, sie will nicht die Schrecken der Vergangenheit in Worte und Bilder fassen, das kommt später dran. Jetzt will sie leben. Jetzt beginnt sie mit ihrem ersten Kinderbuch, das »Wölfchen Ungestüm« heißt. Doch auch dieses Glück in der Lehnitzer Waldsiedlung dauert nur ein paar Jahre, dann lernt sie ihren dritten Mann kennen, Heiner Müller.

Aber auch hier ist der Höhenflug des Anfangs bis zum Heinrich-Mann-Preis bald verflogen. Sie ist die disziplinierte Preußin, die jeden Termin einhält, er der geniale Schlurer, dem Absprachen wuscht sind. *Ich entdecke zum ersten Mal bei Heiner die Eitelkeit, die ihn von ungeistigen Menschen abhängig macht. Es tut mir weh,* schreibt sie. *Ich schlafe fast nicht mehr. Heiner lässt alles laufen. Ich hasse es, sein Kindermädchen zu spielen.* Er lacht über ihre Ordnungsliebe. Spießig findet er sie. Er braucht keine Ordnung, keine Tagespläne mit Waschen, Russisch, Spülen, Verslehre, Einkaufen, Englisch, Fensterputzen, Fegen, Holz hacken, Lesen, Essen machen, Schreiben, Bügeln. Seine Schlachten werden auf dem Papier geschlagen – mitten im Chaos, *an den Müllkästen des Lebens vorbei* – wie Inge Müller schreibt.

Dann stirbt ihre Großmutter, die Vertraute, die Märchenerzählerin der frühen Jahre. Mit ihrem Tod ist die Nabelschnur zu Inge Müllers Kindheit durchtrennt. Und sie fühlt sich plötzlich so allein, so verlassen, so im Stich gelassen, so am Abgrund. Da macht sie einen Selbstmordversuch, dreht den Gashahn auf, wird in die Charité eingeliefert und später wochenlang stationär behandelt.

Wer krank ist sagen viele
Ist ein halber Mensch
Ein halber Mensch ist
Kein ganzer Mensch.
Das Leben braucht ganze Menschen.

Als sie scheinbar wieder ganz ist, trinkt sie, weil sie weiß, dass sie nicht ganz ist. Alkohol ist in der DDR die Droge, die leicht zu bekommen ist. Schnaps und Zigaretten. Kein Problem. Und dann kommt das nächste Problem auf sie zu. Eine neue Liebe.

Es ist der jüngere Bruder von Heiner Müller, den sie bei den Schwiegereltern, die im Westen, in Reutlingen, leben, kennenlernt. Man kann ja damals noch raus aus dem Osten und auch wieder rein. Wolfgang, der charmante, hübsche Kerl mit dem tollen Haarschopf, ist fast halb so alt wie sie und verliebt sich sofort in die schöne Schwägerin. Als Heiner Müller nach Berlin zurück muss, bleibt sie noch, und aus dem Begehren wird ein Verhältnis. Nein, sie hat da keine großen Skrupel. Die beiden zelten gemeinsam, sie fotografieren sich gegenseitig in knapper Turnhose und leben lustvoll in der Natur. Dem noch minderjährigen Liebhaber ist das alles so ernst, dass er wenig später die Schule schmeißt, den entsetzten Eltern sagt, er gehe in die DDR, um den Sozialismus mit aufzubauen, aber natürlich will er nur die Frau seines Bruders erobern, und das kann ja nicht gut gehen, auch wenn Heiner Müller alles mit stoischem Gleichmut erträgt. Wolfgang landet nach einer Zeit zu dritt als Heizer bei der Binnenschifffahrt, und die Hoffnung auf ewige Liebe schwindet trotz vieler Briefe langsam dahin.

Im August 1961 wird die Mauer gebaut. Und Heiner Müllers gerade uraufgeführtes neues Stück »Die Umsiedlerin« wird zum Riesenskandal. Die Parteibonzen toben. Er habe darin den Sozialismus verraten. Er sei ein Konterrevolutionär. Bei Hausdurchsuchungen werden Müllers Texte konfisziert, und er wird aus dem Schriftstellerverband geworfen, was in der DDR bedeutet, nichts mehr veröffentlichen zu können. Inge Müller wird gleich mit rausgeworfen, weil er sonst unter ihrem Namen publizieren könnte. Man macht ihr allerdings einen Vorschlag: Wenn sie sich von ihrem Mann trennt, könnte sie natürlich wieder frei arbeiten. Das lehnt sie empört ab. Aber es lag ein ungeheurer Druck auf ihr, schreibt Heiner Müller später in seinen Erinnerungen »Krieg ohne Schlacht«. Wochenlang sei sie von der Parteigruppe im Schriftstellerverband bearbeitet worden. Müller sei ein destruktives Element. Was wolle sie überhaupt noch bei dem.

Hatten sie das nicht schon mal? Sind das nicht die alten Nazimethoden? Ist das nicht Sippenhaft? Und wie sollen die Deklassierten nun leben? Ohne Aufträge und ohne die guten Einkünfte der letzten Jahre? Und wohin treibt der Sozialismus? *Hinter der Pappfassade / Ein Nichts das wächst*, schreibt Inge Müller hellsichtig. Sie waren inzwischen nach Pankow gezogen. Das wollten sie, das war näher am Theater, für das sie gearbeitet haben. Aber jetzt, nach der Affäre, vermisst sie die Ruhe von Lehnitz, die Katzen dort, die Schildkröten, den See, den Wald. Und wie sollen sie leben? Sie werden in Zukunft Schulden machen müssen. Sie werden sie nie zurückzahlen können. Sie werden die soziale Leiter hinabsteigen – bis nach unten. Und sie leben in einem abgeschlossenen Land. Da dreht Inge Müller wieder den Gashahn auf. Und wird wieder gerade noch rechtzeitig gefunden. Liegt wieder wochenlang im Krankenhaus. Und zu Hause schluckt sie dann wieder Faustan, um schlafen zu können.

Heiner Müller erträgt dieses Leben in Moll nicht. Immer öfter treibt er sich im Theater herum, wo man versucht, etwas für ihn zu arrangieren, wo man auch Geld sammelt für seine Familie. Ihn berührt die Haltung der Partei auch nicht so wie seine Frau. Er findet ja auch nur die Idee des

Kommunismus gut. Nicht die Realität in der DDR. Trotzdem kann er da mitmachen. Kein Problem. Er ist auch für Enteignung. Findet auch die Mauer gut. Dachte nur, dass er nun mehr Freiheiten hätte. Und weil ihm, wie er sagt, Schreiben wichtiger ist als Moral, verfasst er nach zwei Jahren unter Anleitung von Brechts Witwe Helene Weigel eine Selbstkritik. Die liest er im Club der Kulturschaffenden vor. Das lockert dann den Ring um beide wieder. Sie übersetzen jetzt Stücke fürs Theater, er »Unterwegs« von Victor Rosow, sie von Jewgenij Schwarz »Der Drache«, die beide zu grandiosen Erfolgen werden.

Aber Inge Müller denkt anders als ihr Mann. Sie erlebt die Maßnahme der Partei als verheerenden Eingriff in ihren Glauben und ihr Leben. Der Riss ist nicht zu kitten. *Ich weigere mich Masken zu tragen / Mich suche ich / Ich will nicht dass ihr mich nachäfft / Ich suche unser Gesicht / Nackt und veränderlich* ... Das ist natürlich das Gegenprogramm zum neuen Menschen im Sozialismus, sie weiß das sehr wohl und fängt wieder an zu trinken. Und sie raucht viel zu viel. Und wenn das alles nicht hilft, schließt sie sich in ihr Zimmer ein und spielt wie eine Besessene auf dem Akkordeon, spielt bis zur totalen Erschöpfung. Und da ist Müller längst aus der Wohnung geflohen.

In dieser Zeit schreibt sie dunkle Gedichte. Viele über Krieg und Tod.

Ich sah die Welt in Trümmern
Noch hatte ich nichts von der Welt gesehn
Ich sah den Tod und die Gewalt
Noch eh ich jung war, war ich alt ...
Schreibt: *Da fand ich mich*
Und band mich in ein Tuch;
Ein Knochen für Mama
Ein Knochen für Papa
einen ins Buch.

Schreibt über *Träume aus Gummi grau und blau* ... Auch über Liebe nach Auschwitz. Und oft über Freunde. *Einer war wie ein Licht so dünn / Und er brannte wie ein großes Feuer* ... Meistens aber herrscht Endzeit in ihren Gedichten:

Der Herbst färbt die toten Blätter
Und legt den Finger auf den Mund –
Stirbt es sich leichter bunt?

Sie schreibt über den Propheten Jona, der von Gott den Auftrag erhält, die Stadt Ninive, die als große Hure verschrien ist, vor dem Untergang zu warnen. Jona will dieser Überbringer nicht sein. Er flieht auf ein Schiff, fällt im Sturm über Bord, wird von einem Wal verschluckt, betet drei Tage und drei Nächte im Bauch des Fisches, bis er wieder ausgespuckt wird. Geht nun nach Ninive, warnt die verwilderten Bewohner, die büßen mal kurz – und Gott verzeiht ihnen. Jonas ist entsetzt über soviel ungerechtfertigte Güte und möchte sterben. Das ist natürlich ihre eigene Geschichte. Es sind die drei Tage und drei Nächte unter Trümmern. Und sind die Verbrecher des Dritten Reichs bestraft worden?

Auch der abgeschnittene Ringfinger ihrer toten Mutter wird zum mörderischen Text: Am 8. Mai 1945 sagt die Schwiegertochter im Luftschutzkeller zum alten Mann, er solle rausgehen und gucken, wo seine Frau bleibt, die Wasser holen wollte. Er geht und kommt zurück und sagt, sie sei tot. Dann soll er den goldenen Ring an ihrem Finger holen. Er geht und kommt zurück und sagt, der sitze zu fest, der gehe nicht ab. Dann solle er den Finger abschneiden. Aber draußen sei Frieden, sagt der alte Mann. Da nimmt die Schwiegertochter ein Beil und geht raus ... Und wenn Inge Müller wieder zu viel getrunken hat, zerreißt sie ihre Texte auch schon mal, stopft sie in den Badezimmerofen und verbrennt sie. Das Trauma des Krieges wird nicht verarbeitet. Immer wieder versinkt sie in Erinnerungen, in Melancholie, in Depression. Und wenn sie betrunken ist, wird sie aggressiv. Heiner Müller übernachtet dann bei B.K. Tragelehn, dem Freund, der 1961 seine »Umsiedlerin« inszeniert hatte. Da ruft sie dann an und weint und schimpft durchs Telefon, und manchmal atmet sie auch nur – und schweigt.

Nach der Wende habe ich Heiner Müller gefragt, wie er diese letzten Jahre erlebt hat. Wir haben lange über die Suizidversuche von Inge Müller geredet, die sich seit 1961 häuften. Einmal habe er ihr das Thermometer aus dem Mund gerissen, weil sie es zerbeißen und das Quecksilber schlucken wollte. Ach, nicht nur einmal. Dann hatte sie sich eine Pulsader aufgeschnitten, war zu ihm gekommen und zeigte ganz erstaunt das sprudelnde Blut. Er habe sie auch vom Strick geschnitten, sie zurückgehalten, wenn sie aus dem Fenster springen wollte oder vom Balkon. Auch übers Dach sei er in die Wohnung gestiegen, wenn sie sich eingeschlossen hatte. Und wie oft hat sie Tabletten geschluckt! Und wie oft lag sie bei offenem Gashahn in der Küche. Arbeiten konnte er zu Hause nicht mehr, sagte Müller. Da ging er eben zu Freunden. Er sei auch schon auf der Suche nach einer kleinen Wohnung gewesen. Und er sagte sich auch: Wenn sie sich partout umbringen will, kann ich es nicht verhindern. Dann muss sie es eben tun.

In der Nacht zum 1. Juni 1966 tut sie es. Mit Gas. Heiner Müller ist im Theater. Auf dem Weg nach Hause redet er noch lange mit einem Kollegen auf der U-Bahn-Station. Hat der Marxismus eine Chance? Oder nicht? Das diskutieren sie. Und als er so gegen drei Uhr nachts in die Wohnung kommt, liegt Inge Müller in der Küche. Tot. Liegt *halb auf dem Bauch, halb auf der Seite, ein Bein angewinkelt wie im Schlaf*, wird Müller später schreiben. Und als er ihren Kopf hochhebt und sie so anredet, wie sie sich nennen, wenn sie allein sind, fühlt er sich wie in einem Theaterstück: *Ich sah mich, an den Türrahmen gelehnt, halb gelangweilt halb belustigt einem Mann zusehen, der um drei Uhr früh in seiner Küche auf dem Steinfußboden hockte, über seine vielleicht bewusstlose vielleicht tote Frau gebeugt, ihren Kopf mit den Händen hochhielt und mit ihr sprach wie mit einer Puppe für kein anderes Publikum als mich.*

Er hebt die Tote auf, und im selben Moment hört er ein kleines Stöhnen, das weniger aus dem Mund als aus den Eingeweiden kommt. Später wird ein Arzt ihm erklären, dass solche Töne eine Art Aufstoßen sind, wenn der leblose Körper bewegt wird. Da kommt dann noch ein Rest Luft raus. Die Tote ist schwerer als sonst. Müller schleppt sie ins Schlafzimmer und legt sie auf die Bettcouch. Sie ist nackt unter dem Morgenrock, und eine Zahnprothese war ihr aus dem Mund gefallen. Er wusste nicht, dass sie so etwas trug. Jetzt weiß er, warum ihr Gesicht entstellt ist. Er geht in die Küche zurück, dreht das Gas ab, greift zum Hörer, ruft erst einen Freund an, dann das Rettungs-Amt. Sind Sie wahnsinnig, brüllt einer der Leute, die dann angefahren kommen, machen Sie sofort die Zigarette aus! Wie lange ist sie tot? Seit zwei Stunden, sagt ein anderer. Alkohol.

Herz. Wo ist der Brief? Welcher Brief, fragt Müller. Hat sie keinen Brief hinterlassen? Wo waren Sie? Von wann bis wann? Morgen neun Uhr soll er ins Zimmer 23 kommen. Vorladung. Die Leiche werde abgeholt und obduziert. *Warten auf den Leichenwagen, im Nebenzimmer eine tote Frau. Die Unumkehrbarkeit der Zeit.*

Elf Jahre später schreibt Heiner Müller »Die Hamletmaschine«. Darin heißt es über die Selbstmörderin Ophelia: *Ich bin Ophelia. Die der Fluss nicht behalten hat. Die Frau am Strick Die Frau mit den aufgeschnittenen Pulsadern Die Frau mit der Überdosis AUF DEN LIPPEN SCHNEE Die Frau mit dem Kopf im Gasherd.*

Weil man aber im Sozialismus keinen Selbstmord begeht, wird in den Zeitungen stehen, dass die Schriftstellerin Inge Müller mit 41 Jahren gestorben ist. Und weil sie keinen Abschiedsbrief geschrieben hat, wird ihr Mann, so erzählte Müller es mir, kurz verdächtigt, sie umgebracht zu haben. Er kann aber glaubhaft erklären, dass all ihre Gedichte der letzten Jahre ihre vielen Abschiede sind.

Die wenig gelungenen Stellen
Aus meinen kaum gelungenen Gedichten
Wird man auswählen,
Um zu beweisen
Ich wäre euresgleichen.
Aber dem ist nicht so:
Denn ich bin
Meinesgleichen.
So werde ich auch im Tode
Mich zu wehren haben,
Und über meinen Tod hinaus
– wie lange wohl? –
Erklären müssen
Daß ich meinesgleichen war.

MARIE-GEORGES SIMENON

»Gedenke meiner Liebe, auch, wenn sie wahnsinnig war.«

Es geschah an einem Morgen in Lausanne. Georges Simenon schlendert mit seinem Töchterchen durch die Stadt. Er will ihr etwas Hübsches kaufen. Ein Schmuckstück. Vielleicht eine Perlenkette? Oder ein Armband? Das Kind schüttelt die blonden Locken und deutet auf die Trauringe im Schaufenster. So einen möchte sie haben, sagt sie entschieden. *Die werden dir nicht passen,* sagt der Vater zur 8-jährigen, *die sind dir viel zu groß.* Aber sie besteht darauf, und so geht er mit ihr ins Geschäft.

Der Juwelier, bei dem Simenon ein guter Kunde ist, bringt den kleinsten Ring und sagt, den könnte er bis morgen für die junge Dame passend machen. Also gut. Am nächsten Tag holen Vater und Tochter den Goldreif ab, und Marie-Jo, wie sie liebevoll genannt wird, bittet Simenon, ihr den Ring an den Finger zu stecken. Dann legt die Kleine ihre Hand neben die ihres Vaters und sagt: *Ich trage den gleichen Ring wie du.* Von nun an fühlt sie sich mit ihm vereint, unauflöslich, bis der Tod sie scheidet, bis sie sich eine Kugel ins Herz schießt.

Als Marie-Georges 1953 geboren wird, ist Georges Simenon 50 und ein reicher, hochberühmter Mann. Aufgestiegen ist er aus ärmlichsten Verhältnissen im belgischen Liège. Erst als seine Mutter russische Studenten in Pension nimmt, gibt es schon mal einen Sonntagsbraten mit Zuckererbsen. Und es gibt Bücher bei den Studenten: Dostojewskij, Gogol, Gorki, Tschechow. Bei ihnen lernt der junge Georges, psychologisch zu denken. Danach holt er sich aus der Bücherei Hemingway, Stendhal, Faulkner und Balzac. Sind alle verboten für Kinder. Aber er beschwatzt den Bibliothekar. Er ist ein frühreifer Bursche. Als er gerade mal zwölf ist, lässt er sich im Wald von einer 16jährigen verführen. Abends strolcht er durch die Straßen, schleicht um Hurenhäuser herum, beobachtet fette Dirnen, die im Fenster sitzen und stricken. Wenn dann ein Kunde kommt und die Vorhänge zugehen, dreht die Phantasie des Knaben durch.

Ihm graust vor kleinbürgerlicher Tristesse, und so setzt er sich ein paar Jahre später in den Zug nach Paris, heiratet eine Malerin, schreibt Groschenromane am laufenden Band, und die Conciergen von Paris sind seine selig süchtigen Leserinnen. Er ist ein Besessener mit überbordender Phantasie. Unter Anleitung der Schriftstellerin Colette streicht er alle überflüssigen Adjektive, und der schnelle, schnörkellose Simenon-Stil ist geboren. Nun fließen die Romane und die Gelder. Nun kann das Ehepaar sich ein feudales Leben leisen. Und eines Tages, als er in seinem Boot mit Weib und Maitresse in einem niederländischen Hafen festmacht, schlendert er so umher, hat plötzlich eine Idee, holt seine Schreibmaschine von Bord und erfindet hier am Quai zwischen fauligem Wasser und toten Ratten seinen ewig grübelnden, Pfeife rauchenden Maigret, der seinen Weltruhm begründen wird, den Kommissar, der die Nacht, das Bier und den Regen liebt, den Nebel und das Grau.

In Cap d'Antibes mietet er eine pompöse Villa, und zwischen Essen und Schreiben springt er mit wechselnden Sekretärinnen noch schnell mal in die Federn. Er reist nach Kanada und Panama, Kolumbien, Tahiti und Afrika, kauft Picassos und Rolls Royces, mietet Penthäuser, Farmen, Schlösser, und Champagner gibt es ohne Ende. Er zieht für ein paar Jahre nach New York, Arizona und Kalifornien, die Ehe ist längst kaputt, er lässt sich scheiden, heiratet Denyse Quimet, sie wird die Mutter von Marie-Georges.

Mutter und Tochter haben ein schwieriges Verhältnis. Denyse wird Marie-Jo erzählen, dass sie bei der Geburt wie eine Kanonenkugel aus ihrem Bauch geschossen sei. Gott sei Dank war alles schnell erledigt. Und gleich nach der Entbindung habe sie in alle Welt telefoniert. Nein, nicht um die Ankunft ihres Babys zu verkünden, sie habe mit Verlegern über Verträge für Simenon verhandelt. Schließlich sei sie ja mal seine Sekretärin gewesen. Sie ist auch nicht, wie andere Schwangere, mit einem Toilettenköfferchen ins Krankenhaus gegangen, schrecklich, nein, sie hatte einen Reisekoffer voller Geschäftspapiere am Bett stehen. Also die Geburt sei für sie ein lästiger Zwischenfall gewesen.

Das hat die Mutter der Tochter gesagt, und das hat Marie-Jo getroffen. Ein Leben lang fühlt sie sich unerwünscht. Kommt daher die Angst, die sie bis zu ihrem Tod hat? Die Angst sei dauernd da, schreibt sie, und die breitet sich über das ganze Zimmer aus, kriecht die Wände hoch und schleicht sich dann in den nächsten Stunden langsam in ihren Körper hinein, bis sie glaubt, keine Luft mehr zu kriegen, zu ersticken. Und das passiert ja nicht nur einmal, nein, jedes Mal, wenn sie heimkommt, wenn sie die Tür aufschließt, hockt die Angst schon da und fordert sie auf, die Einsamkeit mit ihr zu teilen. Dann möchte sie einfach nur noch fliehen.

Als sie das schreibt, ist Marie-Jo bereits 21. Die Angst, schreibt sie, sitzt überall, in ihrem Bauch, in ihrem Kopf, saugt ihr die Jugend und die Gesundheit aus und wächst und wächst, bis sie selbst im Zimmer keinen Platz mehr findet, bis sie am Ende nur noch ins Bett kriecht, wo die Angst dann im Dunkeln ihr Spiel weitertreibt. Und obwohl sie seit so vielen Jahren an diese Umschlingungen gewöhnt ist, zerrt die Angst sie jedes Mal *tiefer in die Schattenwelt des Nichts.* Und wie oft hat die Mutter ihr auch noch gesagt, sie solle sich vor der Kerlen in Acht nehmen. Das seien doch alles nur Bestien. Wie ihr Vater.

Der Vater vergöttert Marie-Jo. Sie ist – neben seinen zwei Söhnen – sein Liebling. Er wollte doch immer eine Tochter, ein kleines Menschenweibchen, *dessen Aufwachsen ich genau verfolgen konnte.* Das zarte Kind wurde in Amerika geboren, in Lakeville. Und als sie gerade laufen kann, schiebt sie jeden Morgen zusammen mit ihrer Nurse den Kinderwagen vor sich her. Und jeden Morgen, wenn Simenon die Post aus der Stadt holt, hält er seinen Wagen an, steigt aus, hebt die jauchzende Marie-Jo in die Höhe, küsst sie – steigt wieder ein und fährt weiter.

Eines Tages kann er nicht anhalten. Es kommen Autos von hinten und von vorn. Also winkt er nur kurz raus. Als er zurückkommt, sind alle im Haus in heller Aufregung. Das Kind liegt schlaff wie eine Stoffpuppe da. Tut keinen Mucks mehr. Hat offenbar einen Schock. Aber woher? Der Arzt ist ratlos. Was sagt die Nurse? Das Kind sei, als Mr. Simenon vorbeigefahren ist, zusammengebrochen. Die Beinchen seien einfach so weggeknickt. Da legt der Arzt das Kind in Simenons Arme. *Und das Wunder geschah,* schreibt der, *du hobst die Wimpern und schautest mich an mit diesem ganz leichten, rätselhaften Lächeln.*

Die Tochter bleibt das geliebte Sorgenkind, auch als die Simenons wieder nach Europa ziehen, in die Schweiz, wo in Epalinges bei Lausanne ein kühler Prunksitz nach des Autors Entwürfen gebaut wird – mit mehr als 20 Zimmern, Angestellten, einer Zofe für Madame, einem Antiatombunker und einem voll ausgerüsteten Operationssaal.

Marie-Jo ist noch immer sehr zart. Sie schläft lange, liest viel, geht abends eingehängt bei Papa spazieren, lernt Gitarre spielen, lernt malen und zeichnen und steppen und tanzen, will Schauspielerin werden, bekommt auch eine kleine Filmrolle, paukt Englisch, doch eigentlich ist sie verzweifelt, schwermütig, unglücklich und singt dem Vater todtraurige Lieder vor: *Jetzt habe ich mit meinen Tränen / Das Loch so gut gehöhlt / Dass ich mich darin auch begraben kann.*

Der Vater weiß, dass seine Tochter zu Hause auf Zehenspitzen durch die Korridore schleicht und mit angehaltenem Atem stehenbleibt, wenn sie Stimmen hört. Und er wird sich später in langen, bedrückenden Monologen an die tote Tochter fragen, was alles sie wohl mitbekommen haben mag, wenn er und seine Frau sich nach Alkoholexzessen stritten, wenn Ohrfeigen knallten, die, wie Simenon schreibt, nicht immer er austeilte. Einmal hat seine Frau ja sogar das ganze Personal in sein Schlafzimmer geführt, hat auf den betrunkenen, im Bett schnarchenden Simenon gezeigt und gesagt: *Da liegt er, euer Chef.*

Wie geht die Mutter mit ihrem Vater um, den sie vergöttert? Er ist doch ihr Held. Irgendwann läuft Marie-Jo von zu Hause weg. *Ich liebe Dich,* schreibt sie ihm, *doch das wirst Du bestimmt nie glauben, und das ist vielleicht der Grund, dass es mir so schlecht geht.* Sie verkriecht sich in Nachtclubs, wird dort einmal von der Polizei aufgegriffen, weil sie minderjährig ist. Sie weiß nicht, wie sie leben soll, weiß nicht, was sie werden soll. Schreiben soll sie, sagt der Vater, Schreiben sei ihre Begabung. Sie ist doch längst eine kleine Autorin, schrieb ja schon mit neun Jahren über Wolken und Flüsse und feuerrote Horizonte. Und in langen Briefen an ihren Vater erzählt sie von ihren Sehnsüchten und Seelenqualen. Ach, sie möchte ja so gerne eine Schriftstellerin sein, schreibt sie ihm. Wenn sie doch nur mehr Disziplin hätte. *Ich träume davon, Seite für Seite vollzuschreiben!* Es sei auch gar nicht wichtig, ob die Sachen dann gut oder schlecht werden. Sie will sich nur von ihren Gespenstern befreien, die sich in ihrem Geist eingenistet haben. Gespenster, die in ihrer Kindheit ausgebrütet wurden, um sie zu peinigen und zu quälen. Sie möchte diese Dämonen ein für allemal ans helle Tageslicht zerren, und ihre Macht. Doch sie hat vor jeder Entscheidung Angst, schreibt sie dem Vater, entzieht sich der Wirklichkeit, klammert sich an Lächerlichkeiten, läuft zu irgendeinem Claude oder Alain, nur um die Zeit zu erschlagen, um nicht allein zu sein, um zu vergessen, *wer ich bin*. Und dann liegt sie wieder Stunden auf ihrem Bett und starrt die Decke an, schläft bis drei Uhr am Nachmittag, verzettelt sich aufs neue, stürzt sich in die Nacht hinaus, singt und spielt Gitarre mit Freunden und kommt am frühen Morgen unglücklich zurück. *Ich spiele Leben, aber ich lebe nicht.*

An einem Donnerstag, bei trostlosem Wetter, bei Nebel und Nieselregen, nimmt sie dann einen charmanten Mann mit in die Wohnung, die der Vater ihr eingerichtet hat. Sie ist gerade mal 15 und Jungfrau, er ist 40. Sie wurde von einer Welle der Zärtlichkeit überrollt, schreibt sie, hätte mit diesem Mann geschlafen, aber schlecht, es sei nicht so gelaufen, wie sie es sich vorgestellt hat. Nein, er konnte mit ihrem Vater nicht konkurrieren. Sie schläft danach mit vielen Männern. Ein hübscher Gigolo nimmt die 17jährige auf einer turbulenten Party im Bad zwischen Klo und Waschbecken. Immer wieder probiert sie Männer aus in der Hoffnung, einer könnte ihren Vater ersetzen. Am Ende ihres jungen Lebens stellt sie eine Liste all ihrer Liebhaber zusammen. *Mit naiven Bemerkungen,* schreibt Simenon, *die mir das Herz zerrissen: X eine Woche, Y zwei Monate,* der nächste nur eine Nacht, und so weiter. Simenon hat doch alles mit Lust gemacht – hatte Lust auf Frauen und Lust auf seine Schreibmaschine. Dagegen ist alles, was seine Tochter tut, eingebettet in Melancholie. *Sonne* und *Lächeln* gibt es bei ihr nur in den Erinnerungen an ihren Vater. Dabei hat sie doch die Begabung von ihm geerbt, aber alles, was sie schreibt, schreibt sie in Moll. Und wie viele Lieder singt sie für ihren Dad zur Gitarre. Und wie viele Gedichte schreibt sie für ihn! Alles nur für ihn. Bittersüße Poeme. Erinnert auch er sich an diese so erblühte, so starke Liebe, die sie und er eines Tages empfunden haben? Das war damals, als sie beide tanzen wollten, da *drückte ich mich an deine Brust ... wir waren wie echte Liebende,* und er so nah, so stark, und sie sei so glücklich gewesen, nein, sie beide waren glücklich, *erinnerst du dich daran, sag Daddy?*

Sie möchte aus ihrer Haut fahren, möchte sie abstreifen, aber sie weiß nicht, wie sie sich befreien soll, wie sie sich die Haut abziehen kann, die sie da mit sich herumschleppt, die an ihr klebt, fest und schmerzvoll. Sie weiß, sie wird sie wie ein Gepäckstück mit sich tragen müssen – bis zum Ende.

Irgendwann fürchtet Marie-Jo dann, verrückt zu werden. Wie ihre Mutter. Schon als Teenager ekelte sie sich vor allem, erbrach die Mahlzeiten und wusch sind dauernd die Hände, vierzig, fünfzig mal am Tag. Das ist doch nicht normal, denkt sie sich und nennt ihren Zustand *Madame Angst*. Und sie kann sie beschreiben, diese Zustände, die an Bilder von Hieronymus Bosch erinnern: Sie habe ihren Kopf abgeschraubt, habe ein Loch in die Erde gebohrt, ganz tief, bis ihre Hände voll Dreck und Schlamm waren. Dann habe sie sich hingesetzt, den Kopf auf die Knie gelegt, ganz nah am Loch – *wo ich ihn begraben wollte*.

Die Ehe der Eltern gleicht inzwischen einem Stück von Strindberg. Simenon glaubt mal wieder, Anzeichen geistiger Verwirrung bei seiner Frau zu erkennen und rät ihr zu einer Therapie. Doch auch der fast zweijährige Aufenthalt in einer psychiatrischen Klinik kittet das Paar nicht mehr. Sie trennen sich, er zahlt Denyse fürstlich aus und lebt nun mit Teresa zusammen, der einstigen Zofe von Madame. Er hatte die Italienerin schon Jahre zuvor zwischen Tür und Angel genommen. Sie beugte sich damals gerade über einen Tisch, den sie polieren sollte, und er ist vom Anblick ihres Hinterteils so beeindruckt, dass er sie – wie er es oft und gern in Hotels mit Zimmermädchen machte – ohne zu fackeln und zu fragen vergnügt von hinten vögelt. Sie sank dahin, und mit ihr der Putzlappen.

1973 ziehen die beiden nach Lausanne in sein rosa Häuschen. Der Multimillionär trennt sich mit dem Umzug ins kleine Domizil von Protz und Prunk, trennt sich von allen Nobelkarossen, lagert seine Bildersammlung und die Antiquitäten ein und entlässt die Angestellten. Er braucht das alles nicht mehr. *Was zählt*, sagt er, *war die Wärme der Sonne auf meiner Haut, war der Geschmack von Obst und Gemüse, war der Anblick von Fisch, der auf großen Platten liegt.* Bald nach dem Einzug kommt Marie-Jo, die inzwischen in Paris lebt, zu Besuch. Als sie das Zimmer sieht, dieses sehr intime Wohn- und Schlafidyll, ist sie geschockt. Und als die diskrete Teresa ihren Georges mit seiner Tochter alleine lässt, sagt Marie-Jo fast zornig zu ihrem Vater: *Warum sie und nicht ich?*

Der Vater lacht ein bisschen verlegen, deutet auf das Bett und sagt, Teresa sei seine Frau und teile eben ihr ganzes Leben mit ihm und Marie-Jo sei seine Tochter. *Na und?*, sagt die und zeigt ihrem Vater den goldenen Ring am Finger. *Alles, was sie für dich getan hat, hätte ich doch auch tun können, nicht?* Das ist der Augenblick, vor dem Simenon sich immer gefürchtet hat: Zu begreifen, dass seine Tochter ihn nicht nur liebt sondern auch begehrt. Er hat das doch immer verdrängt. Und nun weiß er nicht, wie er sich verhalten muss und was er antworten soll. Er erinnert sich an eine Geschichte, die Marie-Jo ihm einmal düster angedeutet hat. Ihre Mutter hatte wohl ein Wort wie *Blutschande* gesagt, was bei der Tochter zu einem richtigen Trauma geführt hat. Und nun dies: *Warum nicht ich, Dad?* Und als er ihr sagt, dass das nicht möglich sei, wird ihr Blick starr, und sie geht. Und er bittet sie posthum um Verzeihung, dass er diese Szene in seinem letzten Buch –»Intime Memoiren« – beschrieben hat.

Sie reist wieder nach Paris, und ihr Vater hofft, dass sie endlich ihre Talente ausleben wird. Sie kann es doch. Und er würde ihr alle Türen öffnen. Aber sie sammelt ihre Texte nur, packt alles in Kisten und Kästen, hortet Lieder und Gedichte – für ihren Vater. Der wird nach ihrem Tod vieles davon in seinen Memoiren publizieren. Und eines Tages sagt sie zu ihm, sie möchte sich in der Klinik behandeln lassen, in der ihre Mutter war. *Ich habe Angst, dass mein Wahnsinn vor meinem wirklichen Ende um sich greift ... bevor ich den nötigen Mut habe, mich anständig aus der Welt zu schaffen.* Sie schreibt ihm auch von ihrer Angst vor dem Einschlafen und dass ihr von den vielen Zigaretten ganz übel sei, aber Rauchen sei für sie das einzige Mittel, eine falsche, aber angenehme Atmosphäre zu schaffen. *Wenn man mir nur den Gnadenstoß geben könnte! Aber wer?* Viele Wochen verbringt sie in Kliniken und Sanatorien, macht eine Analyse, erholt sich sogar, reist zurück nach Paris, wo sie sich eine neue Wohnung einrichten darf. Der Vater ist selig, schickt Möbel, die sie sich wünscht und richtet ihr ein Konto in fast unbegrenzter Höhe ein. Und sie schreibt ihm: *Du hast meine Liebe niemals erlebt.* Aber sie weiß nicht, ob sie es schaffen würde, ihn diese Liebe eines Tages auch erleben zu lassen.

Eines Abends, es ist Samstag, Simenon und Teresa haben bereits gegessen, klingelt das Telefon. Ein Arzt aus einem Pariser Krankenhaus ist am Apparat. Ja, seine Tochter habe einen Selbstmordversuch gemacht. Liegt auf der Intensivstation – im Koma. Aber sie werde wohl durchkommen. Der 73jährige, der so lange schon nicht mehr gereist ist, fliegt noch am selben Abend zusammen mit seiner Frau von Lausanne nach Paris. Als er am Bett seiner Tochter steht, öffnet sie die Augen und stammelt: *Dad ... Du bist gekommen*. Sie hatte Tabletten genommen. Es war nicht das erste Mal. Aber dieses Mal wollte sie, dass es klappt. Erst im allerletzten Augenblick, als sie schon fast bewusstlos war, hat sie dann doch um Hilfe gerufen.

Als die Simenons gehen, gibt die Krankenschwester ihm jenen langen Abschiedsbrief, den Marie-Jo bei sich trug, und in dem sie schreibt, dass sie ihre Würde verloren habe und dass sie sich schäme, sich manchmal zu *nackt* vor ihm, dem Vater, gezeigt zu haben, dass sie mit dem Ring verbrannt werden möchte, dass sie beide nun bald gemeinsam unterm Gras liegen und *den Mond in Händen halten* werden. Und dann gibt es keine Scham und keine Schwächen mehr. *Ich rieche noch den Duft Deiner Pfeife,* schreibt sie am Ende. *Ich werfe mich in Deine Arme ...*

Marie-Jo wird noch zwei Jahre leben. Aber sie bleibt unglücklich. *Bitte, Dad, mach mich sterben*, schreibt sie dem Vater, denn sie lebe doch gar nicht, sei vielleicht nie geboren. Alles sei Elend. Jeder Tag. Nur noch vertrocknetes Blut, leerer Horizont, Schwindelgefühl, Tod. Und sie findet keine Wörter mehr, die allzu volle Leere auszudrücken. 1978, in einem ihrer letzten Briefe, schreibt sie ihrem Daddy, dass sie einem Traum nachgelaufen sei, von dem sie hätte wissen müssen, dass er unmöglich war. Aber sie fühlte für ihn als Frau. Nun soll er für sie glücklich sein, schreibt sie und schließt mit den Worten: *Gedenke meiner Liebe, auch wenn sie wahnsinnig war.*

Am Ende jagt ihr die ganze Welt nur noch Angst ein. Und im März 1978 veröffentlicht ihre Mutter auch noch ein seit Jahren immer wieder drohend angekündigtes Buch: »Ein Vogel für die Katze«. Das ist ihr Rachefeldzug gegen Simenon. Marie-Jo ist entsetzt über dieses Pamphlet, in dem der Vater zum goldenen Phallus mutiert. Am Telefon bittet sie ihren Daddy, nicht zu reagieren. Er würde damit doch nur Werbung für den *Dreck* machen. Am 16. Mai ist Denyse Simenon in Paris. Sie steigt im feudalen »Lancaster« ab, und ihre Tochter besucht sie dort. Später wird Simenon erfahren, dass seine Ex-Frau sich nackt vor Marie-Jo ausgezogen und ihr alle Operationsnarben gezeigt hat. *Wenn du erst alt bist,* soll sie der fassungslosen Tochter gesagt haben, *sieht du auch so aus.* Doch da ist die 25jährige bereits auf dem Weg in den Tod.

Drei Tage später nämlich, um elf Uhr vormittags, ruft Marie-Jo ihren Vater an. Die Verbindung ist miserabel, und Simenon hat sein neues Hörgerät noch nicht. Sie möchte doch bitte lauter sprechen. Marie sprach ja immer so leise. Er hört nur Bruchstücke. Am Ende sagt sie: *Ich liebe dich, Dad.* Und er möchte es bitte auch sagen. Genau so. Simenon sagt ihr, wie sehr er sie mag, natürlich. Aber die Tochter besteht auf den drei Worten: *Ich liebe dich.* Das macht den Vater verlegen. Aber er sagt den Satz. Sagt ihn auch sehr zärtlich. Und als er noch etwas hinzufügen möchte, hat Marie-Jo schon eingehängt.

Simenon geht dieses merkwürdige Gespräch nicht aus dem Kopf. Er ruft am Nachmittag noch einmal bei seiner Tochter an. Aber sie hebt nicht ab. Auch am nächsten Morgen nicht. Am Abend um sieben Uhr klingelt dann das Telefon. Es ist sein Sohn Marc. Er ruft aus Marie-Jos Wohnung an den Champs-Elysées an. Er sagt, dass seine Schwester tot sei, dass sie sich eine Kugel ins Herz geschossen hat, und Simenon hört noch im Hintergrund das Stimmengewirr der Polizeibeamten, dieses ganze Durcheinander, *das ich so oft in meinen Romanen beschrieben habe.*

Ihre Wohnung war, wie häufig bei Menschen, die sich das Leben nehmen, in tadelloser Ordnung, *war sauber, als hättest du, bevor du fort gingst, eine gewissenhafte Reinigung vorgenommen,* schreibt Simenon in jenen »Intimen Memoiren«, dem Buch seines Lebens, der Geschichte seines Lebens, der Tragödie seiner Tochter. *Alles war an seinem Platz, und du lagst auf deinem Bett, ein kleines rotes Loch in deiner Brust.* Woher, fragt der Vater bitter, kamen Pistole und Patronen? Ihr Leichnam wird nach Lausanne gebracht und im Beerdigungsinstitut aufgebart, *wo ich niedergeschmettert fast eine Stunde mit dir verbrachte.* Ihren letzten Willen, der neben ihr auf dem Bett gefunden wurde, befolgt der Vater *peinlich genau.* Keine Trauerfeier, Orgelmusik von Johann Sebastian Bach, und er hatte auf ihr Bitten hin dafür gesorgt, dass ihr der goldene Ring nicht abgenommen wird, den er ihr kaufte als sie acht Jahren alt war, und den sie mehrmals erweitern ließ. Er wird zusammen mit ihr verbrannt.

Am Tag nach der Einäscherung erfüllt er den allerletzten Wunsch und verstreut ihre Asche im kleinen Garten seines Hauses. *Guten Tag, hübsche Marie-Jo*, so begrüßt er seine Tochter, wenn er morgens die Fensterläden öffnet, und am Abend, wenn er die Läden schließt, sagt er: *Bis morgen, mein kleines Mädchen.* Und immer, wenn er ihre Lieder anhört und ihre Gedichte liest ...

I will remember always
Your face
Your smile ...

zerreißt es ihm das Herz.

PRIMO LEVI

»In den Himmel schauen und dabei denken, dass ich ihn vielleicht zum letzten Mal sehe.«

Sein Name ist 174 517. So wird der 24jährige jüdische Doktor der Chemie 1944 getauft. Wenn er seinen Namen nicht schnell genug sagt, gibt es Ohrfeigen und Faustschläge. Wenn er ihn bei der Essenausgabe nicht vorzeigt, gibt es kein Stück Brot und keine dünne Rübensuppe. Er wird diesen Namen auf dem linken Arm bis zu seinem Freitod tragen. Primo Levi, der Häftling von Auschwitz – ohne Herkunft, ohne Zukunft.

Wie naiv waren die elf Aufrechten, die da 1943 im kalten Dezember 1400 Meter hoch oben in den Bergen des Piemont in einer Hütte schlafen, die langsam im Schnee versinkt. Primo Levi, einer der Partisanen ohne Erfahrung, Strategie, Treibstoff, Verbindungen und Geld, hat gerade mal ein kleines Schießeisen bei sich, es ist so ein winziger Revolver, der mit Perlmuttintarsien geschmückt ist, genau so einer, wie verzweifelte Damen ihn in Filmen benutzen, wenn sie sich töten wollen, schreibt er. Und er weiß nicht einmal genau, wie man das Ding bedient. Zwei mutige junge Frauen sind auch in der Gruppe. Sie haben sich zwischen Saint-Vincent und dem Joux-Paß eingemietet und tanzen abends mit den Deutschen, um an Informationen zu kommen. Sie finden, dass Primo ein brillanter Kopf ist. Aber zum Flirten irgendwie ungeeignet. Er hat eben, wie sie sagen, *nichts von blühender Männlichkeit.*

Im Morgengrauen des 13. Dezember 1943 sind die Partisanen umzingelt von faschistischer Miliz. Offenbar hat jemand sie verraten. Acht können in die Berge fliehen, drei werden festgenommen. Unter ihnen der schlaftrunkene, frierende Primo Levi. Und der erinnert sich an die absurde Szene: *Aldo, der Arzt war, erhob sich, zündete sich in stoischer Ruhe eine Zigarette an und sagte: ›Schade um meine Chromosomen‹.* Aber die jungen Männer werden nicht erschossen. Unten im Tal wird

Levi verhört. Und er glaubt, Folter und Tod zu entgehen, wenn er sagt, er sei italienischer Staatsbürger jüdischer Rasse. Diese Fehleinschätzung wird ihn in die Hölle bringen.

Man transportiert ihn mit anderen Gefangenen in ein Lager nach Fossoli bei Modena. Täglich kommen neue Juden hinzu. Am 21. Februar erfahren sie, dass sie sich auf eine vierzehntägige Fahrt einzurichten hätten. Sollte einer fliehen, würden zehn für ihn erschossen. Niemand flieht. Und nicht nur Levi weiß, was die Abfahrt bedeutet. Jeder nimmt auf seine Weise Abschied vom Leben. *Wie meuchlings traf uns das Morgengrauen; als verbündete sich die neue Sonne mit den Menschen im Vorsatz, uns auszurotten,* schreibt er in seinen unvergleichlichen Erinnerungen an Auschwitz »Ist das ein Mensch?« Was sind das für Gefühle? Bewusste Ergebung? Ohnmächtige Auflehnung? Religiöse Hingabe? Es sind vor allem Angst und Verzweiflung, die nach der durchwachten Nacht in einen allgemeinen, unbeherrschten Wahnsinn ausbrechen. Wie viel Stück?, fragt schneidend der deutsche Rottenführer. Sie sind also schon keine Menschen mehr. Stücke sind sie. Und die Stücke werden gezählt und geschlagen. Der Schmerz traf nur die Seele, sagt Levi.

Und dann erlebt er, was er bisher nur gehört hat: Güterwagen werden von außen verriegelt. Drinnen Männer, Frauen, Kinder. Erbarmungslos zusammengepfercht. Aber der Zug fährt nicht ab. Er steht und steht. Stundenlang. Setzt sich erst am Abend in Bewegung. *Dutzendware, auf der Fahrt ins Nichts, auf der Niederfahrt in die Tiefe.* Vier Tage – kein Wasser, kein Essen, keine Luft, keine Toilette, Eiseskälte und alptraumartige Nächte. Durch eine Luke erkennt Primo Levi endlose schwarze Fichtenwälder. Was geht einem nicht alles durch den Kopf, wenn man weiß, man fährt ins Inferno? Hätte er nicht doch fliehen können in den Bergen? Ach, seine Partisanenlaufbahn! So kurz, so töricht, und so bitter zu Ende gegangen. Und warum hat er beim Verhör das mit dem ›Staatsbürger jüdischer Rasse‹ gesagt? Müßig. Jedes warum, jedes hätte und könnte – müßig. Wichtig im Augenblick nur, ob sein Schreiben gefunden wurde. Auf der Zugfahrt nach Fossoli hatte er einen Brief aus dem Fenster geworfen, adressiert an eine nichtjüdische Freundin. Ja, jemand hat ihn gefunden und abgeschickt. Mutter und Schwester haben das Schreiben bekommen. Er erfährt es erst, als er wieder aus der Hölle emporgestiegen ist.

Endstation Auschwitz. Sie sind erleichtert. Den Namen haben sie nie gehört. Und der Ort liegt tatsächlich noch auf der Erde. Das gibt Hoffnung. Als die Barbaren allerdings Kommandos bellen und brüllend fragen: Wie alt? Gesund? Krank? Und als die Erschöpften weit hinten dürre Gespenster mit seltsamen Kappen und zerlumpten Streifenkitteln sehen, ahnen sie, dass das die Metamorphose sein wird, *die uns erwartet. Morgen würden wir auch so aussehen.* Und als die, die wie Primo Levi nach der Selektion auf der richtigen Seite stehen, sich nackt ausziehen müssen, im Duschraum – krank vor Durst und Hunger – stundenlang in Pfützen stehen, die sie nicht trinken dürfen, als ihre Schuhe, die sie ordentlich nebeneinander stellen sollten, damit sie sie später wiederfinden, mit dem Besen zu einem gewaltigen Haufen zusammengefegt werden, raus und weg, als Barbiere reinstürzen und ihnen grob und heftig die Haare vom Kopf scheren, als SS-Männer die Tür öffnen und schneidenden Wind und Kälte reinfegen lassen und über die nackten, verängstigten, schamhaften Gestalten Witze machen und lachen, als die Gefangenen schließlich ein paar Minuten heiß duschen dürfen und dann doch gleich wieder mit schrillen Kommandos, Geschrei und Püffen in den nächsten Raum gescheucht werden, wo ihnen die zerlumpte Streifenkluft – Unterhose, Hemd, Überhose, Kittel, Mütze und Latschen mit Holzsohle – verpasst wird, als sie *draußen im blauen, eisigen Schnee des frühen Morgens barfuss und nackt mit all den Klamotten in den Händen* noch hundert Meter bis zur nächsten Baracke laufen müssen, wo sie sich endlich anziehen dürfen, da sehen sie dann tatsächlich aus wie jene Gespenster, die sie am Abend zuvor in der Ferne gesehen haben.

Zehn Jahre zuvor hatte der junge Primo auf dem Turiner Gymnasium für besonders begabte Schüler die faschistische Uniform anziehen müssen. Sie bestand aus einem Schwarzhemd, kurzen Hosen, Kniestrümpfen, über Kreuz zu tragenden weißen Achselschnüren und diesem Fes mit Quaste, der einem ewig auf der Nase rumtanzte. Alles an dieser Kleidung war ihm zuwider, *und zwar nicht aus ideologischen Gründen, soweit war ich noch nicht, sondern weil sie unbequem, viel zu eng und hässlich war.* Und im Gleichschritt marschieren zu müssen fand er im Sportunterricht ganz lustig, doch in dieser Aufmachung in der Stadt rumzulaufen und dazu noch die Soldaten nachzumachen, das fand er einfach nur schrecklich peinlich, und manchmal, wenn er sich ganz unwohl fühlte, musste er sogar weinen. Aber von seinen Schulkameraden wurde er, der Jude, nicht gehänselt. Was war denn ein Jude? Der aß kein Schweinefleisch und feierte kein Weihnachtsfest. Doch das wussten viele Schüler ja gar nicht. Die Älteren dagegen haben schon mal gesagt: Ihr seid ja beschnitten! Beschneidung sei Kastration. Und wir, erzählt Primo Levi später, haben das auch noch geglaubt. Er selbst empfand sein Judentum eher als *komische kleine Anomalie.*

Nun aber hat man ihm alles genommen, den Namen, die Kleidung, die Schuhe, die Haare, den Willen, die Freiheit. Nun trägt er die Uniform der Todgeweihten, häftlingsgestreift, zerschlissen, zerlumpt, verlaust und viel zu dünn für den Winter mit Minusgraden. *Da merken wir zum ersten Mal, dass unsere Sprache keine Worte hat, diese Schmach zu beschreiben, dieses Vernichten eines Menschen.* Und noch etwas haben sie ihm genommen: gute Gedanken und die Erinnerung an seine weitverzweigte, verrückte Familie, an seine *Lieben, auch sein Heim, seine Gewohnheiten.* Denn er wird sich nur noch um sein Leid, seine Notdurft, seine verlorene Würde kümmern können, damit er eine kleine Chance hat, überleben zu können. Vielleicht. Mit Glück.

Und was für eine Familie hatte er in Turin! Eine uralte Sippe mit sagenhaften Onkeln und Tanten und Nichten und Neffen, Fettern und Cousinen. Moses und Israel hießen sie, Samuel und Elia, auch einen Onkel Bonaparte gab es, der so hieß, weil Napoleon ja für eine kurze Zeit jüdischer Emanzipation gesorgt hatte. Und Nonna Bimba, eine von Primos Großmüttern, will auf einem Maulesel über den zugefrorenen Po geritten sein. Und da war Onkel Aaron, der in Schillers »Don Carlos« als Komparse mitspielte. Er hatte die ganze Familie zur Premiere eingeladen, und als der Vorhang aufging und seine Mutter ihren Sohn bewaffnet auf der Bühne sah, rief sie entsetzt aus der Loge hinunter: *Aaron, was tust du da! Leg den Säbel weg!* Und Primo Levis Großvater hatte sich das Leben genommen, weil seine Frau mit den herrlichen Brüsten und dem allzu großen Herzen ihn betrogen hatte. Als alte Frau heiratete sie noch einen Arzt, der bis zum Lebensende einen völlig zerschlissenen Mantel trug, obgleich er acht nagelneue besaß, doch die hatte die geizige Groß-Nonna eingemottet und in den Schrank verbannt.

Nein, kein Gedanke mehr an solche Geschichten, keine Erinnerung mehr an die Vergangenheit, an die Mutter, die Schwester, er braucht alle Kraft und alle Konzentration in Auschwitz-Monowitz, wo er mit anderen Häftlingen Eisenrohre abladen muss für die Errichtung der Buna-Gummifabrik. Sie schuften im Winter den ganzen Tag draußen bei Schnee und Regen und Matsch und Wind. Seine Knie knicken ein, seine Schultern schmerzen so sehr, als stecke er in einem Schraubstock, und immer wieder ist er in Gefahr sein Gleichgewicht zu verlieren. Und bei jedem Schritt spürt er, wie ihm die Schuhe *vom gierigen Schlamm angesogen werden,* von diesem allgegenwärtigen polnischen Schlamm. Der Tod beginnt ja bei den Schuhen. Wenn sich die Wunden in den Marterinstrumenten entzünden, wenn man nicht mehr gehen kann, wenn man unter den bestialischen Prügeln des Kapos zusammenbricht, geht der nächste Weg vielleicht schon ins Gas.

Er schiebt Waggons, er hantiert mit der Schaufel, er verzweifelt im Regen, er zittert im Wind. *Schon ist mein Körper nicht mehr mein.* Sein Bauch ist gedunsen, die Glieder sind verdorrt, das Gesicht ist am Morgen total verschwollen, und am Abend ist es bleich und ausgehöhlt. Nach der Arbeit werden sie entlaust. Manchmal müssen sie auch lange in der Kälte stramm stehen und warten, bis ein Mensch vor ihren Augen aufgehängt wird. Danach geht das Höllenleben weiter. Wer Pech hat, bekommt von der Rübensuppe nur das Dünne von oben. Die Latrinen stinken. Privatsphäre gibt es nicht mehr. Jeder sieht alles. Könnte man eine Zahnbürste bekommen, hatte einer am ersten Tag gefragt. Da hatte der Kapo vor Lachen gebrüllt. Man sei hier ja nicht zu Hause. Fingernägel müssen abgeknabbert werden, Fußnägel scheuern sich an den Schuhen kurz. Und wer spricht hier schon Italienisch. Das KZ ist ein Sprachengewirr wie beim Turmbau zu Babel. In den muffigen Baracken schlafen zwei in einem Bettgestell unter einer verstaubten Decke. Der Kopf des einen hat die entzündeten Füße des anderen am Gesicht.

Atemlose Panik, wenn SS-Männer mit ihren knallenden Stiefeln in die Baracke kommen, gelbe Gesichter angucken, gedunsene Bäuche betrachten, den Kapo befragen, Notizen machen. Notizen für die nächste Ladung ins Gas? Hunger, Durst und völlige Erschöpfung bringen irgendwann angstvollen Schlaf. Doch der ist nur ein dünner Panzer. Nach ein, zwei

Stunden geht das Gerenne los. Die Nieren sind mit den wasserartigen Suppen überfordert. Neben der Nachtwache steht der Eimer, der viel zu schnell voll wird. Der letzte muss ihn wegtragen, muss in Hemd und Hose raus in den Schnee, und aus dem vollen Eimer schwappt das warme Zeug über, bespritzt die Beine, und es ekelt einen, und man kann doch nichts tun. Und jeden Morgen wieder dieses grauenvolle Kommando: Wstawac! Aufstehen!

Dann wirbelt der Staub auf, dann rennen sie los, raus in die eisige Luft, hin zu den Latrinen, *tierisch urinieren viele im Laufen, nur um Zeit zu schinden, denn in fünf Minuten wird Brot ausgegeben* ... Das Sauberkeitsbedürfnis kommt abhanden. Wer sich wäscht, verbraucht Energie. Und Energie braucht jeder, der sich mit seinem Kanten Brot wieder ins Gespensterheer einreiht und zur Arbeit marschiert. Und wenn Primo Levi in seine Schuhe fährt und die Wunden an seinen Füßen wieder aufreißen, dann weiß er, dass ein neuer Tag beginnt. *Wir, die Versklavten, sind hundertmal hin- und hermarschiert in stummer Fron, mit erloschenen Seelen noch vor dem anonymen Tod.* Nein, sie werden nicht mehr zurückkehren. Von hier darf keiner fort, denn er könnte ja Auskunft geben mit dem ins Fleisch geprägte Mal, könnte die unglaublichen Taten in die Welt tragen, könnte erzählen was in Auschwitz Menschen aus Menschen zu machen gewagt haben. Und so will er denn bei Anbruch eines neuen Tages noch ein paar Minuten ganz bei sich sein, sich verschließen und Bilanz ziehen *oder auch in den Himmel schauen und dabei denken, dass ich ihn vielleicht zum letzten Mal sehe.*

Wer Primo Levis »Ist das ein Mensch?« gelesen hat, fragt sich: Wie kann einer das überleben? Und wenn, wie kann er mit diesen Erinnerungen leben? Ja, es hat auch Freundschaften gegeben; ja, Levi hat auch seinem Kameraden Jean Samuel, der wissen wollte, wie die italienische Sprache klingt, Verse aus Dantes »Göttlicher Komödie« rezitiert, den Gesang des Odysseus; und als er an der Stelle stockt: *non ne avevo alcuna* ... und nicht weiter weiß, sagt er zu seinem Freund, er würde seine Suppe von heute dafür hergeben, wenn er sich an den Übergang erinnern könnte. *Ich hätte wirklich Brot und Suppe hergegeben, also mein Blut, um diese Erinnerungen vor dem Nichts zu retten,* schreibt Levi in »Die Untergegangenen und die Geretteten«. Nach seiner Befreiung wird er sogar sagen, dass Auschwitz für ihn eine Universität war, denn nie in seinem Leben ist er konzentrierter gewesen, nie hat er mehr über sich und die Menschen gelernt und nie den SS-Mann vergessen, der sagte: Niemand wird das Lager lebend verlassen. Und wenn doch, wird niemand glauben, was er erlebt hat. Man wird ihn für verrückt erklären. Nein, das hat Levi nicht vergessen. Und deshalb musste er überleben, um ihn Lügen zu strafen.

Vielleicht war es seine Rettung, dass er am 11. Januar 1945 mit Scharlach und hohem Fieber in die Desinfektionsabteilung eingeliefert wird. Das Lager steht kurz vor der Befreiung durch die Russen und für tausende ausgemergelter Gefangenen beginnt der Todesmarsch. Die Kranken bleiben zurück. Die werden so oder so krepieren ohne Medikamente und im Gestank der Exkremente und herumliegenden Leichen. Noch sind sie gefroren, aber wenn es erstmal taut, atmet jeder den Tod ein.

Doch Primo Levi überlebt. Seine Rückkehr nach Turin wird zur leidvollen Odyssee durchs zerstörte Europa – von Polen ostwärts über Weißrussland, Rumänien, Ungarn, die Tschechoslowakei und Österreich. In München sieht er das Herrenvolk in Fetzen und auf Krücken durch trümmerübersäte Straßen irren. Und er fragt sich, ob sie vom täglichen Massenmord wussten, und wenn ja, wie sie nach Hause zurückkehren und ihre Kinder ansehen konnten. Aber er sieht nichts als stumme, versiegelte Gesichter. Und *die tätowierte Zahl auf meinem Arm brannte wie eine Wunde.* Im völlig überfüllten Zug dritter Klasse nach Turin redet der bärtige, in Lumpen gekleidete Heimkehrer, der von monatelangem Kartoffelessen ganz aufgedunsen ist, zum ersten Mal wieder in seiner eigenen Sprache. Er erzählt den Mitreisenden von seinen Erlebnissen in Auschwitz. Sie gucken ihn verwundert an und hören schweigend und ungläubig zu.

Sein Elternhaus, der Palazzo am Corso Re Umberto, in dem er geboren wurde, ist nicht zerstört. Als er in die Eingangshalle kommt, braucht die Concierge einen Augenblick, bis sie einen jubelnden Trompetenschrei ausstößt: *Il dottore! Il dottore!* Der Ruf hallt bis hinauf in den dritten Stock, wo seine Familie lebt, die verschont geblieben ist. Niemand erkennt den Verlorenen sofort. Und als sie ihn erkennen, sagt seine Mutter: *Es ist kalt, zieh dir einen Pullover an.* Kalt? Wer weiß hier schon, was kalt ist. Es ist doch erst der 19. Oktober 1945. Und woher soll er einen Pullover nehmen? Er hat keinen.

Nein, Primo Levi spürt keine Erleichterung. Er ist eher deprimiert und verblüfft über Freunde, die ihn besuchen und voller Lebensfreude sind. Natürlich, der Krieg ist vorbei. Aber Lebensfreude? Was ist das? Er kommt aus der Hölle und hat ein manisches Bedürfnis zu erzählen. Alles, was er in Auschwitz erlebt hat, muss raus. In einem geradezu pathologischen Rederausch will er sich das Trauma aus dem Leib und von der Seele reißen. *Ein intensives, körperliches, unbeschreibliches Wonnegefühl ist es, in meinem Zuhause und mitten unter befreundeten Menschen zu sein und über so vieles berichten zu können.* Aber hören sie ihm überhaupt zu? Er merkt doch, dass sie gar nicht richtig folgen. Einer redet sogar mit einem anderen. Und seine Schwester steht irgendwann auf und geht, ohne ein Wort zu sagen. Dabei fürchtet er immer noch, seine Rückkehr sei eine Halluzination. Seine Träume bringen ihn doch oft genug wieder an den Rand des Infernos. Die erste Nacht in seinem frischbezogenen Bett war für ihn ein Schock. Dass die Matratze unter ihm nachgab, empfand er als *einen Augenblick des Schreckens.* In den nächsten Nächten schläft er auf dem Fußboden.

Und es dauert Monate, bis er beim Gehen nicht mehr dauernd auf den Boden guckt. Im Lager musste er das. Es konnte ja sein, dass er etwas fand, das er gegen ein Stück Brot eintauschen konnte, einen Bindfaden vielleicht, um Fußlappen festzubinden. Lange Zeit nach seiner Rückkehr steckt er sich auch täglich etwas Essbares in die Tasche. Gegen den Hunger, der noch immer da ist. Einen Gott gibt es für ihn nicht mehr. Wenn es einen gäbe, hätte es Auschwitz nicht gegeben. Als sein sehr religiöser Professor Nicola Dallaporta ihn besucht und ihm sagt, dass er auserwählt worden sei, um zu überleben und sein Buch »Ist das ein Mensch?« zu schreiben, sei ihm das wie eine Schmähung vorgekommen, *weil Gott dann also Privilegien verteilt hätte, indem er den einen errettete und einen anderen verdammte.* So kann und will Levi nicht denken. Auschwitz, sagt er, habe seine religiöse Erziehung ganz einfach weggefegt. Aber die Rassegesetze und das Lager haben ihn zum Juden gemacht. *Seither bin ich Jude,* schreibt er, *man hat mir den Davidstern aufgenäht, und nicht nur auf meine Kleider.* Aber dass es ein Wunder ist, dass er noch lebt, das will er nie vergessen, *ich sage es mir jeden Tag wie ein Gebet.*

Primo Levi arbeitet wieder als Chemiker und wird bald zu den wenigen

Spezialisten gehören, die Isoliermaterial für elektronische Kupferleiter herstellen. Und 1947 heiratet er Lucia Morpurgo, seine große Liebe. An einem Sonntag ist er ihr begegnet, dieser jungen Frau aus Fleisch und Blut, deren Wärme er durch seinen Mantel spüren kann, und fröhlich ist sie, mitten im feuchten Nebel der Alleen, und geduldig, gescheit, selbstsicher, *so ging sie mit mir durch die Straßen, an denen sich noch Trümmer türmten.* Und schon an diesem ersten Sonntag wissen beide, dass sie zusammengehören – fürs Leben. Vor Auschwitz, schreibt Levi, sei er ein *frauenloser Mann* gewesen. Er war unsicher, schüchtern und voller Komplexe. Warum, weiß er nicht, *vielleicht, weil ich Jude war.* Und was hatten die älteren Schüler den Juden gesagt: Beschneidung sei Kastration. Und das Jahr in Auschwitz hat alle schönen Gefühle gemordet. Jetzt ist er zum ersten Mal glücklich und voller Selbstvertrauen, jetzt hat er die Sicherheit, die er braucht, um zu schreiben. Er, der Zeuge des Genozids, will das Unmenschliche mit menschlichen Worten erzählen. Und sein Buch »Ist das ein Mensch?« wird ihn weltberühmt machen.

Und doch: Das neue Leben, die Sicherheit, die Sesshaftigkeit beunruhigt ihn auch wieder. Im September 1986, ein halbes Jahr vor seinem Freitod, besucht ihn der amerikanische Schriftsteller Philip Roth zu Hause in Turin. Er will ein Interview für die »New York Times Book Review« machen. Roth wird erzählen, dass über Levis Schreibtisch ein Bild hing, auf dem der halbzerstörte Stacheldrahtzaun von Auschwitz zu sehen war. Und ein verrostetes Stück Draht hatte er auch dort liegen. Zu der Zeit ist Levi bereits fest ans Haus gebunden. Seine Mutter ist 91 Jahre und krank, und seine Schwiegermutter, die auch dort wohnt, ist blind. Damals sagt er zu Roth: *Familie, Heimat, Fabrik – alles schön und gut, aber sie enthielten mir etwas vor, was mir immer noch fehlt: das Abenteuer.*

Das Abenteuer fehlt ihm von Anfang an. Die bewältigte Hölle, die Anarchie in den russischen Weiten, die Freunde, die ihm Insulin besorgen und spritzen, der Körper, der sich ganz langsam wieder in einen Menschen verwandelt, die Nacht, als sie ein Huhn im Feuer braten, der russische Hauptmann, der ihre Fahrt in die Heimat verkündet und den sie mit Jubelschreien *nach Hause, nach Hause* in die Luft werfen. Das alles hatte er erlebt und musste es erzählen, immer und immer wieder. Aber irgendwann kehrt dann zu Hause Ruhe ein, Frieden. Aber Ruhe und

Frieden gibt es bei Levi nicht, sein Verlust an Abenteuern stillt er mit Literatur. Er liest Joseph Conrad, der im Kongo an schwerem Fieber fast krepiert wäre, Herman Melville, der auf Walfangschiffen rebelliert, verhaftet wird und aus Gefängnissen flieht, er liest Marco Polos Reisen nach China, Homers Odyssee und Ilias, Saint-Exupérys dramatische Flüge über die Wüsten Afrikas oder Isaak Babels Reportagen aus dem russischen Bürgerkrieg. Alles Autoren, die Katastrophen bewältigen mussten. Das sind nun die Abenteuer in Levis Arbeitszimmer.

Es ist die innere Unruhe, die ihn immer wieder befällt. Er wird sie nicht mehr loswerden. Also schreibt er. Schreibt so einfach wie möglich. Die Leute sollen ihn ja verstehen – und nicht mehr vergessen. Seine Gebote lauten: Du sollst klar und deutlich schreiben. Oder: Du sollst alle Schnörkel und Überfrachtungen streichen. Levi schreibt auch Gedichte. Adorno wird später einmal sagen: Nach Auschwitz könne man keine Gedichte mehr schreiben. Levi hatte Gedichte über Auschwitz geschrieben: *In den schrecklichen Nächten träumten wir / Dichte und heftige Träume / Träumten mit Seele und Leib / Heimkehren, Essen, Berichten.* Und das Wort *»Wstawac!«*, Aufstehen!, ist immer da. Im Traum und in der Wirklichkeit.

Primo Levi setzt sich auch mit Jean Améry auseinander, der 1943 in Brüssel beim Verteilen von Flugblättern von der Gestapo festgenommen und von SS-Schergen schrecklich gefoltert wurde, weil er die Namen seiner Auftraggeber nicht preisgab. Aber das konnte er nicht, denn er kannte sie nicht. Und Améry war später ehrlich genug zu sagen, dass er es wohl getan hätte, hätte er sie gekannt. *Wer gefoltert wurde, bleibt gefoltert,* wird er schreiben. *Wer der Folter erlag, kann nicht mehr heimisch werden in der Welt.* Améry und Levi trafen sich in Auschwitz, hausten ein paar Wochen sogar in derselben Baracke, woran Levi sich nicht mehr recht erinnern konnte, Améry aber deshalb, weil es so wenig italienische Juden in Auschwitz gab. Améry, der mit seinem Buch »Hand an sich legen« einmal der theoretische Verkünder des Freitods werden wird, fühlte sich – im Gegensatz zu Levi – über die Maßen erniedrigt und gedemütigt durch die Arbeit, die er im Lager machen musste. Es war für ihn die Entwürdigung eines Intellektuellen. Er hatte auch den Fußtritt eines Kapos sofort mit einem Faustschlag beantwortet, obwohl er schwächer war und anschließend heillos verprügelt wurde. Levi bewunderte das, aber er selbst hätte nie so reagiert. Er war immer mit dem Überleben beschäftigt. Dass Améry ihn später den *Verzeihenden* nennt, kränkt Levi nicht, es ist ihm nur zu ungenau. Er habe niemandem seiner ehemaligen Feinde verziehen, schreibt er, weil er keine menschlichen Taten kenne, die eine Schuld auslöschen könnten. Sein Credo heißt: Gerechtigkeit. Die fordert er. Aber er selber sei nicht in der Lage zu prügeln und zurückzuschlagen. Améry habe mit seiner Haltung nach Auschwitz keine Freude mehr im Leben oder vielmehr am Leben finden können, schreibt Levi. Deshalb ist für ihn Amérys Suizid mit Schlaftabletten 1978 in einem Salzburger Hotel die begreifbare Konsequenz seines ungeheuren Ressentiments gegen alles, was man ihm angetan hat. Und Levi schreibt: *Wer sich mit der ganzen Welt auf einen ›Boxkampf‹ einlässt, findet zwar seine Würde wieder, aber er zahlt dafür einen sehr hohen Preis, weil er sicher sein kann, besiegt zu werden.*

Weh den Besiegten! Neun Jahre später gehört auch Primo Levi zu ihnen. Seine Bücher werden zwar noch immer gelesen, in Italien ist er Schulstoff, er bekommt Preise, ist ein begehrter Redner, sein Buch »Die Atempause« soll verfilmt werden, was für ihn *eine große Freude in einer Zeit der Traurigkeit* ist, und er bekommt Briefe voller Anteilnahme. Aber was bedeutet Auschwitz eigentlich noch, es scheint fast so, als sei dieses Auschwitz ein Ereignis, das uns gar nicht mehr angeht, das ganz weit weg ist, das mit Europa überhaupt nichts mehr zu tun hat, das eigentlich gar nicht in dieses Jahrhundert gehört sondern irgendwo in Amerika spielt, vielleicht weit zurück im Unabhängigkeitskrieg. Das sagt Levi im September 1986 in einem Interview – sieben Monate vor seinem Freitod. Es ist doch alles so lange her. Auch für ihn. An wie viele Dinge kann er sich schon nicht mehr erinnern. Manchmal glaubt er sogar, das Gedächtnis zu verlieren. Dann liest er in seinen eigenen Büchern nach, um die Lücken aufzufüllen. Auschwitz ist und bleibt das Trauma. Aber Primo Levi hat auch immer wieder gesagt: *Das Gift ist ausgeschwemmt, es fließt nicht mehr in meinen Adern.* Alles, glaubt er, habe er sich doch von der Seele geschrieben. Und immer war er doch ein Optimist.

Aber seit Jahren leidet er unter Depressionen. Seit Jahren ist seine alte Mutter hinfällig und liegt im Bett. Ständig sind Krankenschwestern anwesend. Tag und Nacht. Aber die alte Dame fordert auch ihn und seine Schwester, alle Augenblicke will sie etwas, und der Sohn kommt nicht mehr zum Arbeiten. *Unsere Pflichten als Kinder erdrücken uns mehr und mehr*, schreibt Levi an einen Freund. Er bekommt Antidepressiva, weigert sich aber, zu einem Psychoanalytiker zu gehen. Denen spricht er ganz einfach das Recht ab, Überlebende aus Auschwitz behandeln zu können. So ein Seelenarzt habe doch keine Ahnung, was der Aufenthalt in einem KZ bei einem Menschen angerichtet hat. Woher soll er es auch wissen. Aber eben deshalb wird niemand, der das nicht durchgemacht hat, ihn verstehen. Levis Biographin Myriam Anissimov hat in ihrer großartigen und eindrucksvoll recherchierten »Tragödie eines Optimisten« mit Autoren, Opfern, Freunden, Ärzten und Briefpartnern gesprochen, um herauszufinden, warum Levi so plötzlich oder auch nicht plötzlich sein Leben nicht mehr leben mochte – und es beendet.

Es ist die Zeit der großen Traurigkeit, als Primo Levi sich in seinen eigenen vier Wänden wie im Gefängnis fühlt. Er schreibt nicht mehr, er liest nicht mehr, er spielt manchmal ganze Tage nur noch Schach mit einem Computer. Und immer wieder kommen diese nervenden Rufe der Mutter aus dem Schlafzimmer. *Eine alte Dame,* schreibt Myriam Anissimov, *die zwar nicht wirklich krank, aber völlig abhängig von der Hilfe anderer war, zog auf ihrer langsamen Reise in den Tod ihren Sohn, der fast immer mit ihr zusammengelebt hatte, mit sich.*

Im März 1987 muss Levi sich an der Prostata operieren lassen. Das bestürzt ihn, weil er glaubt, jetzt beginnt das Ende, das er Jahre schon an seiner Mutter erlebt. Freunde laden ihn ein. Er soll sich auf dem Lande erholen. Aber er sagt überall ab. Er könne nicht weg. Er will doch seiner Frau nicht die Pflege seiner anstrengenden Mutter überlassen, die inzwischen einen Schlaganfall erlitten hat. In einer seiner vielen schlaflosen Nächte schreibt Primo Levi einen Brief an seine vertraute amerikanische Übersetzerin Ruth Feldman. Er berichtet darin, wie höllisch für ihn die Tage sind, und schreibt den geradezu erschreckenden Satz, dass das, was er im Augenblick durchmache, in gewisser Weise schlimmer sei als Auschwitz, weil er nicht mehr jung sei und keinen Mut mehr habe.

Der Arzt Dr. David Mendel, ein englischer Kardiologe im Ruhestand, der Levi anfangs mit dem Namensvetter Carlo Levi verwechselt hat – dem

Autor des Bestsellers »Christus kam nur bis Eboli« – hatte Primo Levi als außergewöhnlich humorvollen Menschen kennengelernt, als wohltuend gutmütigen Intellektuellen, aber auch als einen gewitzten und energischen Mann, der über die Namensverwechslung mit ironischem Blick hinwegging. Als Mendel ihn zum ersten Mal in Turin besucht, sitzt Levi wie eine Katze in seinem Stuhl, sprungbereit, vergnügt, neugierig. Und er stellt Fragen über Fragen. Jetzt, im Februar 1987, schreibt er an Mendel: *Ich bin in einen ziemlich schlimmen Zustand der Depression verfallen … Ich fühle mich extrem niedergeschlagen und möchte niemanden sehen, ich frage Dich als Arzt, was ich tun soll.* Er schreibt auch, dass er es tatsächlich mit einem Analytiker versucht habe. Aber das hätte nichts gebracht. Jetzt bekomme er die doppelte Dosis Antidepressiva. Mendel lädt ihn nach England ein. Er müsse dringend mal raus aus der Wohnung. Nur für ein paar Tage. Aber Levi schreibt, er habe keine Energie mehr.

Am 7. April 1987 bittet Levis Frau eine gemeinsame Freundin, mit ihrem Mann spazieren zu gehen, es gehe ihm nicht gut. Früh am 8. April holt sie ihn ab. Er möchte nicht, aber er kommt mit. Sie versucht, ihn aufzumuntern. Vergeblich. Ob er wegen Auschwitz so elend sei? Nein, sagt er, er habe doch überlebt und alles aufgeschrieben. Am selben Tag fragt Levi im Büro der Jüdischen Gemeinde an, ob die Matzen schon da seien für das bevorstehende Osterfest. Er telefoniert auch mit Elie Wiesel, der ebenfalls Auschwitz-Monowitz überlebt hat. Wiesel merkt, wie schlecht es ihm geht und schlägt vor, er solle nach New York kommen. Für ein paar Tage nur. *Zu spät*, habe Levi am Telefon gesagt. Am 10. April, einem Freitag, telefoniert Levi lange mit seiner Cousine, die ihn wegen der Operation beruhigt, die sei überstanden, er müsse sich da keine Sorgen machen, alles würde gut werden. Sie verspricht ihm, am nächsten Tag Passah-Plätzchen vorbeizubringen. Für denselben Tag hat Dr. Mendel einen Flug nach Turin gebucht. Er ist beunruhigt und will seinen Freund besuchen. Da der Flieger mit vier Stunden Verspätung landet und der Arzt erschöpft und müde ist, will er erst am nächsten Vormittag bei Levi anrufen und vorbeikommen.

Am Morgen des 11. April ruft Primo Levi den Großrabbiner in Rom an und sagt ihm, er wisse nicht mehr, wie er weitermachen soll, er ertrage das Leben nicht mehr. Jedes Mal, wenn er das Gesicht seiner uralten, abgehärmten Mutter anschaue, *erinnere ich mich an die Gesichter der Männer, die bewegungslos auf den Bretterlagern in Auschwitz lagen.* Über dieses Gespräch wird der Rabbiner erst zehn Jahre später, bei einer Gedenkfeier an den berühmten Autor, berichten. Kurz nach jenem Gespräch, gegen zehn Uhr, kommt die Concierge in den dritten Stock hoch und klingelt. Primo Levi ist offenbar allein mit seiner Mutter. Signora Gasperi wird später erzählen, dass sie nicht den Eindruck hatte, dass der Dottore anders war als sonst. Nein, er ist freundlich wie immer, nimmt die Post entgegen, lächelt und sagt *grazie*.

In Primo Levis Buch »Ist das ein Mensch?« gibt es einen Satz, der einen bei dem, was nun passiert, schaudern lässt. Im letzten Kapitel ist das Lager in Auflösung. Die Überlebenden befinden sich auf dem Todesmarsch, und Primo Levi, der Scharlach hat, liegt mit zwei ebenfalls scharlachkranken Franzosen in der Desinfektionsabteilung. Sie haben einen Ofen organisiert, und da es eiskalter Winter ist, wollen Kranke aus anderen Baracken zu ihnen in die Wärme. Das verhindern die drei, weil sie Angst haben, sich in ihrem Zustand noch mit Typhus oder Diphtherie anzustecken. Das würde, schreibt Levi, *mit größerer Gewissheit* den Tod bedeuten, *als sich vom dritten Stockwerk herunterzustürzen.*

Hat Primo Levi schon damals, während er das Buch schrieb, über einen Suizid aus seiner Wohnung im dritten Stock nachgedacht? Als die Concierge wieder im Parterre angekommen ist, hört sie kurz darauf diesen schrecklichen, dumpfen Aufprall. Sie kommt aus ihrer Loge herausgelaufen und sieht im Aufzugschacht den zerschmetterten Körper des Dottore Levi. Der 67jährige hat sich über das Geländer in die Tiefe gestürzt. Er hat keinen Abschiedsbrief hinterlassen. Lucia Levi kommt ein paar Minuten nach dem Tod ihres Mannes vom Einkauf zurück. Dr. Mendel hört im Radio die Nachricht vom Selbstmord seines Freundes, den er an diesem Tag besuchen will. Der Mutter erzählen sie, dass ihr Sohn an einem Herzschlag gestorben sei. Aber das glaubt sie nicht.

BRIGITTE SCHWAIGER

»Ich bin ja eine Halbtote.«

Plötzlich ist es wieder da, dieses innere Drängen, dieses schreckliche Gefühl, irgendwo hochsteigen zu müssen, um sich runterzustürzen. Sie ruft ihre Tante an. Die sagt: Setz dich in den Zug und komm her. Aber das kann sie nicht. Wie soll sie in dieser Verfassung von Wien nach Graz fahren. Sie ist doch wie gelähmt. Wählt mit letzter Kraft die Telefonnummer der Rettung, steckt die Geldbörse ein und den Schlüssel, setzt sich draußen vor die Tür und wartet.

Das ist eine der vielen beklemmenden Szenen, die Brigitte Schwaiger 2006 in ihrem Buch »Fallen lassen« beschreibt. Die österreichische Schriftstellerin, die 1977 mit ihrem Bestseller »Wie kommt das Salz ins Meer« berühmt wurde, hatte sich freiwillig in die Psychiatrie einweisen lassen. Als sie stabiler war und wieder zu Hause lebte, habe ich sie mit der Fotografin Ute Mahler besucht. Es wurde eine unheimliche Begegnung.

Sie sitzt schon da, als wir in ihren Verlag kommen. Und sie sieht ganz anders aus als die schöne, schlanke Brigitte Schwaiger der Erinnerung, die so sinnlich durch den langen Pony sah. Fast täglich waren vor diesem Termin Briefe gekommen. Wir sollen doch lieber nicht zu ihr nach Wien fliegen. Oder doch? Also gut. Also ja. Und am nächsten Tag wieder: besser nein. Oder: reden ja. Aber kein Foto. Sie sei doch seit zwanzig Jahren nicht mehr fotografiert worden. Doch da sind wir schon gelandet.

Und nun sitzt sie wie in einer Rüstung da. Bonjour tristesse. Sie raucht eine »Arôme Vanille« nach der anderen, trinkt Kaffee und sagt mir, was ich schreiben soll: Nichts über sie. Wie bitte? Oder nur so am Rande. Sie möchte, dass ich eine Geschichte über den Verleger schreibe, der sich getraut habe, ihr neues Buch zu publizieren. Ich sage, das interessiert niemanden. Nicht? Nein. Das Buch ist doch da. Ja, dann möchte sie aber eine Geschichte über ihren alten Freund, den Herrn Doktor, der ihr doch beim Ordnen des Buchs so sehr geholfen habe. Der Herr Doktor sitzt neben ihr. Sie hat ihn als Schutzschild mitgenommen. Ich sage, auch das sei keine gute Idee. Auch nicht?

Das fängt ja gut an. Borderliner sind schwere Kaliber. Ihre Welt ist schwarz-weiß, ihre Stimmungen schlagen in Sekunden um, sie idealisieren und verteufeln, sind impulsiv und fordernd, neigen zum Suizid, verletzen sich die Haut, hören Stimmen, leben zwischen Chaos und Leere. Wir müssen auf alles gefasst sein.

Als geklärt ist, dass ich natürlich nur über sie schreiben werde, erzählt sie in ihrem weichen Wiener Singsang fünf Zigaretten lang von ihrem erwachsenen Sohn Michael, der mit neun zu ihr kam und sagte: Mama, ich hab einen Ödipuskomplex. Erzählt von Günter Nenning – kennen Sie den? – der einmal geschrieben hat, dass die Schwaiger nach ihrem Bestseller in ein 15-Jahre-leeres-Loch fiel. Da hat sie ihm ein Paket mit all ihren anderen Romanen geschickt – »Der Himmel ist süß«, »Die Galizierin«, »Ich suchte das Leben und fand nur dich« – und hat dazu geschrieben: Das ist das Loch! Erzählt, dass ihr Nazi-Vater sein Leben lang Angst gehabt hat vor dem Nazi-Jäger Simon Wiesenthal. Erzählt, dass sie 1977 einen ganz anderen Titel für ihr »Salz« haben wollte, nämlich »Situation in Prosa«. Wie schrecklich, sage ich. Da lacht sie zum ersten Mal und sagt: Mein Verleger hat damals auch die Hände über dem Kopf zusammengeschlagen. Und fragt: Wer kennt einen Witz? Und erzählt gleich einen. Also Sarah will sich umbringen. Da sagt Gott zu ihr: Sarah, noch nicht! Du hast noch so viel vor. Da geht Sarah zum Friseur, zum Schönheitschirurgen, zur Kosmetik, und als sie über die Straße geht, wird sie totgefahren. Im Himmel schimpft sie Gott aus: Was soll denn das? Da sagt Gott: Sarah, ich hab dich nicht erkannt.

Wir wollen auf die Baumgartner Höhe fahren, wollen im Park, wo sie so gern gesessen hat, Fotos machen. Dort in der Psychiatrie spielt ein großer Teil ihres Buches. Sie beschreibt darin Menschen, die einen Sprung aus dem Fenster überlebt haben, Menschen die von ihren Familien eingeliefert wurden, die eine Überdosis Tabletten wieder ausgespieen haben, die Borderliner sind wie sie. Sie alle sind im Pavillon 10 versammelt.

Geschlechter-Trennung gibt es nur im Zimmer. Nicht im Bad, in der Wanne, in der Toilette. Zu wenig Platz, heißt es. Nachts, wenn Patienten umherirren, über die Flure schlurfen, Frauen im Nachthemd, Männer halb nackt, spuckend und mit wirrem Haar, ist kein Pfleger da. Zu wenig Personal. Am Tag werden die Kranken beschäftigt. *Wir sitzen an Tischen, nähen, sticken, stricken, basteln, zeichnen, malen, kleben, schneiden, singen aber dabei kein Lied,* schreibt sie. Sie strickt. Strickt einen Schal nach dem anderen. Beim Stricken kann sie nachdenken, zuhören, träumen. Als sie den wievielten Schal anfängt, ruft die Pflegerin: Nein! Nicht schon wieder! Von da an näht sie Bettwäsche. Wochenlang.

Und hört, dass einer, der nach Hause durfte, aus dem Fenster gesprungen ist. Tot. *Vielleicht vierzig. Schlank, mittelgroß, Brille, immer traurig.* Sie wünscht ihm alles gute, gratuliert ihm, beneidet ihn. Ist froh, dass sie ihm neulich beim Kartoffelschälen nicht gesagt hat, er soll seinen unappetitlichen Pullover mal hochziehen, damit der nicht so eklig im Essen hängt. *Gut, gut, gut, sonst würde ich glauben, er ist deshalb hinunter gesprungen.* Eine andere, Mitte dreißig, als Kind sexuell missbraucht, wird im Wald gefunden. Im Koma. Hatte hundert Truxal geschluckt. Mit Alkohol. Das Koma sei wunderschön gewesen, sagt sie zur Schwaiger, sie habe lauter Luftballons über den Wiesen aufsteigen sehen.

Wollen wir nicht langsam mal losfahren? Nein, das will sie nicht. Aber sie hat die Baumgartner Höhe doch selbst vorgeschlagen. Ja. Aber die liegt hinter mir, sagt sie. Ich muss nach vorne sehen. Und wo ist vorne? Im Café Canetti. Elias Canetti sei einer ihrer Lieblingsautoren. Wie Simone de Beauvoir. Wie Esther Vilar. Und so stark wie Elfriede Jelinek wollte sie sein. Die hat immer laut gesagt, was sie dachte. Hat ihr mal geschrieben: Brigitte, sauf nicht so viel! Nimm Psychopharmaka und schreib! Du kannst es.

Bis heute habe sie den Schock, über Nacht berühmt geworden zu sein, nicht verwunden. Ich war doch so jung und so verträumt, sagt sie, ich dachte, ich könnte nun mit anderen Autoren von Kollege zu Kollege reden. Aber ich war mit dem »Salz im Meer« einfach zu weit gesprungen, wie Elfriede Jelinek mit dem Nobelpreis, sagt sie. Wir sind Ausgeschlossene. Sie und ich.

Schon Jahre vor ihrem großen Erfolg hat Brigitte Schwaiger sich Wunden zugefügt. Hat sich immer wieder ins linke Handgelenk geschnitten, hat sich später dann Zigaretten auf beiden Armen ausgedrückt, *damit die Seele nicht so wehtut,* schreibt sie, *damit man das Seelenkleid zumindest vorübergehend einmal nicht spürt.* Doch der äußere Schmerz habe den inneren immer nur für kurze Zeit betäubt.

Als sie zum ersten Mal Stimmen hört, ist sie 48. Sie schläft, sie wacht auf, und da redet jemand in ihr. Sie ist schockiert. Wer hat sich da in sie eingeschlichen? Wer spricht da in ihr? Die Stimme kontrolliert sie, überfällt sie im Halbschlaf, nistet sich im Kopf ein, im Hals, würgt ihre Stimmbänder, und auch am Tag, wenn sie in die Stadt geht, meldet sich der »Dämon«. Einmal, schreibt Brigitte Schwaiger, war es ein ganzes Stimmen-Konzert, *so wie ich in Träumen manchmal von einem Abgrund in den anderen falle, Abgründe, Menschen, Larven, Fratzen ...* Sie fühlt sich wie in einem Bild von Hieronymus Bosch.

Wir sitzen hoch über Wien im Café, trinken Wasser und eine Melange zur Canetti-Torte, und ich frage die Schwaiger, ob sie ihre Stimmen nicht ausbeuten kann. Einfach mitschreiben, abschreiben oder gebrauchen wie Jeanne d'Arc. Unmöglich, sagt sie, die Stimmen sind einfach zu schrecklich. In Israel hat sie einmal die Stimme eines arabischen Fanatikers gehört. Die wollte sie zwingen, nach Mekka zu gehen. Man ist dem so schutzlos ausgeliefert, sagt sie. Und kann sie nichts dagegen tun? Doch, sie nimmt inzwischen Solian. Das hilft. Wegen der Tierversuche hatte sie anfangs ziemliche Skrupel. Aber dann hat sie gedacht: Danke, liebe Maus, deine Leiden waren nicht vergeblich. Also Solian hat sie immer griffbereit bei sich.

Und jetzt hat sie zwei brennende Zigaretten in der Hand. Eine rechts, eine links. Ich dachte, die eine sei schon aufgeraucht, sagt sie und fragt vergnügt: Wer will? Der Verleger nimmt ihr eine ab. Und sie erzählt weiter aus ihrem Leben, und das klingt wie die Beschreibung eines Schlachtfelds. Erzählt von ihrer Halbschwester, die ihr mit dürren Knochenhänden immer ins Gesicht schlug. Sie war die Finsternis meiner Kindheit, sagt sie. Und sie selbst sei als junges Mädchen doch die große Romantikerin gewesen, träumte sich in Filme hinein, in »Rebecca« und »Vom Winde verweht«, glaubt auch, man müsse als Jungfrau in die Ehe gehen, studiert nach der Matura ein bisschen Germanistik, Romanistik und Psychologie, reist nach Spanien, ins Land der Hitze und der Sinnlichkeit.

Dort trifft sie auf einer Hühnerfarm Miguel. Eine Zeitlang ist er der Mann ihrer Träume. Als sie ihn 1968 – da ist sie neunzehn – heiratet, liebt sie ihn schon nicht mehr. Seine Familie bewundert den Faschisten Franco, ihre Familie den Faschisten Hitler, ihr Mann ist ein Macho. Und sie? Sie sei eine Lügnerin, sagt sie. Sie habe am Altar »Ja« gesagt und »Nein« gedacht. Sie habe Gott in der Kirche um Verzeihung gebeten für diesen Frevel.

Aber das Katholische hatte sie verschreckt. Sie fühlte sich überrollt von dieser finsteren Macht, von diesem Druck: Bis dass der Tod euch scheidet! Und bis zum Tod wollte sie doch nun wirklich nicht bei diesem Mann bleiben. Ich war minderjährig damals, sagt sie, und er hatte mich verführt, entführt, manipuliert, emotional erpresst. Zwei Jahre sei sie quasi wie eine Gefangene gehalten worden. Meine Ehe, sagt sie, war eine Tortur, und mein Mann ein abnormer Rechtsbrecher.

So sitzt sie denn damals in der *Unglückstinte.* Sie schreibt: *Er nannte sich einen Juden, der mit der Tochter eines Nazis tun würde, was er wollte.* Dabei war er doch ein Franco-Anhänger, sagt sie. Er fühlte sich aber als Retter Spaniens vor dem Bolschewismus. Nach vier Jahren sei sie – unter Morddrohungen – endlich in die Freiheit entlassen worden. Sie fährt von Madrid zurück nach Oberösterreich zu den Eltern und will nicht mehr leben. Ein paar Monate später schneidet sie sich mit einer Rasierklinge ins Handgelenk. *Der Vater sah das Pflaster und fragte zynisch: ›Nicht tief genug geschnitten?‹*

Sie flieht wieder, studiert Malerei in Linz, nimmt Schauspielunterricht, springt von Beruf zu Beruf, spielt im Kellertheater, arbeitet im Rundfunk, dann im Verlag, liest, fängt an zu schreiben, und 1977 ist er dann da, der Bestseller, der die 26jährige berühmt machen wird: »Wie kommt das Salz ins Meer«, dieses erfrischend trostlose Buch, dieser knappe, brillante, lakonische Monolog einer jungen Frau, die versucht, im Meer der Phrasen und Klischees nicht unterzugehen. Friedrich Torberg schreibt damals, dass ihr produktiver Scharfblick *zu den schönsten Hoffnungen auf allerlei Hässliches berechtigt.*

Die Ich-Erzählerin, die wie die Autorin ein bisschen wahllos studiert hat, heiratet den Mann, den sie nicht liebt, und beginnt ein Verhältnis mit einem Arzt. Als sie schwanger wird, kann der das Malheur eigenhändig beseitigen. *Also, der Mann, den ich liebe, hat mein Kind umgebracht, mit einem Mann, den ich nicht ausstehen kann, bin ich verheiratet, ... und ich will nicht mehr leben.* Soll sie die *guten Rasierklingen* ihres Mannes nehmen? *Einen Eimer holen, den Arm hineinlegen, dann kommt er heim und findet seine Frau teils neben, teils im Eimer.*

Der Tod als Verlockung ist also schon damals der Refrain ihres Lebens. Ihre Verlassenheit, ihre wehe Seele ertränkt sie in Alkohol. Am Abend spült sie ihre Traurigkeit mit Schlaftabletten und Wein hinunter. Wenn dann beim Einschlafen der Rausch kommt, wünscht sie sich, nicht mehr aufzuwachen. Es gibt ja so viele Gründe, sich umzubringen, sagt sie: Afghanistan, Israel, Pakistan, Irak und Iran oder die »Kronen Zeitung«. Und was erhofft sie sich vom Tod, fragt ihr Psychiater. Den Himmel vielleicht, sagt Brigitte Schwaiger. Schließlich sei sie Katholikin und habe ihr Leben lang gebetet. Zu uns sagt sie: Ich bin ja eine Halbtote. Sagt: den Totenschädel tragen wir ja schon unter den Haaren.

Wir gehen zum Park, den sie schöner findet als den Park in der Psychiatrie. Wir laufen zwischen Ampeln, Autos, Straßenbahnen und Wienern zum Westbahnhof. Der Doktor, der uns begleitet, sagt: Jeder dritte Wiener gehört psychiatriert. Ah, geh, sagt die Schwaiger, wenn ein Wiener den Namen Freud hört, kriegt er doch solche Angst, dass er gar nicht wissen will, wer das war. Dann breitet sie die Arme aus und sagt: Das ist er. Wer bitteschön? Na der Park! Die Fotografin Ute Mahler ist entsetzt. Da sind drei Bäume, sieben Penner, eine Bank und tausend Tauben im kalten Wind. Wie wird daraus ein Bild? Also die Tauben müssen her. Ich krame nach Brot-Krümeln. Gehmer Tauben füttern im Park ... Die Brocken fliegen, und die Viecher stürzen sich drauf, und als sie Brigitte Schwaiger mit ihrem Flügelschlag die Haare um die Ohren wirbeln, rufen zwei Polizisten hinter uns: Tauben füttern verboten!

Als Brigitte Schwaiger über ihr unglückliches Leben nicht mehr nachdenken mochte, hat sie sich freiwillig in die Psychiatrie einweisen lassen. In einer Gruppen-Therapie traut sie sich zu sagen: Ich bin lesbisch. Und man antwortet ihr: Na und? Das sei eine tolle Überraschung gewesen, sagen zu können, dass sie von Frauen träumt, dass sie Männer Jahrzehntelang im Bett enttäuscht hat, weil sie ihnen das Gefühl gab, schlechte Liebhaber zu sein. Hat die Katholikin Schwaiger ihre lesbischen Gelüste früher gebeichtet? Nein, nie, sagt sie. Ich beichte meinem Psychiater, aber doch nicht einem Priester. Und sie erzählt von ihrer Mutter, in die sie als kleines Mädchen so verliebt war. Erzählt, wie sie zusammen in der Badewanne sitzen und sie der Mami den weißen Busen einseifen darf. Und hat sie glückliche Verhältnisse mit Frauen gehabt? Nein. Bei Frauen hab ich die Gleichberechtigung gesucht, sagt sie, aber alle wollten mich nur beherrschen. So lebt sie denn, wie sie sagt, im freiwilligen Zölibat.

Viele in der Psychiatrie seien sexuell missbraucht worden. Von Eltern, Onkeln, Großeltern. Auch Brigitte Schwaiger sagt, sie sei das Opfer ihres Vaters. *Ich wollte, ich hätte ihn umgebracht als er mich überfiel in der Kindheit mit einem heftigen Zungenkuss ... Sein Mund schmeckte mir nicht, seine Hand quetschte eine meiner kleinen Brüste, ich war im Nachthemd, er saß bei mir auf dem Bett.* Sie ist zwölf damals, und die Mutter ist blind oder stellt sich blind. Das Kind ist seit jenem Überfall verstört. Schon in den siebziger Jahren hat sie in einem Gedicht über den Vater geschrieben:

Denn ich stelle mir vor, ich hätte
ihm die Zunge abgeschnitten.
Das Glied meines Vaters
hatte nie so viel mit mir zu tun
wie seine Zunge.

So gehört sie denn zum traurigen Heer der Borderliner, die zu einem Kreuzzug gegen sich selbst aufgebrochen sind, um ihre eigene Identität zu finden. *Es ist ein Messer in dir mit scharfer Schneide*, schreibt sie, *es tut so weh, dass du rennen möchtest hinauf ins höchste Stockwerk und schnell dich hinunterfallen lassen, damit dies Sehnen aufhört, du weißt nicht, wonach ...* Am liebsten möchte sie in ein Heim. Möchte eine Annonce aufgeben: *Psychisch kranke Frau, von Gesunden missverstanden, berufsunfähig, wünscht sich Aufenthalt in einer Umgebung mit geschultem Personal.* Aber sie ist damals ja viel zu jung. Ist erst 57. Ins Heim kommen nur Alte. Sie muss alleine mit sich fertig werden. Und sie denkt dann an ihr Nazi-Elternhaus, denkt an unwertes Leben, das vernichtet werden muss. Solche Sätze hat sie doch immer wieder gehört. Hat sie je mit ihrem Vater über den Missbrauch geredet? Nein, nie, sagt sie. Und wie hat ihre Mutter auf diese Passage im Buch reagiert? Mit damenhaftem Schweigen, sagt sie.

Damals, als der Vater Krebs hat, freut sie sich, dass er bald unter der Erde liegen wird. Sie drängt die Mutter, Sterbehilfe zu leisten. Und die Mutter, sagt sie, tut es. Spritzt ihm eine Überdosis Morphium. So stirbt der Vater mit 60. Doch kaum ist er begraben, beginnen die Vorwürfe. Die Mutter, schreibt sie, *betrachtete ihre Tat als Mord und belastete mich schwer mit ihrem ratlosen Gesicht.* Für die Tochter ist die Tat eine *mitmenschliche Leistung.* Sie hasste ihren Vater, ja. Aber kein Gehasster, sagt sie, verdient sinnloses Leid. Ein krepier doch!, war nie in ihren Gedanken. Und sie liebte ihn ja auch wieder. Doch die Mutter bereute ihre Tat, schreibt sie, und wenn sie Briefe von ihr bekam, erinnerte die Handschrift sie daran, *dass ich eine Vatermörderin bin.*

Und wie oft ist Brigitte Schwaigers heillose Traurigkeit dem Tod immer wieder in die Arme gelaufen. Einmal, als ihre Mutter ihr nicht zum Geburtstag geschrieben hat, schluckt sie am Geburtstag ihrer Mutter alle Tabletten, die sie finden kann und spült sie mit Wodka oder mit Gin, sie weiß es nicht mehr, hinunter. Wacht irgendwann wieder auf, liegt in ihrem Erbrochenen. Der Anrufbeantworter blinkt. Er ist vier, fünf Tage nicht abgehört worden. So lange muss sie also bewusstlos gewesen sein.

Und einmal, es ist schon spät am Abend, telefoniert sie mit ihrer Mutter, redet liebevoll auf sie ein, sagt ihr, man dürfe einem Selbstmörder den Selbstmord nicht übel nehmen, und als sie einhängt, ärgert sie sich, dass sie so sanft gewesen ist und ihr Unglück nicht in den Hörer hineingebrüllt hat. Und dann sieht sie die Tabletten in der Schale*, und es durchjagte mich ein böser Wille: Jetzt!* Sie würgt die Antidepressiva hinunter, gießt Prosecco hinterher, der sie in eine *goldene Stimmung* versetzt, dann dämmert sie dahin, fröstelt, hat plötzlich rasenden Durst, will Wasser trinken, kann sich aber nicht mehr bewegen, und wer klopft da dauernd an der Tür? Es klopft und klopft, aber sie kann auch nicht mehr sprechen. Und da brechen die Polizisten die Tür auf, und sie hört nur noch, wie einer was von ihrer Mutter sagt. Später ruft sie ihre Mutter an, um ihr für die Rettung zu danken, aber die Mutter redet gleich drauf los, sagt, dass sie froh sei, dass es nur ein paar Tabletten gewesen seien. Und redet und redet und lässt die Tochter nicht zu Wort kommen. Und die schreit irgendwann in den Hörer hinein: Mutti, es waren hundert! Hundert Tabletten! Aber die Mutter hört gar nicht hin, redet einfach weiter.

Machen wir Schluss, sagt Brigitte Schwaiger. Sie sei müde jetzt. Wir sollen sie morgen zu Hause anrufen. Und sollen nicht vergessen, wie verlogen die Österreicher sind. Ihr Buch sei hier ein Tabu. Niemand will es lesen. Und sie würde doch so gerne wieder selbst verdienen. Sie lebt seit Jahren doch schon von der Sozialhilfe, von 600 Euro im Monat.

Wir rufen am nächsten Morgen bei ihr an. Niemand hebt ab. Wir versuchen es wieder. Keine Schwaiger. Wir fahren zu ihrem Verleger. Ja, sie habe sich gemeldet, sei bei ihrem Dentisten. Da sollen wir sie abholen. In der Mariahilferstraße, ein paar Treppen hoch, empfängt uns Oskar Weinmann, der auf die achtzig zugeht und den wohl jeder in Wien kennt. Er zieht uns in die Wohnung hinein. Kommen Sie, kommen Sie, sagt er, öffnet das Fenster und schiebt uns auf den Balkon. Da unten ist sie früher immer in der Kutsche vorgefahren. Die Schwaiger? Naaa, die Sisi! Ach so. Und an der Wand im Wartezimmer hängen alle Prominenten Österreichs: Schauspieler, Sänger, Sportler, Politiker. Abends im Fernsehen, sagt er, lachen mich alle meine Gebisse an. Oskar, wir müssen gehen, sagt Brigitte Schwaiger und umarmt ihn.

Wir gehen ins Café Ritter, wo Wien sich am ähnlichsten sieht. Da wollen wir das letzte Foto machen. Draußen scheint die Sonne, und unsere Autorin ist vergnügt, hat gut geschlafen, ist früh aufgestanden, bestellt eine Melange. Was ist ein schöner Tag für sie? Wenn sie im Verlag ist. Da bin ich übermütig, sagt sie. Aber nachts wird sie dann mit schlimmen Träumen dafür bestraft. Mit Forderungsträumen. Immer soll sie was tun, tausend Sachen auf einmal. Und gibt es auch gute Träume? Ja, sagt sie. Dann steht meine Mutter da und will auch, dass ich was tu. Ich bin aber blind und sag meiner Mutter: Du, Mutti, ich bin blind. Ich kann das nicht machen. Das ist dann ein guter Traum.

Ute Mahler sagt, das Licht sei gerade so schön. Sie möchte jetzt das Portrait machen. Da sagt Brigitte Schwaiger: Nein. Sie sagt es hart und entschieden. Nein. Aber vorhin hat sie doch noch ... Nein! Sie sitzt da in der Ecke auf dem alten Ledersitz, lehnt ihren Kopf an den blinden Spiegel und schließt die Rüstung. Legt noch die Arme um sich, auf denen ihre verheilten weißen Bandflecken zu sehen sind. Sie müssen bedenken, dass ich psychisch nicht gesund bin, sagt sie. Das ist amtlich bestätigt. Sie zieht ihren Schwerbeschädigtenausweis aus der Tasche und reicht ihn uns rüber. Im Aschenbecher raucht sich ihre Zigarette mal wieder allein auf. Sie hat sich längst eine neue angezündet. Raucht sie noch immer 60 am Tag? Nein, sagt sie. Ich rauche eine nach der anderen. Danach endet das Gespräch. Es ist Zeit zu gehen.

Drei Jahre später, am 26. Juli 2010, wird die 61jährige Brigitte Schwaiger in einem Seitenarm der Donau tot aufgefunden.

LITERATUR- UND QUELLENVERZEICHNIS

Vorwort

Améry, Jean: Hand an sich legen. Diskurs über den Freitod, Stuttgart 1976.

Freedman, Ralph: Hermann Hesse. Autor der Krisis, Frankfurt a. M. 1982.

Friedenthal, Richard: Goethe. Sein Leben und seine Zeit, München 1963.

Frisch, Max/Strässle, Thomas (Hg.): Aus dem Berliner Journal, Berlin 2014.

Herrera, Hayden: Frida Kahlo. Malerin der Schmerzen, Rebellin gegen das Unabänderliche, Bern/München/Wien 1984.

Herrndorf, Wolfgang: Arbeit und Struktur, Berlin 2013.

Hesse, Hermann: Unterm Rad, Frankfurt a. M. 1974.

Keller, Ursula (Hg.): »Nun breche ich in Stücke ...« Leben, Schreiben, Suizid, Berlin 2000.

Lenzen, Verena: Selbsttötung. Ein philosophisch-theologischer Diskurs mit einer Fallstudie über Cesare Pavese, Düsseldorf 1987.

Loest, Erich: Gelindes Grausen. Tagebuch 2011–2013, Halle (Saale) 2014.

Nietzsche, Friedrich: Also sprach Zarathustra. Kritische Studienausgabe, München 1999.

Roth, Philip: Die Demütigung, München 2011.

Sylvester, David: Magritte, Köln 2009.

Tolstoi, Lew: Anna Karenina, München 1950.

Willemsen, Roger (Hg.): Der Selbstmord. In Berichten, Briefen, Manifesten, Dokumenten und literarischen Texten, Köln 1986.

Karoline von Günderode

Arnim, Bettine von: Die Günderode, München 1992.

Gersdorff, Dagmar von: »Die Erde ist mir Heimat nicht geworden«. Das Leben der Karoline von Günderode, Berlin 2011.

Günderode, Karoline von: Werke und Briefe in vier Bänden. Bd. 1: Brentanos Frühlingskranz, Frankfurt a. M. 1986.

Hirsch, Helmut: Bettine von Arnim, Reinbek bei Hamburg 1998.

Vincent van Gogh

Arnold, Mattias: Vincent van Gogh, München 1993.
Artaud, Antonin: Van Gogh, der Selbstmörder durch die Gesellschaft, Berlin 2009.
Gogh, Vincent van: Briefe an seinen Bruder in drei Bänden, Frankfurt a. M. 1988.
Kaufmann, Hans/Wildegans, Rita: Van Goghs Ohr, Berlin 2008.
Meier-Graefe, Julius: Vincent van Gogh, Frankfurt a. M. 1987.
Schneede, Uwe M.: Van Gogh in Arles, München 1989.

Richard Gerstl

Breicha, Otto: Gerstl und Schönberg. Eine Beziehung, Salzburg 1993.
Dietze, Gabriele/Küpper, Mechthild: Todeszeichen. Freitod in Selbstzeugnissen, Darmstadt/Neuwied 1983.
Henke, Matthias: Arnold Schönberg, München 2001.
Reich, Willi: Arnold Schönberg oder der konservative Revolutionär, München 1974.
Schröder, Klaus Albrecht: Richard Gerstl 1883 – 1908. Ausstellungskatalog, Wien 1993.
Singer, Lea: Wahnsinns Liebe, Stuttgart 2003.
Swoboda, Hermann: Otto Weiningers Tod, Wien/Leipzig 1928.
Thomashoff, Hans-Otto: Der Einfluss der Psyche auf die Selbstportraits Richard Gerstls. Universität Hamburg, Dissertation 1993.
Zweig, Stefan: Die Welt von gestern. Erinnerungen eines Europäers, Berlin/Frankfurt a. M. 1962.

Familie Mann

Breloer, Heinrich/Königstein, Horst: Die Manns. Ein Jahrhundertroman, Frankfurt a. M. 2001.
Koopmann, Helmut: Thomas Mann – Heinrich Mann. Die ungleichen Brüder, München 2005.
Krüll, Marianne: Im Netz der Zauberer, Frankfurt a. M. 2005.
Kurzke, Hermann: Thomas Mann. Das Leben als Kunstwerk, München 2000.
Mann, Heinrich: Ein Zeitalter wird besichtigt, Berlin 1982.
Mann, Katia: Meine ungeschriebenen Memoiren, Frankfurt a. M. 1974.
Mann, Klaus: Der Wendepunkt, Frankfurt a. M. 1952.
Mann, Klaus: Kind dieser Zeit, München 1965.
Mann, Klaus: Mephisto. Roman einer Karriere, München 1965.
Mann, Thomas: Tagebücher in 10 Bänden, Frankfurt a. M. 1997.
Mann, Thomas: Gesammelte Werke, Frankfurt a. M. 1990.
Mann, Viktor: Wir waren fünf, Konstanz 1964.
Pusch, Luise F.: (Hg.): Schwestern berühmter Männer, Frankfurt a. M. 1994.
Ringel, Stefan: Heinrich Mann. Ein Leben wird besichtigt, Darmstadt 2000.

Lena Christ

Christ, Lena: Gesammelte Werke, München 1981.

Goepfert, Günter: Das Schicksal der Lena Christ, München 1989.

Sergej Jessenin

Jessenin, Sergej: Gesammelte Werke in drei Bänden. Aufsätze, Briefe, Autobiographien, Berlin 1995.

Marienhof, Anatoli: Roman ohne Lüge, Berlin 1992.

Mierau, Fritz: Sergej Jessenin, Leipzig 1992.

Stern, Carola: Isadora Duncan und Sergej Jessenin, Berlin 1996.

Paul Cassirer

Barlach, Ernst: Ein selbsterzähltes Leben, München 1988.

Durieux, Tilla: Meine ersten neunzig Jahre, München/Berlin 1971.

Feilchenfeld, Rahel E./Raff, Thomas: Ein Fest der Künste. Paul Cassirer, München 2006.

Kokoschka, Oskar: Mein Leben, München 1971.

Möhrmann, Renate: Tilla Durieux und Paul Cassirer. Bühnenglück und Liebestod, Berlin 1997.

Kurt Tucholsky

Hosefeld, Rolf: Tucholsky. Ein deutsches Leben, München 2012.

Mehring, Walter: Wir müssen weiter. Fragmente aus dem Exil, Düsseldorf 1979.

Raddatz, Fritz J.: Tucholsky. Eine biographische Momentaufnahme, Freiburg 2010.

Schulz, Klaus-Peter: Tucholsky, Reinbek bei Hamburg 1970.

Tucholsky, Kurt: Deutschland Deutschland über alles, Reinbek bei Hamburg 1992.

Tucholsky, Kurt: Schnipsel, Reinbek bei Hamburg 1973.

Tucholsky, Kurt: Gesammelte Werke in 10 Bänden, Reinbek bei Hamburg 1975.

Ernst Ludwig Kirchner

1914, Die Avantgarden im Kampf, Ausstellungskatalog, Köln 2013.

Gabelmann, Andreas: Erst Ludwig Kirchner. Ein Künstlerleben in Selbstzeugnissen, Ostfildern 2010.

Grisebach, Lothar: Ernst Ludwig Kirchners Davoser Tagebuch, Köln 1968.

Thomashoff, Hans-Otto: Die Suizidalität in Leben und Werk Ernst Ludwig Kirchners, Universität Hamburg, Dissertation 1997.

Ernst Toller

Frühwald, Wolfgang/Spalek, John M. (Hg.): Der Fall Toller. Kommentar und Materialien, München/Wien 1979.

Fuld, Werner/Ostermaier, Albert: (Hg.): Die Göttin und ihr Sozialist. Christine Grautoffs Autobiographie. Ihr Leben mit Ernst Toller, Bonn 1996.

Rothe, Wolfgang: Ernst Toller, Reinbek bei Hamburg 1983.

Toller, Ernst: Eine Jugend in Deutschland, Reinbek bei Hamburg 1963.

Toller, Ernst: Gesammelte Werke in fünf Bänden, München 1978.

Der Abdruck des Gedichts »Toller« von Else Lasker-Schüler erfolgt aus Else Lasker-Schüler, Werke und Briefe, Band 1: Gedichte, Frankfurt a. M. 2004, mit freundlicher Genehmigung der Suhrkamp Verlag GmbH & Co. KG, Berlin.

Virginia Woolf

Bell, Quentin: Virginia Woolf. Eine Biographie, Frankfurt a. M. 1982.

Lee, Hermion: Virginia Woolf. Ein Leben, Frankfurt a. M. 2006.

Woolf, Virginia: Mrs. Dalloway, Frankfurt a. M. 2006.

Woolf, Virginia: Tagebücher, Frankfurt a. M. 1990 – 2008.

Pierre Drieu La Rochelle

Drieu La Rochelle, Pierre: Geheimer Bericht – und andere autobiographische Aufzeichnungen, Berlin 1986.

Drieu La Rochelle, Pierre: Das Irrlicht, Frankfurt a. M. 1968.

Ernest Hemingway

Burgess, Anthony: Ernest Hemingway. Leben und Werk des großen amerikanischen Erzählers, München 1989.

Hemingway, Ernest: Paris. Ein Fest fürs Leben, Reinbek bei Hamburg 1965.

Hemingway, Ernest: Gesammelte Werke in zehn Bänden, Reinbek bei Hamburg 1977.

Hotchner, Aron Edward: Papa Hemingway. Ein persönliches Portrait, München 1966.

Karl, Michaela: »Noch ein Martini und ich lieg unterm Gastgeber«. Dorothy Parker. Eine Biographie, St. Pölten 2011.

Milford, Nancy: Zelda. Die Biographie des amerikanischen Traumpaares Zelda und F. Scott Fitzgerald, München 1987.

Sylvia Plath

Plath, Sylvia: Die Glasglocke, Frankfurt a. M. 1969.

Stevenson, Anne: Sylvia Plath. Eine Biographie, Frankfurt a. M. 1989.

Middlebrook, Diane Wood: Zwischen Therapie und Tod. Das Leben der Dichterin Anne Sexton, Zürich 1993.

Inge Müller

Geipel, Ines: Dann fiel auf einmal der Himmel um. Inge Müller. Die Biographie, Berlin 2002.

Hilzinger, Sonja: Das Leben fängt heute an. Inge Müller. Biographie, Berlin 2005.

Müller, Heiner: Krieg ohne Schlacht. Ein Leben in zwei Diktaturen. Mit einem Dossier von Dokumenten des Ministeriums für Staatssicherheit der ehemaligen DDR, Köln 1992.

Müller, Inge: Wenn ich schon sterben muß. Gedichte, Berlin/Weimar 1987.

Müller, Inge: Daß ich nicht ersticke am Leisesein. Gesammelte Texte, Berlin 2002.

Müller, Inge: Irgendwo, noch einmal möchte ich sehn. Lyrik, Prosa, Tagebücher, Berlin 1996.

Der Abdruck aller Werkausschnitte von Inge Müller erfolgt aus den oben genannten Werken mit freundlicher Genehmigung der Aufbau Verlag GmbH & Co. KG, Berlin.

Der Abdruck der Passagen von Heiner Müller erfolgt aus dem oben genannten Werk »Krieg ohne Schlacht« mit freundlicher Genehmigung des Verlags Kiepenheuer & Witsch GmbH & Co. KG, Köln, sowie aus »Die Hamletmaschine« mit freundlicher Genehmigung der Suhrkamp Verlag GmbH & Co. KG, Berlin.

Marie-Georges Simenon

Simenon, Georges: Intime Memoiren und das Buch von Marie-Jo, Zürich 1982.

Primo Levi

Améry, Jean: Hand an sich legen. Diskurs über den Freitod, Stuttgart 1976.

Anissimov, Myriam: Primo Levi. Die Tragödie eines Optimisten. Eine Biographie, Berlin 1999.

Lajolo, Davide: Kadenz des Leidens. Leben und Werk des Cesare Pavese, Hamburg 1964.

Levi, Primo: Die Untergegangenen und die Geretteten, München/Wien 1990.

Levi, Primo: Ist das ein Mensch? Erinnerungen an Auschwitz, Frankfurt a. M./Hamburg 1961.

Brigitte Schwaiger

Schwaiger, Brigitte: Wie kommt das Salz ins Meer, Wien 1977.

Schwaiger, Brigitte: Fallen lassen, Wien 2006.